食品多糖類
乳化・増粘・ゲル化の知識

■國﨑直道・佐野征男

Food Technology

Food Polysaccharides

■幸書房

発刊にあたって

　食品多糖類は，食品加工に不可欠の添加物に成ってきております．食品多糖類の持つ，増粘，ゲル化，エマルションなどの機能は数多くの食品に利用され，食の多様化や高齢化社会での食生活のニーズに応えております．

　しかし，30年以上この分野の仕事に従事してみて感じることは，食品多糖類の利用については現場の経験に拠るところが大きく，しかも市販製品の多くは，異なる種の多糖類が混合されており，直接の開発担当者でもないかぎり技術的な内容がわかりにくく，目的の性状を得るのに非常に苦労します．

　仕事上の必要もあって，実際の食品多糖類を取り扱う中で色々なデータを少しずつ蓄え，自己流の利用法を工夫していたのですが，それらを整理して基礎から応用までの入門書があればよいと常々考えていました．

　海外では，基礎的な食品多糖類の性質を扱った書籍は数多く出版されているのですが，日本ではまだまだ少ないのが現状です．

　北里大学名誉教授の太田静行博士の薦めもあって本書を書き始めたわけですが，書き始めて分かったことは，筆者の浅学非才でありました．そのために数多くの諸先輩，企業の技術者の方々からのご協力と援助を頂くことになり，この場を借りて深くお礼申し上げます．

　新しい多糖類が開発され，今まで解決できなかったことが難なくクリア出来るのを見るのも愉快ですが，従来の多糖類の基礎的な性質を把握することにより，新しい技術が生まれることも見逃せません．従来の多糖類といっても，まだまだ研究の余地は大きく，優れた機能が埋もれているかも知れないからです．日本古来の寒天から，いまだに数多くのタイプが開発されているのがそのよい例でしょう．

　本書は，食品多糖類の基礎的な性質と構造や機能との関係を出来る限り詳しく解説したつもりです．先にも述べたように多くの方の協力で，筆者の専門外のところもカバーできたと思っています．しかし，気づかぬ間違いや思い違い，不完全な点があると思わますので，読者の方々からのご指摘を頂ければ幸いです．

　また，序論は國﨑直道教授にご執筆頂きました．食品の美味しさを決める重要

な要素として，テクスチャーは欠かせません．その意味で，日本の「ネバネバの食文化」を概説していただきました．

本論は，1,2章に食品多糖類の基本的性質とそれを理解するレオロジーの基礎を解説しました．3章以降は，原料別(基原別)に植物，植物性樹液，海藻，微生物由来の食品多糖類を順に解説し，7章でこれらに分類されにくい食品多糖類を，そして最後の8章でこれらの混合系についてまとめています．

本書が，食品多糖類を開発，利用される技術者，研究者の方に少しでもお役に立てば幸いです．

最後に，本書発刊にあたって貴重な助言や協力，資料，図表を提供して下さった主な方のお名前を記し，改めてお礼を申し上げる次第です．

金蘭短期大学の紺野昭教授，北里大学名誉教授の太田静行博士，三晶株式会社の林良純氏，雪印食品株式会社の西本純氏，大日本製薬株式会社の関谷啓治氏，清水化学株式会社の清水寿夫氏，株式会社林原商事の尾崎善英氏，武田薬品工業株式会社の大倉裕二氏，三栄源エフ・エフ・アイ株式会社の森田康幸氏，君津化学工業株式会社の笠原文善氏，伊那食品工業株式会社の松島雅美氏，オルガノ株式会社の黄海三雄氏，食品化学新聞社社長の落合慶一郎氏の皆様に深く感謝致します．

本書の出版に終始お骨折りいただきました幸書房の夏野雅博氏にお礼申し上げます．

2001年10月

佐 野 征 男

目　　次

序論　ネバネバの食文化 …………………………………………1
生活の中のねばり物質 ………………………………………1
- 1. 納　　豆 …………………………………………………2
- 2. コンニャク ………………………………………………3
- 3. ヤマノイモ ………………………………………………3
- 4. サトイモ …………………………………………………4
- 5. オ ク ラ …………………………………………………4
- 6. 葛（ク ズ） ………………………………………………4
- 7. ジュンサイ ………………………………………………5
- 8. 米 …………………………………………………………5
- 9. 魚　　皮 …………………………………………………6
- 10. コ ン ブ …………………………………………………6
- 11. 寒　　天 …………………………………………………7
- 12. 発　酵　乳 ………………………………………………7
- 13. ナタデココ（nata de coco） …………………………………7
- 14. 愛　玉　子（カンタンイタビ）〔オーギョーチ〕 ……………8
- 15. キ ノ コ 類 ………………………………………………8

1　食品多糖類の基本的性質 ……………………………………10
1. 食品多糖類の種類 …………………………………………10
1.1 食品多糖類の周辺 ………………………………………10
1.2 増粘安定剤の分類 ………………………………………11
- (1) 基原による分類 ……………………………………………13
- (2) 電解質による分類 …………………………………………13
- (3) 結合様式による分類 ………………………………………14

　　　　(4) 機能による分類 ……………………………………………………14
　2. 食品多糖類の基本的性質 …………………………………………………14
　　2.1 水　和　性 ………………………………………………………………15
　　　　(1) 主鎖が直線的なタイプ ……………………………………………16
　　　　(2) 主鎖が直線的で側鎖基のついているタイプ ……………………17
　　　　(3) 枝分かれしているタイプ …………………………………………18
　　2.2 増粘効果 …………………………………………………………………19
　　　　(1) 粘度の出現 …………………………………………………………19
　　　　(2) 粘　稠　性 …………………………………………………………20
　　2.3 ゲル化能 …………………………………………………………………20
　　2.4 乳化安定能 ………………………………………………………………21

2　レオロジーの基礎 ……………………………………………………24

　1. 粘　　性(viscosity) ………………………………………………………24
　　1.1 ニュートン流動(newtonian flow) ……………………………………25
　　1.2 非ニュートン流動 ………………………………………………………27
　　　　(1) 時間に依存しない流動 ……………………………………………28
　　　　(2) 時間に依存する流体 ………………………………………………30
　　　　(3) 弾　　性(elasticity) ………………………………………………31
　　　　(4) 粘　弾　性(visco-elasticity) ………………………………………32
　　　　(5) 曳　糸　性(thread forming property) …………………………33
　　　　(6) ワイセンベルク効果(Weissenberg effect) ………………………34
　2. テクスチャー ………………………………………………………………34
　　　　(1) 粘稠性多糖類のテクスチャー ……………………………………34
　　　　(2) ゲル状食品のテクスチャー ………………………………………38

3　植物性食品多糖類 ……………………………………………………43

　1. ガラクトマンナン …………………………………………………………43
　　1.1 基　　原 …………………………………………………………………43
　　1.2 化学構造と分子量 ………………………………………………………45
　　1.3 製造方法 …………………………………………………………………45

1.4 基本的性質······47
    (1) 粘　　度······47
    (2) 安 定 性······48
    (3) 他の多糖類との相互作用······49
    (4) タンパク質との相互作用······50
1.5 ガラクトマンナンの食品への利用······50
    (1) アイスクリーム類······50
    (2) 麺　　類······51
    (3) 漬物類，佃煮······51
    (4) ソ ー ス 類······51
    (5) ス ー プ······52
    (6) そ の 他······52
1.6 食物繊維としての利用······52
2. タマリンド種子ガム······53
2.1 基　原······53
2.2 化 学 構 造······54
2.3 性　　質······54
    (1) 粘　　度······54
    (2) ゲル化性······55
2.4 食品への応用······57
3. ペ ク チ ン······58
3.1 基原と名称······59
3.2 化 学 構 造······59
3.3 製 造 方 法······61
    (1) 製 造 方 法······61
    (2) 標 準 化······61
3.4 特　　性······63
    (1) 溶液の特性······63
3.5 ゲル化特性······65
    (1) HMペクチンのゲル化性······66
    (2) LMペクチンのゲル化性······66
3.6 乳タンパクの安定化······67
3.7 食品への応用······69

(1) 食 品 ゲ ル ………………………………………………………………69
　　　(2) 飲　　　料 ……………………………………………………………72
　　　(3) 脂 肪 代 替 ……………………………………………………………73
　　　(4) 医薬品・健康食品 ……………………………………………………74
　　　(5) 保存剤としての利用 …………………………………………………75

4　植物性樹液由来の食品多糖類 ……………………77

　1. アラビアガム ……………………………………………………………………77
　　1.1　化 学 構 造 …………………………………………………………………77
　　1.2　製　　　造 …………………………………………………………………77
　　1.3　性　　　質 …………………………………………………………………79
　　　(1) 粘　　　度 ……………………………………………………………79
　　　(2) pHの影響 ………………………………………………………………79
　　　(3) 乳　　　化 ……………………………………………………………81
　　　(4) 熱 安 定 性 ……………………………………………………………82
　　　(5) 相 互 作 用 ……………………………………………………………82
　　1.4　食品への応用 ………………………………………………………………83
　2. トラガントガム …………………………………………………………………84
　　2.1　化 学 構 造 …………………………………………………………………84
　　2.2　種　　　類 …………………………………………………………………85
　　2.3　性　　　質 …………………………………………………………………85
　　　(1) 粘　　　度 ……………………………………………………………85
　　　(2) 酸への安定性 …………………………………………………………85
　　　(3) 乳 化 能 ………………………………………………………………86
　　　(4) 相 互 作 用 ……………………………………………………………86
　　2.4　食品への応用 ………………………………………………………………87
　3. カラヤガム ………………………………………………………………………87
　　3.1　採　　　集 …………………………………………………………………88
　　3.2　化 学 構 造 …………………………………………………………………88
　　3.3　性質と用途 …………………………………………………………………89
　4. ガッティガム（インディアンガム） …………………………………………90
　5. アラビノガラクタン（ラーチガム, ストラクタン） …………………………92

5 海藻由来の食品多糖類 …………………………………………94

1. カラギーナン ………………………………………………95
   1.1 製造方法 …………………………………………………95
   1.2 化学構造 …………………………………………………99
   1.3 性　質 ……………………………………………………101
       (1) 溶解性 ………………………………………………101
       (2) 粘稠性 ………………………………………………103
       (3) ゲル化性 ……………………………………………104
       (4) タンパク質との反応性 ……………………………107
       (5) カラギーナンの安定性 ……………………………111
   1.4 ファーセルラン …………………………………………112
   1.5 食品への応用 ……………………………………………113
2. 寒　天 ………………………………………………………113
   2.1 原　料 ……………………………………………………113
   2.2 製造方法 …………………………………………………114
       (1) 基本的な製造方法 …………………………………114
       (2) アルカリ処理 ………………………………………115
       (3) 松橋の海藻低温酸処理法 …………………………115
   2.3 化学構造 …………………………………………………116
   2.4 寒天の種類 ………………………………………………117
   2.5 寒天のゲル化性 …………………………………………118
       (1) 溶解性 ………………………………………………118
       (2) ゲル化の機構 ………………………………………118
   2.6 寒天の物性 ………………………………………………120
       (1) ゼリー強度 …………………………………………120
       (2) 凝固点と融点 ………………………………………120
       (3) 離　水(離漿) ………………………………………121
       (4) 他の物質との相容性 ………………………………123
   2.7 食品への応用 ……………………………………………123
3. アルギン酸類 ………………………………………………125
   3.1 製造方法 …………………………………………………125
       (1) アルギン酸，アルギン酸ナトリウム ……………125

　　　　(2) アルギン酸プロピレングリコールエステル ……………………… 126
　3.2　化 学 構 造 ……………………………………………………………… 126
　3.3　原 料 海 藻 ……………………………………………………………… 127
　　　　(1) 原　　　料 ……………………………………………………… 127
　　　　(2) M/G 比 …………………………………………………………… 128
　3.4　アルギン酸の性質 ……………………………………………………… 129
　　　　(1) カルボキシル基の機能 ………………………………………… 131
　　　　(2) 水溶液の流動 …………………………………………………… 131
　　　　(3) イオン交換性 …………………………………………………… 132
　3.5　アルギン酸ゼリー ……………………………………………………… 132
　3.6　アルギン酸ゲルの作り方 ……………………………………………… 133
　　　　(1) pH の影響 ……………………………………………………… 135
　　　　(2) カルシウム塩の選択 …………………………………………… 135
　　　　(3) 遅延剤としてのキレート剤の利用 …………………………… 135
　　　　(4) ペクチンの利用 ………………………………………………… 136
　　　　(5) ゲル化の方法 …………………………………………………… 136
　3.7　食品への応用 …………………………………………………………… 138

6　微生物産生食品多糖類 …………………………………………………… 141

　1. キサンタンガム …………………………………………………………… 141
　1.1　キサンタンガムの製造 ………………………………………………… 141
　1.2　化 学 構 造 ……………………………………………………………… 143
　1.3　キサンタンガムの特性 ………………………………………………… 145
　　　　(1) 粘 度 特 性 ……………………………………………………… 145
　　　　(2) 濃度と粘度 ……………………………………………………… 145
　　　　(3) 耐　熱　性 ……………………………………………………… 146
　　　　(4) 耐　塩　性 ……………………………………………………… 148
　　　　(5) pH による粘度変化 …………………………………………… 148
　　　　(6) 耐 酵 素 性 ……………………………………………………… 148
　　　　(7) 凍結-解凍安定性と電子レンジ処理 ………………………… 149
　　　　(8) 砂糖との相容性 ………………………………………………… 150
　　　　(9) 降 伏 値 ………………………………………………………… 150

1.4　キサンタンガム溶液の調製方法 …………………………………… 151
　1.5　応　　用 ……………………………………………………………… 153
　　　(1)　ドレッシング ……………………………………………………… 153
　　　(2)　アイスクリーム …………………………………………………… 153
　　　(3)　ホイッピングクリーム …………………………………………… 153
　　　(4)　そ の 他 …………………………………………………………… 153
2．ジェランガム ……………………………………………………………… 154
　2.1　基原および化学構造 ………………………………………………… 154
　2.2　製 造 方 法 …………………………………………………………… 156
　2.3　ジェランガムの特性 ………………………………………………… 156
　　　(1)　溶解性とその粘度 ………………………………………………… 156
　　　(2)　ゲ ル 化 …………………………………………………………… 159
　　　(3)　ゲルの性質 ………………………………………………………… 161
　　　(4)　ネイティブジェランガムのゲル化特性 ………………………… 163
　2.4　他の多糖類との相容性 ……………………………………………… 163
　　　(1)　ジェランガムと多糖類 …………………………………………… 163
　　　(2)　他のゲル化剤との併用 …………………………………………… 164
　2.5　食品への応用 ………………………………………………………… 164
　　　(1)　ジェランガムの用途 ……………………………………………… 164
　　　(2)　新しい応用例 ……………………………………………………… 165
3．カードラン ………………………………………………………………… 168
　3.1　基原および化学構造 ………………………………………………… 168
　3.2　製 造 方 法 …………………………………………………………… 168
　3.3　性　　質 ……………………………………………………………… 168
　　　(1)　溶 解 性 …………………………………………………………… 168
　　　(2)　ゲルの性質 ………………………………………………………… 169
　3.4　食品への応用 ………………………………………………………… 173
　3.5　カードランの実用的調製方法 ……………………………………… 175
4．プルラン …………………………………………………………………… 175
　4.1　基原および化学構造 ………………………………………………… 175
　4.2　製 造 方 法 …………………………………………………………… 175
　4.3　プルランの特性 ……………………………………………………… 175
　　　(1)　溶解性とその粘度 ………………………………………………… 175

　　　　(2) 粘　　　　性 …………………………………………………… 176
　　　　(3) 皮膜性・造膜性 …………………………………………… 177
　　　　(4) 接　着　性 ………………………………………………… 177
　　　　(5) 付着性・粘着性 …………………………………………… 177
　　　　(6) 保　水　性 ………………………………………………… 178
　　4.4　食品への応用例 …………………………………………………… 178

7　その他の食品多糖類 …………………………………………………… 180

1. セルロースとその誘導体 ……………………………………………… 180
　1.1　天然系セルロース ………………………………………………… 180
　　　　(1) 原料の基原 ………………………………………………… 181
　　　　(2) 微結晶セルロース (MCC) ……………………………… 182
　　　　(3) 微小繊維状セルロース (MFC) ………………………… 186
　　　　(4) 粉末セルロース …………………………………………… 186
　1.2　カルボキシメチルセルロースナトリウム (CMC・Na) …… 186
　　　　(1) 製造方法 …………………………………………………… 186
　　　　(2) 構造と性質 ………………………………………………… 187
　　　　(3) 基本的性質 ………………………………………………… 187
　　　　(4) 用　　　　途 ……………………………………………… 190
　1.3　メチルセルロース (MC) ………………………………………… 191

2. 大豆水溶性多糖類 ……………………………………………………… 193
　2.1　化学構造 …………………………………………………………… 193
　2.2　製造工程 …………………………………………………………… 193
　2.3　特　　　　徴 ……………………………………………………… 194

3. サイリウムシードガム ………………………………………………… 195
　3.1　基　　　原 ………………………………………………………… 195
　3.2　成　　　分 ………………………………………………………… 195
　3.3　性　　　質 ………………………………………………………… 196
　3.4　応　　　用 ………………………………………………………… 197

4. グルコマンナン ………………………………………………………… 198
　4.1　化学構造 …………………………………………………………… 198
　4.2　粘　　　　性 ……………………………………………………… 198

4.3　グルコマンナンと増粘安定剤の相乗効果 …………………… 199
　5．キチン・キトサン ……………………………………………………… 201
　　5.1　基　　原 ………………………………………………………… 201
　　5.2　製 造 方 法 ………………………………………………………… 201
　　5.3　性　　質 ………………………………………………………… 201
　　　(1)　一般的性質 …………………………………………………… 201
　　　(2)　熱 安 定 性 …………………………………………………… 202
　　　(3)　生 理 作 用 …………………………………………………… 203

8　混合系の食品多糖類 ……………………………………………… 205

　1．カラギーナンの相互作用 ……………………………………………… 205
　　1.1　カラギーナンとローカストビーンガムの相互作用 ………… 205
　　1.2　カラギーナン/コンニャク ……………………………………… 209
　　1.3　そ の 他 ………………………………………………………… 209
　2．キサンタンガムの相互作用 …………………………………………… 210
　　2.1　キサンタンガムとガラクトマンナンの相互作用 …………… 210
　　　(1)　キサンタンガムとグァーガムの相互作用 ………………… 210
　　　(2)　キサンタンガム/ローカストビーンの相互作用 …………… 212
　　2.2　キサンタンガム/グルコマンナンの相互作用 ………………… 212
　　2.3　キサンタンガムとデンプンの相互作用 ……………………… 214
　　2.4　キサンタンガムとグルテン …………………………………… 215
　3．ジェランガムの相互作用 ……………………………………………… 216
　　3.1　増粘多糖との併用 ……………………………………………… 216
　　3.2　他のゲル化剤との併用 ………………………………………… 216
　　3.3　デンプンとの併用 ……………………………………………… 216
　　3.4　ゼ ラ チ ン ……………………………………………………… 217
　4．アルギン酸塩とペクチンの混合ゲル ………………………………… 217
　5．加工食品への食品多糖の応用例 ……………………………………… 217
　　5.1　ハム・ソーセージに対する効果的使用方法 ………………… 218
　　　(1)　肉製品に添加するための条件 ……………………………… 219
　　　(2)　カラギーナンの高度利用方法 ……………………………… 220
　　5.2　漬物に対する効果的使用方法 ………………………………… 220

(1) ガム類の選択方法 ………………………………………………… 221
　5.3　飲料への応用例 …………………………………………………………… 222
　　　(1) オレンジジュース ……………………………………………… 222
　　　(2) 酸性乳飲料 ……………………………………………………… 223
　　　(3) 豆乳飲料 ………………………………………………………… 225
　5.4　デザート食品 ……………………………………………………………… 226
　5.5　ソース，タレ類 …………………………………………………………… 229
　　　(1) 小麦粉，デンプン類との効果 ………………………………… 231
　　　(2) 塩・増粘安定剤どうしの相乗効果 …………………………… 232

索　引 …………………………………………………………………………………… 237

食品多糖類
乳化・増粘・ゲル化の知識

序論　ネバネバの食文化

「粘つく」,「べたつく」,「ねっとりする」など,粘りを表す言葉は山ほどある.「あの人は粘り強く頑張る」といえば「粘り」という言葉は周囲の人たちから好感を持たれていると解釈できる.しかし「あの人は粘っこくてね」といえば前者とは全く逆の意味になり,あまり良い印象は持たれていないことになる.

「粘り」は専門用語では「粘性」(糊の性質)ということになる.しかし,単純にこの言葉がそのまま「粘り」という意味にはならない.粘りと同時に弾力がそこに入るからである.「あの人は弾力性に富んでいる」ということもある.逆に「弾力性に欠けている」と使う場合もある.この粘性と弾性の2つを持ち合わせたものが,「粘弾性」という言葉になる.粘っこくて,しかも弾む性質を持つことになる.人に使うと粘り強く,また柔軟性に富む性格ということになる.

食品でも粘性と弾性を持つ素材やそれを利用した加工食品が非常に多い.これらの性質を持った食品を物理的に解明したものが「食品レオロジー」である.

生活の中の粘り物質

「ネバネバ」,「ヌルヌル」する物質が食品に含まれていたり,また付着していたり,あるいは食品を加工しているうちに「ネバネバ」が生じる場合がある.日常生活の中で意外に粘性を持つ食品は多く,またそれを好んで食べている.日本人は,この粘質食品を食べるが,ほかの民族は日本人ほど食べない.とろろや納豆などネバネバする食品とご飯との相性が日本人の嗜好に適しているのであろう.また,蒲鉾や麺類などのテクスチャーを表現する用語「シコシコ」もある.これらに対して硬いもの,ざらつき感のあるものなどは嗜好的に好まれない.

粘質食品を分類すると植物性と動物性のものに分類できる.**表1**にそれを示す.

このように表にすると,粘性を持つ食品は水産動植物と陸上植物に圧倒的に多いことが分かる.食品として価値の高い陸上動物はニワトリ,ブタ,ウシに限られるが,これら動物食品には,ほとんど粘性物質が含まれていない.ただし全く

表1 ネバネバを持つ食品（粘質食品）

動物性食品	陸上動物	動物の関節，鶏卵，牛乳など
	水産動物	魚の表皮，魚卵，クラゲ，フカヒレ，ウナギ，ドジョウ，ナメコ
植物性食品	陸上植物	納豆，オクラ，コンニャク，ヤマノイモ，とろろ，ジュンサイ，サトイモ，葛湯，ネギ，餅
	水産植物	海藻（コンブ，ワカメなど），ところてんなど

含まれないのではなくその程度が低いと理解した方が良い．どんな食品でも粘性物質は多かれ少なかれ含まれているからである．魚の表皮はもちろん，筋肉組織でも粘性物質がある．またコンブ，ワカメのようにそれ自体に粘性物質を多量に含んでいる水産植物もある．納豆，オクラ，トロロイモなどの陸上植物由来の食品は粘性そのものといっても過言ではない．そしてこれらの食品は太古の昔から食され，日本の伝統的食生活を築き上げてきたものといえる．日本人は「ネバネバ食品には栄養がある」と信じ込んできた粘性食品大好き民族ともいえよう．乳児のときはミルクを飲み，高年齢になり食事がのどを通らなくなると，重湯や葛湯を摂る．寿命の尽きるまで粘性食品を食べ続けている．以下，日本人に馴染み深い粘性のある食品について説明することにしたい．多少独断と偏見が入ることをお許し頂きたい．

1. 納　豆

いつ頃から日本で食されていたか定かではないが，鎌倉時代の『新猿楽記』に納豆が出て来る．この時代以前から食されていたのであろう．納豆文化は東アジア，東南アジアとかなり広い地域に散らばっているが，呼び名は地域ごとに異なる．日本のように糸を引くことが重要視されている国はない．納豆とご飯を混ぜて食べるのは日本独特の食べ方である．食べ方の違い，製法の違いから見て同時多発的に各地で作られた食品である．日本では聖徳太子が考案したという説もある．その原型は中国から平安時代に伝来し，納所に貯蔵された豆から納豆という言葉が生まれたとされている．普通の糸引き納豆はダイズを蒸し煮し，これに枯草菌の1つである納豆菌（$Bacillus\ natto$）を植えつけて，ダイズを発酵させて作る．塩納豆は醬油麹菌（$Aspergillus\ soyae$）を用いる．粘性はムチンと呼ばれるムコ多糖類で，主としてグルタミン酸ポリペプチド（PGA）とフラクタンの混合物でその割合は一定していない．納豆の熟成が進むと PGA の含量が多くなる．また，納豆をこねると糸を引く性質が出てくるが，これは PGA によるものである．フラク

タンはその安定性に寄与している．納豆をよく混ぜると旨くなるのは，PGA が切れてグルタミン酸が出てくるためである．構造式などの詳細は不明である．

　納豆を食べると身体に良いといわれているのは，原料のダイズにタンパク質，必須脂肪酸であるリノール酸などを豊富に含み，納豆菌による発酵で消化しやすい状態に分解されるためである．最近の研究で納豆菌酵素ナットウキナーゼには血栓溶解効果があり高血圧防止効果があると報告されたが，逆にダイズ中のビタミン K による血液凝固作用もあるという報告もある．

2. コンニャク(konjak, elephant's foot)

　中国から仏教の伝来とともに平安期頃に伝来したといわれているが，現在は日本独特の食材となっている．コンニャクの皮を剝いでコンニャク粉を作り，水によく混ぜて凝固剤として石灰乳を入れ，加熱してゲル化し固めたものである．独特の粘性と弾性はコンニャクに含まれているグルコマンナンと呼ばれる多糖類が主成分である．加水分解すると D-マンノースと D-グルコースが 3:2 の比率で構成されている．グルコマンナンの分子量は品種，産地によって異なるが，約 100 万～200 万である．デンプンとは異なる $\beta 1 \rightarrow 4$ 結合の複合多糖類で，ヒトの消化液では分解されないためカロリーがほとんど無く整腸作用を持ち，またコレステロール低下作用や大腸ガン抑制作用などがある．

　コンニャクマンナンは塊茎(イモ)中に存在する多くの不純物と火力乾燥による二酸化硫黄と特異な刺激臭(トリメチルアミン)があるために食品としてはコンニャク製品以外に使用することは難しい．水の吸収能があるが食品から出て来る水，一次離水，二次離水を吸収しないために加工食品への利用は難しく他の多糖類と併用したり，製造方法の改良を行い食品加工に利用されている．

3. ヤマノイモ

　ヤマノイモには栽培種のナガイモ，イチョウイモ，ツクネイモ，自生種のジネンジョなどがある．栽培種は中国から伝来したといわれているが，いつ頃渡来したかは不明である．粘性の物質はグロブリン系のタンパク質にマンナンと呼ばれる糖が結合したもので，糖タンパク質の代表的なものである．生のまま組織を破壊すると粘性が生じるが加熱により粘性を失う．江戸初期にはかなり食されていたと思われる．芭蕉の句に「梅若菜鞠子の宿のとろろ汁」がある．ネバネバ食品の代表格ともいうべき食材で，その食べ方は豊富で，とろろ，麦とろ，山かけ，月見とろろ，やまいもの千切りなどがある．

ヤマノイモにはデンプンを分解する強力なアミラーゼが含まれている．ご飯にとろろをかけて食べると噛まなくても消化不良を起こさないといわれているのはこのためであろうと信じられてきたが，ヤマノイモから抽出したアミラーゼの分解作用は決して強くないという報告もみられる．なお，昔から「山薬」と称して滋養強壮作用があると信じられてきた．健胃，整腸，夜尿症にヤマノイモの皮をむいて乾燥したものも効くといわれている．ヤマノイモのネバネバにこのような作用が本当にあるかどうか不明であるが，昔から日本人に好まれ，そばのつなぎ，かるかんなどの蒸し菓子にも利用されている食材である．シュウ酸カルシウムが皮に近い細胞にあるので手に触れるとかゆみを感じる．

4. サトイモ

サトイモもネバネバする．これはガラクタンとマンナンの結合物といわれているが，このネバネバの性質は加熱してもなくならない．また，その構造は解明されていない．このネバネバはあまり好まれるものではないが，全くないと物足りない感じがする．

5. オクラ

アオイ科の多年草．日本では一年草．若い未熟の蒴果はネバネバした糸を引く．D-ガラクトース(80%)，L-ラムノース(10%)，L-アラビノース(3%)，D-ガラクツロン酸(6%)から構成されている．生のまま，あるいは湯通しして醤油をかけたり，マヨネーズで食べる．もともとはアフリカ東北部が原産でガンボと呼ばれていた．アメリカのルイジアナ州の郷土料理にオクラの粘性を利用したガンボ料理があり，オクラの他にカニやエビが入っている．他の植物の粘性とは異なり加熱すると粘度が増してくる．

6. 葛（クズ）

マメ科のつる性多年草で，クズの根を掘り出し，そこからデンプンを取り出す．透明で，のどごしの良いゲルを形成するクズ粉に砂糖を加え湯に溶かしたものが葛湯である．落語に「葛根湯医者」というのが出てくる．やぶ医者の典型のように扱われている．しかし，漢方からみると葛根湯は結膜炎，中耳炎，外耳炎，副鼻腔炎，扁桃炎，顔のおでき，歯痛，三叉神経痛など幅広く用いられるので必ずしもやぶ医者ではない．このクズ粉に沸騰したお湯を注ぎ，ゼリー状になったところにショウガをおろし，ハチミツを加えると即席葛根湯になり風邪しら

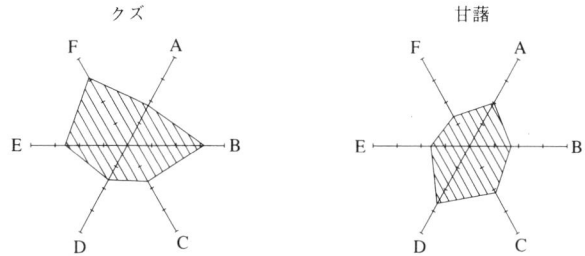

図1 クズと甘藷デンプンゲルの食味特性の星形図形
A：透明感　B：弾力性　C：くずれやすさ
D：歯切れ　E：粘着力　F：とけるようなのどごし

ずになるだろう．このような伝統的な食材も，生産量が少なくなり一部甘藷(サツマイモ)デンプンを混ぜたり，馬鈴薯デンプンに変わってきている．クズとは本来の特性が若干異なる．図1に食味特性を示した．クズは粘稠性を持ち，馬鈴薯は破断力を持つゲル特性である．食文化の面から見ると「片栗粉」も現在は馬鈴薯デンプンに変わっている．この粘性は炭水化物であるデンプンの持つ特質で，デンプンがアミロースとアミロペクチンと呼ばれる糖質からできているのに起因する．特に後者のアミロペクチン含量が高くなると，ネバネバの性質が強くなる．普通のデンプンはアミロースが約20〜30%，アミロペクチンが70〜80%含まれるが，モチ米はほとんどがアミロペクチンである．比較的低温で糊化し，撹拌による崩壊も大きいために，モチ米から作った餅は粘性が非常に強くなる．このデンプンを利用した食品はやはり日本独特の食材になっている．

7. ジュンサイ

池や沼に自生する宿根多年性の水草で，葉は楕円状楯形である．若葉は水中に沈んでいるが，葉裏に濃い粘性物質を分泌し，透明のゼリー状である．D-ガラクトース，D-マンノース，L-フコースが主成分である．生育地によりその組成は異なる．

8. 米

米にはウルチ米とモチ米がある．普通のご飯はウルチ米を炊飯したもので，餅はモチ米を炊飯してついたものである．どちらも粘性が出るがクズで述べたよう

にモチ米の方が粘性が強く出る．しかしウルチ米でも粘性を持つ．昔は封筒の糊付けや，洗濯物の糊付けにご飯を利用していた．糊には水が必ず必要である．すなわち物と物をくっつける（密着する）には水が必要になる．いくら粘性があるといっても，モチ米そのものには全く粘性などない．水で煮て初めて粘性が出てくる．

米飯の美味の総合判断は，粘性だけでは決められず，弾性の占める割合も大きい．インディカ米とジャポニカ米を比較すると，インディカ米はアミロース含有量が高く，高い弾性率を示す．しかし同時にパサパサして粘りが弱い．

9. 魚　皮

ほとんどの魚皮はネバネバする．ウナギやドジョウなどは代表的といってよい．このネバネバ物質はムコ多糖類と呼ばれる物質である．ムコ多糖類の種類は多く，アミノ糖と呼ばれる糖類と普通の糖類，それに他の物質，例えば硫酸や酢酸などが結合してできている．その構造の解明は難しいために分かっていないのが現状である．魚皮や軟骨にはコンドロイチン硫酸という形で多量のムコ多糖類が含まれている．人の体の軟骨にも当然含まれている．これは粘弾性にも関与しており，特に人の関節に多く含まれ，一種のクッションの働きをしている．高齢になるとこのクッションの働きが鈍くなる．若さを保持するためにはこれらのムコ多糖類をたくさん摂取した方が良いという意見もある．

魚皮がムコ多糖類で包まれているのは，このネバネバ物質によって魚の体が岩や海藻と接触しても傷が付きにくくするためと考えられる．ネバネバ物質が魚の命を守っている．

10. コンブ

「昆布」という文字が日本で最初に使われたのは794年にできた『続日本紀』であるという．中国では2500年以上も前からコンブ（綸布，かんふ）を食用にしてきたといわれる海藻の王様格である．このコンブもアルギン酸と呼ばれる多糖類が多量に含まれているが，カルシウム，リンなどの無機物もきわめて多く，特にヨードは100g中に200〜300mgも含まれている．コンブのぬめり感をよく出しているものに「とろろ昆布」がある．正月の飾りもの，婚礼での島台にコンブを用いる．「喜昆布」にかけて縁起物の第一である．佃煮，松前漬けなどもコンブを利用した代表的な加工食品である．

11. 寒　　　天

　夏によく食べるトコロテンは寒天から作るが，その原料や製造方法によって香りや味に変化が出てくる．トコロテンはその粘弾性の歯ざわりとのどごしに魅力を持つが98～99%が水である．トコロテンや寒天が遣唐使により日本に伝わったという説もあるが，松橋鐵治郎博士の綿密な調査によれば，トコロテンは中国伝来ではなく，日本古来の海藻食品である．トコロテンは，奈良・平安朝のころに身分の高い人が好んで食べていた．トコロテンの残りを戸外に放置し，その乾物を水に戻して煮ると再びトコロテンに戻ることを知り，この干物を「干天」と称して売っていた．ところが当時，宇治の万福寺を創立した隠元禅師がこのトコロテンの干物を称賛し，「干天」を「寒天」を名付けた．これは寒い空の下でトコロテンから干物になることを知って，そのイメージから付けられたと思われるが，清涼感のある良い命名である．デングサ以外の海藻を用いたものでエゴノリを用いた博多の「おきうと」，北陸地方の「えごてん」，イギスを用いた岡山，香川の「イギス豆腐」がある．

12. 発　酵　乳

　発酵乳の中にも粘性を持ったタイプがある．酸性乳飲料，ヨーグルトはペクチン，寒天，ゼラチンが添加されているので乳製品に粘性があるのは当然であると感じられるが，一般にはカゼインタンパクによる粘質感である．しかし中には，スターター菌として使われる乳酸菌によっては粘性のある多糖を産生するものがあり，それを含む発酵乳がある．フィンランド原産の発酵乳で，ラクトコッカス・ラクチス(*Lactococcus lactis*)，亜種クレモリスが使われているタイプでヴィリー(Villi)がそれである．どろりとして糸ひき性を持つのが特徴であり，この粘性多糖はヴィリアンと名づけられている．構成成分はラムノース，ガラクトース，グルコースおよびリンからなっている．

　「ヨーグルトきのこ」で有名になったケフィール(ケフィア)も乳酸菌がつくる多糖類が含まれる．この成分は分子量100万程度で，グルコースとガラクトースから成っている．これらの多糖類は抗腫瘍作用があることがマウスなどの動物試験で分かった．ヒトに対しても何らかの抑制効果があると期待されている．

13. ナタデココ (nata de coco)

　フィリピンおよびその周辺の国で製造されているもので，近年，新しい食感として非常に話題を呼び，デザートとしてブームになった．フィリピンではハロハ

ロ (halo-halo) という果物と一緒になったフルーツ・ミックスのようなフィリピン風みつ豆デザートの中にナタデココが入っている．日本では杏仁豆腐などとミックスされている．ココナツ果汁を発酵して作ったもので，この本体は酢酸菌の一種であるアセトバクター・キシリナム (*Acetobacter xylinum*) が産生するセルロースである．固定培養槽中で界面部に希薄スポンジ状の層をなしたナタデココが得られる．通常の繊維に比較して極めて細いために適度の歯ごたえがあり，噛み切ることができる．そのため食べたときにセルロース分が口に残る．

14. 愛玉子（オーギョーチ）(カンタンイタビ，*Ficus awkeotsang* Makino)

台湾中部の山地に自生するクワ科のつる性の多年生植物である．この種実から得られる水溶性多糖は，ゲル化剤を添加することなく，抽出直後からゲル化し，常温で 1～3 時間でデザートゼリーとして利用できる．ペクチンに似た多糖類である．

15. キノコ類

キノコは地球上に約 4,000 種が数えられ，わが国だけでも 1,500 種以上が山野に自生している．その独特の歯ざわりはサクサクして感触の良いものである．この歯ざわりはキノコの繊維によるものである．キノコには非常に強い繊維の分解酵素があり，材木を溶かして自分の栄養素としてしまう．キノコ類からガンの免疫療法剤である多糖類が数多く分離され話題になっている．カワラタケ（菌糸体）からクレスチン (PSK, 1976 年)，シイタケ（子実体）からレンチナン (1985 年)，続いてシゾフィラン (SPG, 1986 年) が製造許可になっている．これらはいずれも平均分子量 10 万～200 万の三本鎖右手巻ヘリックス（らせん）構造をとる β-1,3-D-グルカンであり，β-1,6-モノグルコシル分枝鎖を持っている．この多糖類は宿主の免疫機能を賦活することによる制ガン効果（免疫療法剤）があり，しかも副作用が少ないのが特徴である．

参考文献

1. 岡田 哲 編："日本の味探求事典"，東京堂出版 (1996)
2. 大石圭一："昆布の道"，第一書房 (1987)
3. 小泉武夫，河野友美，川端晶子："食の科学"，123 号，光琳 (1988)
4. 小崎通雄 編著："乳酸発酵の文化譜"，中央法規 (1996)
5. 水野 卓，河岸洋和：食品と開発，**23** (2), 37 (1988)
6. 西沢一俊："海藻学入門"，講談社（学術文庫）(1989)

7. N. Nagashima, M. Yamazaki and A. Kawabata : *J. Home Econ. Jpn.,* **40**, 683-690 (1989)
8. 澤山　茂(森　友彦, 川端晶子　編) : "食品のテクスチャー評価の標準化", 光　琳 (1997), p. 199.

1　食品多糖類の基本的性質

1. 食品多糖類の種類

1.1 食品多糖類の周辺

　食品のうまいまずいは，食感の三要素「色」，「味」，「匂い」の他に外見的な形を含めた組織，テクスチャーなどの物理的な要因も重要である．Szczesniak(ツェスニアク)らはテクスチャーが味や匂いよりも重要な嗜好因子であることを強調している．すなわち，歯や舌，上あごなどによって加える力が食品の組織を変形させ，その変形具合を表すテクスチャーが嗜好性と関係している．蒲鉾，うどんではこのテクスチャーを「コシ」などの言葉で表現している．特に高価な刺身，牛肉などを口にするときはテンダーネス(軟らかさ)が重要な嗜好性の要因となってくる．このように「味」，「匂い」などの化学的な因子よりも「テクスチャー」を含めた「色」，「適温」など物理的な因子が食品のおいしさを決定づけることもかなり多い[1]．

　食品を形づくる硬軟，粘稠性，脆さ，なめらかさなどは食品の組織を形成している細胞によって決まる．生鮮食品は原料の組織がそのまま残っているが，パン，バター，アイスクリームなどの加工食品の場合は細胞が崩壊してしまいテクスチャーを左右する要素は加工工程によって決定される．デンプンのα化，タンパク質のゼリー化，多糖類のゲル化，粘稠性などの物理・化学変化を利用して，好まれるテクスチャーに調理加工されることになる．様々な嗜好に対応するためには，食品の持っている組織のみではコントロールできない場合が少なくない．そのためには食品の持っている本来の性質に加えて，新たに食品多糖類などを添加して二次的にテクスチャーを改良することが必要となる．食品多糖類が古くから食品産業に利用されてきたのは，そのような機能によるものである．しかし，食品多糖類は栄養にならない増量剤的なイメージが長い間強かったので，多量の添加を防ぐために指定添加物(合成糊料)として使用量の基準が設けられた．しかし今日では食物繊維として見直され，その栄養学的位置づけが明白になり，役割も多岐に渡ってきた．

今日，食品多糖類は，特異的な物性，特に粘性，ゲル化性を有し食品に独特の物性を与え，少量の添加で食品のテクスチャーを変えてしまうのでテクスチャーモディファイヤーと呼ばれるようになってきた．またその機能から食品多糖類は安定剤，分散剤，乳化剤，濃厚剤，増粘剤，粘稠剤，ゲル化剤そして食物繊維など，様々な名称で呼ばれている．食品工業ではタンパク質を含めてこれら高分子化合物を食品ハイドロコロイドとして総称し，食品の組織，添加物を含め活発に研究が進んでいる．

1.2 増粘安定剤の分類

食品多糖類は，食品加工に使用する場合は，増粘安定剤と表現され，食品添加物と位置づけられる．法律上では化学的合成品の「指定添加物」と，化学的合成品以外の添加物(天然添加物)の「既存添加物」からなる．前者は食品衛生法別表第2に掲げられている添加物で，**表 1-1** に掲げたように8種類の「指定添加物」(合成糊料)が認められている．これらの添加物を使用した場合は用途名を併記しなくてはならない．増粘剤，安定剤，ゲル化剤または糊料などの表示が必要になる．

例えばカルボキシメチルセルロースナトリウム(CMC・Na)を増粘の目的で使用した場合は「増粘剤(CMC)」となる．後者の場合は「既存添加物」としてリストに収載されている添加物となる．増粘安定剤としては52品目が記載されている[2]．製造用剤を含めると食品多糖はさらに多くなる．これに指定添加物の合成糊料を加えると増粘安定剤全部を示すことになるが，新食品衛生法では，一般に食品に供されている物であって，添加物として使用すると食品添加物扱いとなる．例えば，寒天，オクラ抽出物，海藻セルロース，グルテン，マンナンなどが該当する．表示方法など詳しくは他の成書を参考にして欲しい[2]．

表 1-1 合 成 糊 料

物　質　名	使　用　制　限
アルギン酸ナトリウム	なし
アルギン酸プロピレングリコールエステル	食品に1％以下
カルボキシメチルセルロースカルシウム カルボキシメチルセルロースナトリウム デンプングリコール酸ナトリウム デンプンリン酸エステルナトリウム メチルセルロース	これらを併用する場合は，その和が食品の2％以下でなければならない．
ポリアクリル酸ナトリウム	食品に0.2％以下

表 1-2 既存添加物名簿収載品目[3]—増粘安定剤—

〈樹液に存在する多糖類〉
　アーモンドガム(Almond gum)
○アラビアガム(Gum arabic, Arabic gum acacia)
△アラビノガラクタン(Arabino galactan)
　エレミ樹脂(Elemi resin)
△カラヤガム(Karaya gum)
△ガッティガム(Gnm ghatti, Indian gum)
　ダンマル樹脂(Dammar resin)
○トラガントガム(Tragacanth gum)
　モモ樹脂(Peach gum)

〈豆類等の種子に存在する多糖類〉
　アマシードガム(Linseed gum, Linseed extract)
　カシアガム(Cassia gum)
○カロブビーンガム(Carob bean gum)＝ローカストビーンガム
○グァーガム(Guar gum)
　グァーガム酵素分解物(Enzymatically hydrolyzed guar gum)
○サイリウムシードガム(Psyllium seed gum)
　サバクヨモギシードガム(Artemisia seed gum)
　セスバニアガム(Sesbania gum)
○タマリンド種子ガム(Tamarind seed gum)
○タラガム(Tara gum)
　トリアカンソスガム(Triacanthos gum)

〈海藻中に存在する多糖類〉
○アルギン酸(Alginic acid)
○カラギーナン(Carrageenan)
　フクロノリ抽出物(Fukuronori extract)
○ファーセルラン(Furcelluran)

〈果実類，葉，地下茎等に存在する多糖類〉
　アロエベラ抽出物(Aloe vera extract)
　オクラ抽出物(Okura extract)
　キダチアロエ抽出物(Aloe extract)
　トロロアオイ(Tororoaoi)
○ペクチン(Pectin)

〈微生物の発酵産生物〉
　アエロモナスガム(Aeromonas gum)
　アウレオバシジウム培養液(Aureobasidium cultured solution)
　アゾトバクター・ビネランジーガム(Azotobacter vinelandii gum)
　ウェランガム(Welan gum)
　エルウィニア・ミツエンシスガム(Erwinia mitsuencis gum)
　エンテロバクター・シマナスガム(Enterobacter simanas gum)
　エンテロバクターガム(Enterobacter gum)
○カードラン(Curdlan)
○キサンタンガム(Xanthan gum)

○ジェランガム(Gellan gum)
　スクレロガム(Scleroglucan, Sclero gum)
　デキストラン(Dextran)
　納豆菌ガム(Bacillus natto gum, Bacillus natto mucilage)
○プルラン(Pullulan)
　マクロホモブシスガム(Macrophomoran gum)
　ラムザンガム(Rhamsan gum)
　レバン(Levan)

〈その他〉
　酵母細胞膜(Yeast cell membrane)
○微小繊維状セルロース(Microfibrillated cellulose)
○結晶セルロース(Crystalline cellulose)
△キチン(Chitin)
○キトサン(Chitosan)
△グルコサミン(Glucosamine)
△オリゴグルコサミン(Oligoglucosamine)

○　一般に国内で市販しているもの.
△　販売実績の少ないもの.
無印　少ないか,生産されていない.

　ここでの分類は,食品多糖類を広く知るために理解しやすくまとめたものである.

(1) 基原による分類

　食品への利用状況から判断して,原料(基原)による分類方法が判りやすい(**表1-2**[3]).添加物として食品に応用する場合非常に便利な分類方法である.大まかなとらえ方として地上で得られる樹液,豆,果実に存在する増粘安定剤は酵素により分解されやすく粘度低下,ゲル強度の低下が生じることがあるので長期保存に注意して使用しなければならない.逆に海藻由来,微生物産生多糖などは分解されにくく安定性が高い.また地上で得られるものと海(微生物産生物を含めて)で得られる別の基原どうしが相容性があるのも不思議な感じがする.

(2) 電解質による分類

　食品多糖類の構成成分によって,酸性多糖,中性多糖,塩基性多糖などに大別する方法もある(**表1-3**).反応性を利用した,加工技術を考える場合には便利である.例えばアラビアガムとゼラチンのカチオンポリマーとの反応を利用したマイクロカプセル,ポリアクリル酸ナトリウム,カラギーナンなどを利用したタンパク質の回収,酸性多糖類の金属塩との反応を利用したゲル力の増強酸素などを固定化する担体としての利用など様々な分野で利用することができる.硫酸多糖,ムコ多糖類などの生理活性としてのとらえ方もできる.

表 1-3 構成成分による食品多糖類の分類

	構成成分	官能基	例	
酸 性	硫酸多糖類	$-OSO_3^-$	カラギーナン, 寒天, ファーセルラン, (ヘパリン)	コンドロイチン硫酸
	カルボキシル多糖類	$-COO^-$	アルギン酸／Na, キサンタンガム, ジェランガム, ポリアクリル酸Na, ペクチン, サイリウムシードガム, アラビアガム, (ヒアルロン酸)	
	リン酸多糖類	$-OPO_3^-$	デンプン	
中 性	種子多糖類	$-OH$	グァーガム, タラガム, ローカストビーンガム	
	繊維多糖類	$-OH$	微結晶セルロース[MCC], 微小繊維状セルロース[MFC]	
	甲殻類	$-NHCOCH_3$	キチン	
両 性	タンパク質	$-COO^-$ $-NH_3^+$	ゼラチン	
塩基性	甲殻類	$-NH_3^+$	キトサン[希酸で可溶]	

※ ( ) は食品添加物ではない.

(3) 結合様式による分類

多糖は結合様式によって, その性質を比較することができる(**表1-4**). 多糖のグルコシド結合, 分岐の有無, コンホメーション(立体配座)が多糖の性質を決めたり, 食品の口当たり, 歯ざわりといったテクスチャーを左右する要因に, 深く関連している[4]. 分子量または重合度(DP)も大きな要因の一つである.

(4) 機能による分類

食品多糖類の性質を大きく分類すると粘性とゲル化性とに分けることができる. 同じ機能を有するものの比較, 相乗効果など増粘安定剤どうしの組み合わせ, タンパク質, デンプン, 他の食品原料との効果などを知る上で大切な物理化学的指標である. 食品多糖類の機能は便宜上分けたのに過ぎず, 多くのものはこれらの機能を重複して持っている. その例を**表1-5**[3]にまとめた. このように複雑な働きをするので, 添加物では増粘安定剤をその使用する目的別に安定剤, 増粘剤, ゲル化剤, 増粘多糖類(既存増粘安定剤2種以上併用の場合で物質名表示を兼ねている)と使用した食品に物質名とともに用途名を併記している.

2. 食品多糖類の基本的性質

食品多糖類の物理・化学的性質は乳化, 増粘, ゲル化性と安定化などである.

表1-4 結合様式による多糖類の分類

結合様式	多糖類	構成糖	所在	その他の結合
α-1,4結合	アミロース	グルコース	植物貯蔵多糖	
	プルラン	グルコース	菌体外生成多糖	α-1,6結合
	ペクチン	ガラクツロン酸	細胞間隙多糖	中性基の側鎖
α-1,6結合	デキストラン	グルコース	菌体外生成多糖	α-1,3結合
β-1,4結合	セルロース	グルコース	植物の構築多糖	
	キサンタンガム	グルコース他	菌体外生成多糖	側鎖
	キチン	N-アセチルグルコースアミン	甲殻類の殻	
	キシラン	キシロース	トウモロコシの穂軸	
	グァーガム	マンノース	貯蔵多糖	β-1,6結合のガラクトースの側鎖
	アルギン酸	マンヌロン酸	細胞壁成分	α-1,4結合のグルロナンとの混合
	カラギーナン	ガラクトース	細胞間隙粘質	α-1,3結合との繰り返し
	グルコマンナン	グルコース マンノース	貯蔵多糖 (コンニャク)	1,3結合の側鎖
α-1,3結合	ムタン	グルコース	菌体外生成多糖	
	カラギーナン	ガラクトース	細胞間隙多糖	β-1,4結合との繰り返し
β-1,3結合	カードラン	グルコース	菌体外生成多糖	
	スクレログルカン	〃		β-1,6の側鎖
	ラミナラン	〃	褐藻類の貯蔵多糖類	β-1,6, β-1,4結合もある
	カロース	〃	植物師管	
α-1,2結合	フコイダン	フコース	細胞壁成分	α-1,3, α-1,4結合もある
β-2,1結合	イヌリン	フラクトース	貯蔵多糖	

細かく見ると,さらに多彩な性質がある.ここでは共通する一般的な性質をまとめてみた.

2.1 水 和 性

食品多糖類の溶解性は化学的構造によって決まる.規則正しい主鎖の部分(結晶領域)は水和されにくく,側鎖の部分(非結晶領域)から水が浸透し水和がはじまり,主鎖部分に広がっていく(**図1-1**[5]).そして分子間の結合が解かれて溶解していく.食品多糖類の化学的構造は次の3つのタイプに大別できる.食品多糖類は水酸基を多く持った高分子多糖類なので,基本的には非常に親水性に富んでいるが,水和の速さはその構造によって異なる.溶液中に共存する砂糖,食塩など

表 1-5 増粘安定剤の機能と応用例

機　能	応　用　例	増　粘　安　定　剤
<増粘性>		
結晶析出防止能	アイスクリーム，冷凍食品	グァーガム，カラギーナン，ローカストビーンガム
被膜性	グレーズ，コーティング，カプセル	カラギーナン，アラビアガム，プルラン，ジェランガム
接着性	とろろ昆布	プルラン
濃厚剤	ソース，漬物	キサンタンガム，グァーガム，CMC，タマリンド種子ガム
保湿性	スポンジケーキ	キサンタンガム，グァーガム，ローカストビーンガム，カードラン
崩壊能	タブレット	セルロース
固結防止	粉末チーズ，スープ	セルロース
<乳化・分散性>		
乳タンパクの安定	酸性乳飲料，乳酸飲料，豆乳	CMC，ペクチン，カラギーナン，寒天，大豆水溶性多糖類
起泡性，泡沫安定性	アイスクリーム，ホイップクリーム	グァーガム，カラギーナン，キサンタンガム，ローカストビーンガム
清澄能	ビール，ワイン	アラビアガム，アルギン酸エステル
曇度能	フルーツジュース	アラビアガム，カラギーナン，大豆水溶性多糖類
乳化性	ドレッシング	キサンタンガム，アルギン酸エステル
懸濁安定性	果汁飲料，スープ	アラビアガム，キサンタンガム，グァーガム，カラギーナン
凝集性	ワイン，タンパク回収	アラビアガム，ポリアクリル酸ナトリウム，カラギーナン
<保水・結着性>		
結着性	ソーセージ，ハム，麺	カラギーナン，ローカストビーンガム，カードラン
ゲル化能	プリン，ゼリー，デザート食品	カラギーナン，ペクチン，ローカストビーンガム，ジェランガム，寒天
離水防止	チーズ，冷凍食品	グァーガム，キサンタンガム
<食物繊維>		
低カロリー	ダイエットフード	カラギーナン，アルギン酸ナトリウム，グァーガム，サイリウムシードガム

の影響を受けやすく，共存物質の添加手順，撹拌速度，温度によっても水和速度は異なる．

(1) 主鎖が直線的なタイプ

○−○−○−○−○

カラギーナン，アルギン酸などがこれに該当する．カラギーナンの場合は硫酸

2. 食品多糖類の基本的性質

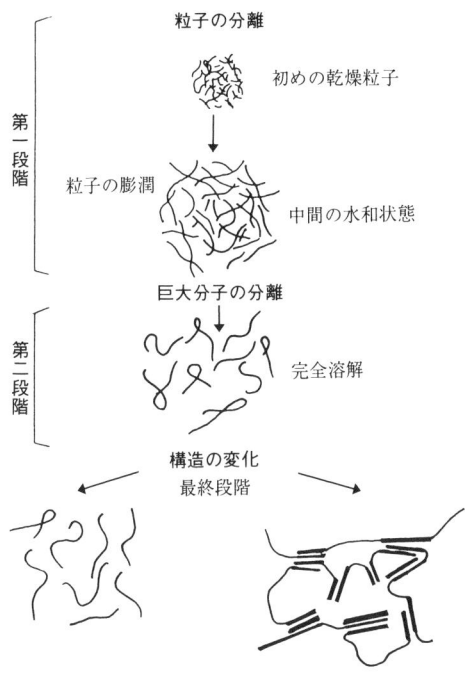

図1-1 食品多糖の溶解の様子[5]

基, アルギン酸にはカルボキシル基などの親水基があり, 水に溶けやすい状態になっている. カラギーナンでは硫酸基の多い λ(ラムダ)タイプは冷水に溶解するが, 硫酸基の少ない κ(カッパ)タイプは温水でなければ溶解しない. 類似している化学構造を持つ寒天は, 硫酸基をほとんど含まないのでカラギーナンよりも高い温度をかけないと溶解しない.

(2) 主鎖が直線的で側鎖基のついているタイプ

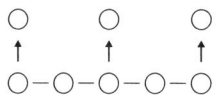

グァーガム, ローカストビーンガムが代表的な例である. 両者の違いは, マンノースの主鎖にガラクトースの側鎖が結合している割合の差である. 統計的に

D-マンノースに対する D-ガラクトースの割合は,

　　　　グァーガム　　　　　　　　2：1
　　　　ローカストビーンガム　　　4：1

　グァーガムは，ガラクトースの側鎖が統計的に1つおきに付いているので，マンノースの主鎖が互いに会合することなく容易に水が浸透し，水和速度が速くなり溶解していく．一方ローカストビーンガムはガラクトースの側鎖が少なく，置換されていない部分(なめらかな部分—結晶領域—)が存在するのでこの部分が会合を起こし，水の浸透を妨げている．この会合を解くには加熱しなければならない．ガラクトースの側鎖が置換している部分はブラシ状になっており，両者の違いは歯の抜けた櫛の数の違いに似ている(ガラクトマンナンの項の構造式を参照)．

　ペクチンもこの分類に含まれる．中性糖の側鎖が分子間の結合を妨げて，水和を容易にしている．エステル化の高い高メトキシルペクチン(HMペクチン)は冷水でも溶ける．

(3) 枝分れしているタイプ

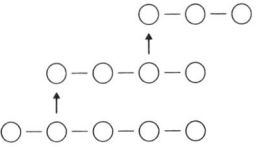

　キサンタンガム，アラビアガムなどの食品多糖類が代表的であるが，両者はその溶液中での分子状態が異なる形態をとるため，溶液の流動に大きな違いがある．例えば前述したグァーガムとキサンタンガムを比較すると，主鎖と側鎖の結合様式は類似しているが，側鎖はキサンタンガムの方が長いのでそれらの絡み合いはグァーガムよりも複雑である．キサンタンガムはグルクロン酸とピルビン酸のアニオン性側鎖が付いているので，水が分子鎖の中の間隙に入り込み，その電気的反発で水和が完全に進み溶解する．高度の非ニュートン流動性を示す．

　一方アラビアガムは非常に大きな分子量を持っているにもかかわらず，その占める体積は小さく，ボールのように丸まっている(**図1-2**)．このため濃度が高くても分子間の接触が少ないために溶液の流動性に与える影響は少ないので，粘度は低くニュートン流動になる．キサンタンガムは直鎖状で分子が伸びた形となり，剛性(直線性)が増して分子の占有面積が大きくなり，低濃度でも分子間の接触が生じ，粘性が高くなる．

2. 食品多糖類の基本的性質

高濃度　　　　　　　　　低濃度

回転楕円体

（アラビアガム）　　　　　（キサンタンガム）
側鎖のあるからみ合い．　長い，比較的棒状の，
らせん構造ではない．　　絡まったチェーン．

〔ニュートン流動〕　　　〔非ニュートン流動−
　　　　　　　　　　　　　擬塑性流動〕

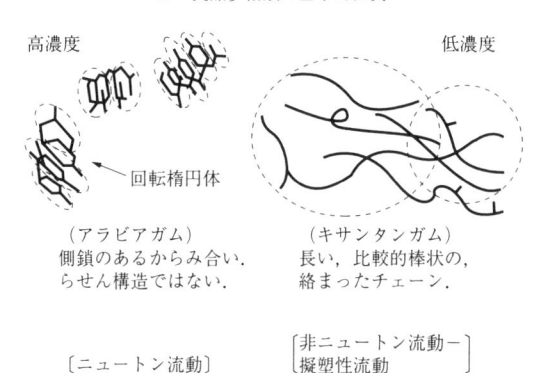

図 1-2　アラビアガムとキサンタンガムの分子の状態[8]
（溶液にしたときのレオロジー的粘性の現われ方の違い）

2.2 増粘効果
(1) 粘度の出現

多糖が水和するとその結果として，溶液の粘度が高まる．粘度は**図 1-2** に示すように個々の分子が接している水との摩擦抵抗の和である．占有面積(点線の円)の大きいキサンタンガムは，占有面積の小さいアラビアガムよりも低濃度でも粘度が大きくなることが分かる．粘度の表現方法はいろいろある．ある溶媒(食品の場合多くは水)に，溶質である食品多糖類が溶解したときの粘度 η がもとの溶媒の粘度 η_0 の何倍に増えたかを相対粘度 η_r といい，$\eta_r = \eta/\eta_0$ で表す．そしてその増加分 $(\eta - \eta_0)$ が，もとの溶媒の粘度 η_0 のどのくらいに当たるかを，比粘度 $\eta_{sp} = (\eta - \eta_0)/\eta_0$ と呼ぶ．単位濃度(c : g/dl)当たりの比粘度を還元粘度 $\eta_{red} = (\eta - \eta_0)/\eta_0 c = \eta_{sp}/c$．そして濃度 0 の極限にしたときの粘度を固有粘度または極限粘度数といい，$[\eta] = \lim_{c \to 0} \eta_{sp}/c$ で表す．固有粘度には粘性的な意味合いはなく，むしろ**図 1-3** に示すような溶媒中での高分子の形，状態を知ることができる．すなわち高分子の分子が1つ溶けていて分子どうしの影響を受けない状態である．それはまた $[\eta] = KM^{\alpha}$ という式で表現できる(M は溶質の分子量 K，α は定数)．高分子鎖状態が球状構造であれば $\alpha = 0$ となり，固有粘度 $[\eta]$ は粒子の大きさに関係なく一定となる．溶液中で球状構造でなく曲がりやすい場合は，α 値は $\alpha = 0.5 \sim 1$ の範囲で変化する．溶けにくい溶媒(貧溶媒)では溶質は沈殿寸前の状態で**図 1-3** の(a)のコイル状と考えられ，$\alpha = 0.5$ である．このような状態を θ (シータ)状態という．

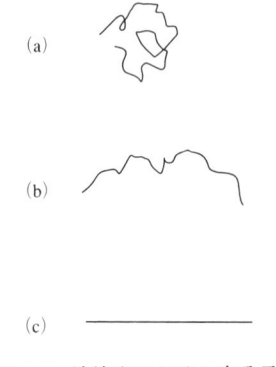

図 1-3 溶液中における高分子鎖のさまざまな形態[7]

表 1-6 食品多糖類の粘度の比較
（1％溶液，24時間後，25℃）[11]

	(mPa·s)
トラガントガム	3,400
ローカストビーンガム	3,200
グァーガム	3,200
カラヤガム	3,000
タラガム	2,000
CMC (HV)	1,300
メチルセルロース	1,100
ガッティガム（6％溶液）	700
カラギーナン	200
アラビアガム（10％溶液）	100
クィンスシードガム	10
キサンタンガム	1,000
プルラン（10％溶液）	350
アルギン酸ナトリウム	1,000

一般的に，食品多糖類の溶液での高分子鎖状態は水のような親和性のある良溶媒に溶解しているのでポリマーは広がり α の値は増加して $\alpha = 0.5～1$ で最も安定した屈曲状態にある．ペクチンの広がりは $[\eta] \propto M^{0.64}$ の相関指数より，分子鎖は極端に伸びきっているのではなく，通常のランダムコイルであることがわかる[6]．セルロース，デンプンなどはその構造からみると剛直な化学構造を示し $\alpha = 1$ となる．完全な棒状，つまり図 1-3 の(c)の場合は理想的には $\alpha = 2$ となるが，残念ながら具体的な例は見つかっていない[7]．

(2) 粘 稠 性

食品多糖類は食品に流動性を与え，テクスチャーを改善する働きがある．一般的に溶媒の密度や粘度が増すと，閾値は上昇する．呈味強度は弱められる傾向にある．表 1-6 に代表的な食品多糖類の粘度を示した．図 1-4，図 1-5 に高濃度と低濃度のときの食品多糖類の粘度を示した．その結果，高濃度で高い粘度を出す食品多糖類が，必ずしも低濃度で他の増粘安定剤よりも高い粘度を示すとは限らない．すなわち増粘安定剤の粘度を単にある一定の濃度だけで評価するのは誤った選択方法である．必ず要求する粘度で比較すべきである．

2.3 ゲル化能

食品の性状は，デンプンの α 化，タンパク質のゲル化，多糖のゲル化などの食品ハイドロコロイドの変化によるものである．ソース，タレなどの液稠調味食品もデンプン，ゼラチンを用いる例は少なくない．表 1-7[10]にゲル化する食品多

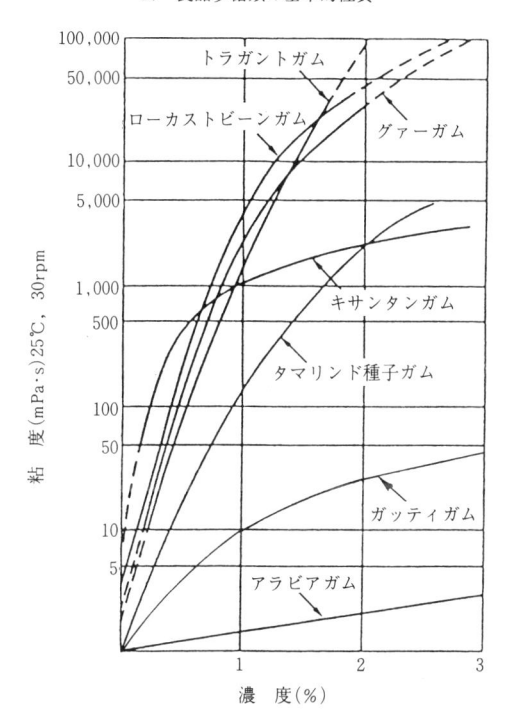

図 1-4　高濃度における各種多糖類の粘度[9]

糖類と主な応用を示した．

　調理においてこれらの食品ハイドロコロイドを利用する場合，**表 1-7** の増粘安定剤のみの単独使用を考えるのは得策ではない．カラギーナン/ローカストビーンガムの相乗効果はよく利用する例であるが，例えばカラギーナン/グァーガムのように，拮抗的に作用する組み合わせは，嫌厭されがちであるものの，タンパク質の凝集を防いだり，流れにくいタレを得ることができる．増粘安定剤どうしの併用効果，食品ハイドロコロイドを含めた併用効果の研究を行い，より効果的な利用をすべきであろう．

2.4　乳化安定能

　食品多糖類は，親水基のみで疎水基を持たないので，厳密な意味での乳化剤ではないが，界面に吸着して界面エネルギーを低下させる意味から広義には界面活性剤の範ちゅうに入れることができる．その機能の一つとして，食品多糖類に含まれる疎水性アミノ酸が，油と結合し保護膜で包む(アラビアガム)，もう一つに

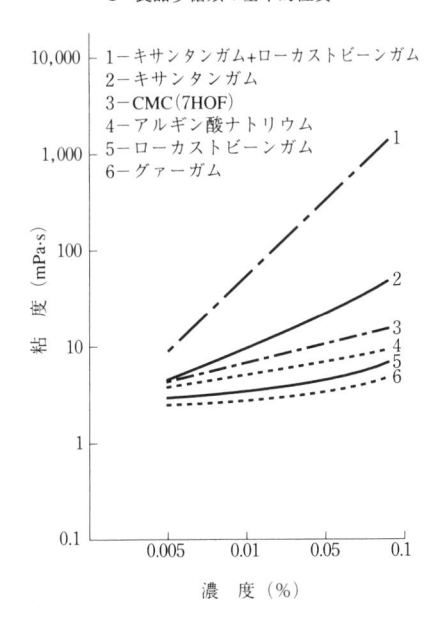

図 1-5 低濃度における各種多糖類の粘度[11]

凡例:
1 ― キサンタンガム+ローカストビーンガム
2 ― キサンタンガム
3 ― CMC(7HOF)
4 ― アルギン酸ナトリウム
5 ― ローカストビーンガム
6 ― グァーガム

縦軸:粘度 (mPa·s)、横軸:濃度(%)

表 1-7 ゲル化する食品多糖類[10]

天 然 ガ ム	主 な 応 用
寒　　　天	羊かん,菓子,肉の缶詰,アイシング
アルギン酸	アイスクリーム,ゼリー
ファーセルラン	ミルクプリン
ゼ ラ チ ン	デザートゲル,アスピック,肉の缶詰
ペ ク チ ン	ジャム,ゼリー,プリザーブ,ムース
デ ン プ ン	ミルクプリン,菓子
キサンタンガム+ローカストビーンガム	ミルクプリン,デザート
タマリンド種子ガム	デザートゼリー,ジャム,固形酒
カードラン	デザートゼリー,麺,畜肉製品
カラギーナン	ミルクプリン,デザートゲル,アスピック
ジェランガム	デザートゼリー,餅様ゼリー

は降伏値(2章を参照)を伴う増粘により分散媒の粘度を高め,分散質の合一を防ぐ働き(トラガントガム,キサンタンガム)などがある.

アルギン酸プロピレングリコールエステルのように疎水基を有する指定添加物もある.食品多糖類の粘度は,乳化安定性とはほとんど関係がない.実際アラビアガムのエマルションは,他の食品多糖類と比較して,粘度が大変低いにもかか

わらず安定性が優れている．しかし粘性が高い場合は，分離を遅らせる効果がある．

　食品多糖類が乳化剤として広く使われているのは，ドレッシングのような酸性，しかも低酸性食品の領域の食品が多い．食品多糖類の各々のエマルションのテクスチャーは異なる．例えばトラガントガムは粗い粘質感があり，アラビアガムは油球が細かく流動性がある．カラヤガムはゼリー状，ペクチンは細かい油球で粘質感があるエマルションになる．最近はペクチンのこのような性質を利用して脂肪代替品として応用されている．キサンタンガムは粘質感の少ないエマルションになる．O/W型エマルションの油滴が空気粒に代わった液中泡沫の安定系（メレンゲ，ホイッピングクリーム，マシュマロ，とろろ，ビール），ジュースのような液中固層分散系も同様の機能である．

引 用 文 献

1) 松本仲子，松本元子：調理科学，**10**, 97 (1977)
2) 日本食品添加物協会："食品衛生法の改正と食品添加物の規制"，日本食品添加物協会 (1996)
3) 佐野征男：食品衛生研究，**41** (1), 41 (1991)
4) 小川宏蔵 (松本幸雄 編)："食品の物性 8集 1—20"，食品資材研究会 (1982)
5) 雪印食品（株）："天然安定剤（基礎編）"，(1987), p.35
6) 川端晶子，西成勝好，矢野俊正 編："食品ハイドロコロイドの科学"，朝倉書店 (1990), p.114
7) 村上謙吉："やさしいレオロジー"，産業図書 (1986), pp.66-67
8) E. Shotton : Gums and Hydrosoluble Natural vegetal Colloids (Third European Symposium), IRANEX S. A., 79 (1972)
9) M. Glicksman : "Gum Technology is the Food Industry", Academic Press (1969)
10) 佐野征男：調理科学，**15** (2), 22 (1979)
11) M. Glicksman : Gums and Hydrosoluble Natural vegetal Colloids (Third European Symposium), IRANEX S. A., 110 (1972)

2 レオロジーの基礎

　食品多糖類の分子構造を知ることは，粘性やゲル化を理解する上で大事なことである．それは化学的構造，結合様式と分子量により，溶液中での分子の形が決まり，特異的性質が決定づけられるからである．
　粘性はその分子の一次構造はもちろんのこと，高次構造によって決まり，また分子の剛直性にも関連してくる．
　ゲル化は化学構造と熱力学的条件による分子間の相互作用によるもので，分子の剛直性や会合性が，ゲルの機能特性に大きな影響を与える．
　食品のテクスチャーは，食品の物理的性質を感覚的にとらえたもので，主観的で包括的である．レオロジーは，物体の変形と流動の科学で，力学的性質を対象としている．特に食品においては，例えばジュースを飲んだときの口あたり，香り立ち，甘さなどの味覚の違いは，ジュース中の構成成分と，使用している食品多糖類のレオロジー的性質に左右される．レオロジー的特性を知ることは，目的にあった食品多糖類を選ぶ上で重要であるばかりか，生産工程，官能検査，品質管理上にも必要である．

1. 粘　性 (viscosity)

　液体の食品，例えばトンカツソース，スープ，マヨネーズ，ホワイトソース，日本酒，水など，どれをとっても異なる性質を示す．かき混ぜてみると抵抗がだいぶ違うことが分かる．また，傾けるとその流れ落ちる速さにも違いがあることに気づく．このように流れに抵抗する性質，流れを妨げる抵抗力のことを粘性という．この粘性を持った液体のことを粘性体と呼んでいる．すなわち水，日本酒，スープの流れは比較的速いが，トンカツソース，マヨネーズ，ホワイトソースなどは遅い．この流れにくさが粘性であり，一種の摩擦であり，粘性とは液体内部にある摩擦からくる抵抗力のことである．

1.1 ニュートン流動(Newtonian flow)

図 2-1 のように2枚の面積 $A\mathrm{cm}^2$ の平行板の間 $H\mathrm{cm}$ に液体が満たされ，下面を固定し上面を $F\mathrm{dyn}$ の外力を加えて引っ張ると上部の液体から変形していく．すなわち外力の大きさに応じて流れが生じる．下に

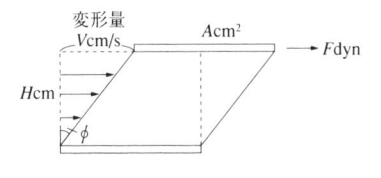

図 2-1 粘性流動

行くほど流れが遅くなり，一種のずり変形が生じる．外力 F と変形量の速度 V は下の板からの距離に比例することが，矢印(→)の長さでも分かる．この速度勾配($\tan\phi$)をずり変形(ひずみ：strain)といい，その時間的変化をずり速度 D(rate of shear)，あるいはせん断速度といい次のように表すことができる．

$$D = V/H (\mathrm{s}^{-1})$$

外力 F を加えて変形させると，液体の内力の平衡が崩れ，液体内各部は新しい位置に移動し，変形した新しい内力が液体内部に生じる．このように外力 F に対して生じた内力を応力という．変形に伴う応力をずり応力 P(shear stress)と呼び，ずり速度 D を定常的に起こさせるために加える力という意味である．ずり応力 P は，単位当たりの力の大きさで表される．すなわち外力 F を断面積 A で割った値になる．

$$P = F/A (\mathrm{dyn/cm}^2)$$

ずり応力 P がずり速度 D に比例する場合，これをニュートンの粘性の法則(ニュートン流動)という．

$$P = \eta D$$

ずり速度 D($\tan\phi$)は，ずり応力 P の増加に従って大きくなる．η(イータ)を粘性率，単に粘度ともいう．粘性率 η が大きいほど粘り，流れにくいことを示す．ニュートン流動は**図 2-2** の①に示すように，ずり速度 D とずり応力 P の関係は原点を通り，その勾配が粘度を表している．

$$\eta = P/D$$

ニュートン流動は，ずり速度 D に関係なく粘度は一定であることを意味している．

ニュートンの粘性の法則に従う流体をニュートン流体という．分子レベルで分散しているもの，水，エタノールや食塩，砂糖などの低分子溶液がこの例で，食品では牛乳，水飴，オリーブ油，清酒，ウスターソースなどが代表的である．食品多糖類ではアルギン酸ナトリウム，アラビアガム，アラビノガラクタンなどが該当する．

図 2-2 流動挙動の分類[1]

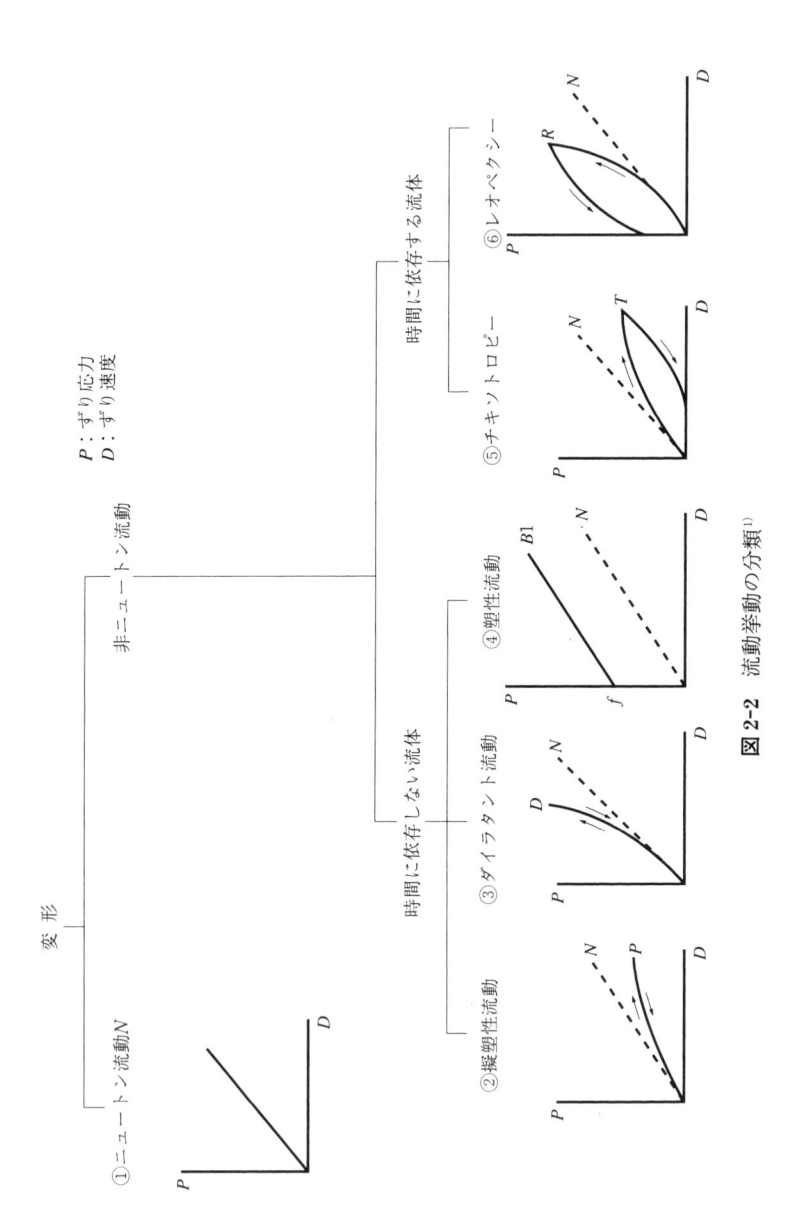

1. 粘性(viscosity)

粘度の単位は，$D = 1 \text{ sec}^{-1}$において $P = 1 \text{ dyn/cm}^2$ となるとき，これを1ポアズ(poise, P)と呼ぶ．SI単位では $1 \text{ dyn/cm}^2 = 10^{-1}\text{Pa}$ なので $1\text{P} = 10^{-1}\text{Pa·s}$, $1\text{cP} = 10^{-3}\text{Pa·s} = 1\text{mPa·s}$ である．例えば20.2℃における純粋の水の粘度は $1/100\text{P} = 1\text{cP}$ でSI単位では 1mPa·s に等しい．

表2-1 液体食品の粘度(30℃)[15]

銘柄		粘度(mPa·s)
水	イオン交換樹脂精製	0.80
酢	ミツカン酢(4.2%)	0.92
酒	福来(二級酒)	1.47
醬油	キッコーマン(びん詰)	2.92
牛乳	名糖(びん詰)	1.41
コーラ	コカコーラ(びん詰)	1.07

現在は国際単位(SIU)になって粘度の単位はPascal second：Pa·sを採用している．

粘度は一般に温度が高くなると小さくなる．**表2-1**に日常に使ういくつかの液体食品の粘度の値を示す[15]．

1.2 非ニュートン流動

多くの食品や食品多糖類ではずり応力 P はずり速度 D に比例しない非ニュートン流動である．多成分の食品，エマルション，サスペンション(懸濁液)などの食品，側鎖を持つ分子構造，分子間結合を持つ食品多糖類など多くの流体はこの領域に入る．

これらの粒子は細長かったり，平らだったりする．このような粒子はニュートン流動の単分子や球形粒子と異なり，水の流れに対しての抵抗が高いために粘度が高くなる．**図2-3**に示すように速度勾配(ずり速度 D)が大きくなると粒子は流れの方向に並び，粒子の受ける抵抗が少なくなり粘度が減少する．このような流動を非ニュートン流動と呼ぶ[16]．**図2-3**からも明らかなようにずり応力 P とずり速度 D は比例しないので非ニュートン流動の場合は，下記のように表す．

$$P = \mu D^n$$

ニュートン流動の場合は $n = 1$ となるが，非ニュートン流動の場合は $n > 1$ と $0 < n < 1$ となる．μ を非ニュートン粘性率，n を流動性指数と呼ぶ．ず

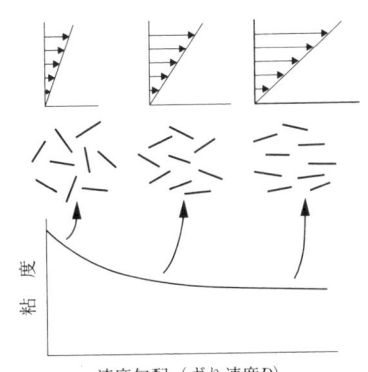

図2-3 非ニュートン流動[16]

細長い粒子は流れの方向に並ぶので，抵抗が低くなる．

り応力 P とずり速度 D が比例しないため固有の粘度が特定できないので，あるずり速度に対する粘度 P/D を，見掛けの粘度として表し，η_{app}，η_α などで示す．
 $\eta_\alpha = P/D = \mu D^n/D = \mu D^{n-1}$ である．

非ニュートン流動は，その流動が時間に依存しないものと，依存するものとに分けられる．

(1) 時間に依存しない流動

a) 擬塑性流動 (pseudo plastic flow) (図 2-2②)

ずり応力 P はずり速度 D の増加で原点を通り，凸形の曲線となる．すなわち，ずり速度 D の増加に伴い，見掛けの粘度が減少する流動を擬塑性流動という．

大部分の食品，食品多糖類は擬塑性流動である．$P = \mu D^n$ で流動性指数 n が 1 よりも小さく 0 よりも大きい．すなわち，$0 < n < 1$ で n が小さいほど，ずり速度 D の増加割合に対してずり応力 P の増加割合が小さい．ずり速度 D の増加に伴い，粘度が減少するのは第 1 には，**図 2-3** に示した粒子や分子が一定方向に向いた状態である．第 2 には構造破壊が進むからである．これは分散している粒子が液体の中で互いに引っ張り合い，長いひものようになって網目状になり凝集した状態で，粘度が高くなっている．この構造破壊は**図 2-3** に示したようにつながった粒子が一定方向に並んで減少したのではなく，ずり速度の増加に伴いこの凝集が壊され，粘度が低下した現象をいう．例えば生クリームのエマルションは脂肪球が凝集した状態で，撹拌することにより凝集した脂肪球がバラバラに分散して粘度低下する[1]．このような非ニュートン粘性を構造粘性と呼ぶ．撹拌を止めると元の状態の粘度に戻る．n が小さいほど内部構造が弱いので，ずり速度が大きくなるにつれて構造破壊が進む．単一分子である水やシロップなどはずり速度 D が増加してもこの構造破壊は起こらない $n = 1$ の，ニュートン流動である[17]．

b) ダイラタント流動 (dilatant flow) (図 2-2③)

ずり応力 P はずり速度 D の増加で原点を通り凹形の曲線となる．すなわち，ずり速度 D の増加に伴い粘度が増加する流動をいう．$P = \mu D^n$ で流動性指数 n が 1 よりも大きい流動をいう．

この現象は次のように説明することができる．生のカタクリ粉に水を加えペースト状にして静止しておき，傾けるとゆるやかに流動する．これをかき混ぜると瞬間にして表面の水は消えて一見乾いた状態となり硬化する．しかしかき混ぜるのをやめると再び元の状態になる．これは粒子の充填構造の変化に伴う現象である．**図 2-4** のように，同じ球径粒子が充填されている模型を用いて説明すると[18]，外力を加えない状態では粒子は Ⓐ の状態のように凝集せずに規則的に充

填されている．すなわち最密充填で，この時の空隙率（すき間率）は約26％である．この状態で急激に外力が加わると，粒子のならび方が不規則になり最も空隙率の大きい Ⓑ の最粗充填状態に変わる．この時の空隙率

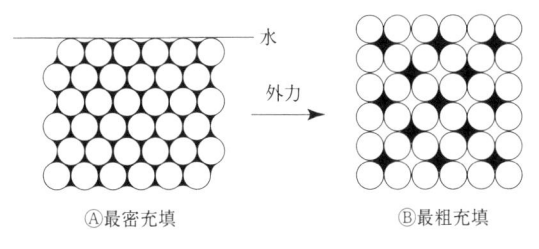

Ⓐ最密充填　　Ⓑ最粗充填

図2-4 ダイラタンシー現象の模式図[17]

は約48％で水は全部下の方に吸い込まれ，上の方は乾いた流動性のない脆い固体状の感じになり，その結果粘度は増加する．外力を取り除くと，粒子は再び安定な Ⓐ の状態に戻る．生クリームを泡立てたとき，撹拌が進むほど二次構造が形成され，粘度が高くなっていくのも同じ現象である．なお，ダイラタントの意味は粒子の見掛けの体積が膨張，膨らむという dilate という語に由来している．カタクリ粉は現在非常に高価な品となり，ほとんどが馬鈴薯デンプンで代替されている．馬鈴薯デンプンでは，その濃度が42％以下でダイラタント流動を示し，45％以上になると硬いケーキ状を呈する[19]．

小麦粉でこの現象が起きないのは，グルテンタンパク質を含有しているので，水で練るとべたべたになってしまうのが原因である．他にこの流動を示す食品にはとろろ汁がある．非常に例の少ない流動体である．

c) 塑性流動(plastic flow)（図2-2④）

小さい応力に対しては固体のように弾性を示すが，ある応力以上の力を加えると流れ始める性質を塑性という．その中でも降伏値を有し，粘度がずり速度に依存しないものをビンガム流動という．分かりやすい例でいうと，粘土の変形は塑性変形で，最初小さい力の範囲では弾性を示すが，その力をだんだん増すと，弾性を失い，変形する．この限界値を降伏値 f という．**図2-2** の ④ に示すように，降伏値 f よりも弱い力の場合は流れないが，ずり応力 P が降伏値よりも大きくなると降伏して流れが始まるものを塑性流動という．

この流体は，静止状態では分子間の強い結合作用により，網目構造を形成しているが力を加えることにより結合が切れ，粒子や分子が分散した状態になり流れ出す．加える力を除くと，粒子や分子は凝集し網目構造を形成し，再び元の状態に戻る．

図2-5[1]はマヨネーズの流動曲線を示した．ずり応力とずり速度の関係は，P 軸に塑性の性質が見られ，降伏値以上でずり応力がずり速度に対して直線的に増

加し，塑性流動の性質を示す．マヨネーズは，油と酢から製造するエマルションで，油の微粒子の間に力が働いて構造を作っている．力を加えることにより，構造が壊れるために流れ出す．力を除いたときは，元の網目構造の状態に直ちに回復して，再びエマルションが安定する．

直線関係を示すものをビンガム塑性というが，曲線である場合が多い．この場合は準塑性流動という．

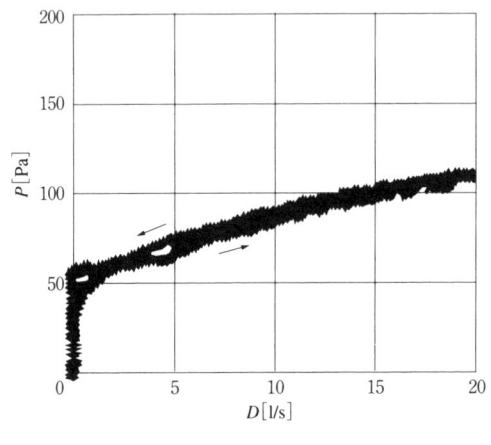

図 2-5 塑性（ビンガム）流動を示す食品 マヨネーズ[1]

降伏値は食品のトッピング，飾り付けなどで重要な指標でもある．

(2) 時間に依存する流体

a) チキソトロピー（thixotropy）（図 2-2⑤）

練乳，トマトケチャップやマヨネーズは，長く静置しておくと，缶や瓶を傾けても流れにくい．しかし激しく振動させてから傾けると容易に流れ出る．これをまた長く静置すると構造の回復が見られ，元の流れにくい状態に戻る．このような現象をチキソトロピーという．チキソトロピー流動はずり応力，ずり速度の流動曲線において，ずり速度 D が増加すると上に凸の曲線となり，ずり速度 D を低下させると，ずり応力 P は減少し，下降曲線は，上昇時の曲線とは一致せずに，それよりも低いずり応力 P を示し，上昇曲線の下方を通る履歴曲線（ヒステリシスループ）を描く．構造の回復に時間がかかるので，このような履歴現象が見られる．この履歴現象がない場合は単なる軟化で，チキソトロピーとはいわない．そして両曲線に囲まれた面積が大きいほど構造破壊が大きいことを意味する．

この流体は粒子間や分子間に水素結合，イオン結合によって構造を形成している．力を加えることにより粒子間や分子間の結合が破壊され，粒子や分子が分散した状態になり，流れやすくなり粘度が減少する．降伏値のあるものとないものがある．チキソトロピー現象を示す液状食品には，ソフトな食感がある．

b) レオペクシー（rheopexy）（図 2-2⑥）

チキソトロピーとは逆に，ずり速度 D を増加し，最大値に達してからそれを

1. 粘 性(viscosity)

表 2-2 レオロジー的分類

ニュートン流動	メープルシロップ, コーンシロップ, 薄いブイヨンスープ, ホモジナイズ・スキムミルク, 炭酸飲料
ダイラタント	とろろ汁, ユーカリハチミツ
擬塑性流動	トマトピュレ, トンカツソース, オレンジジュース
チキソトロピー	マヨネーズ, ケチャップ, ホワイトソース, ショートニング
塑性流動	マヨネーズ, ケチャップ, チョコレート
レオペクシー	卵白, ホイッピングクリーム

戻すと，最初のずり速度 D のずり応力 P よりも増加する現象をいう．これはチキソトロピーとは逆に，力を加えると構造形成が促進されたためである．この構造形成には，分散する粒子が非球形であることが重要である．レオペクシーの現象を示す液状食品は，重厚な食感がある．

以上のレオロジー的特性と対応する食品を**表 2-2** に示した．

(3) 弾 性(elasticity)

液体の「粘り」に対して，固体の性質は「硬さ」である．

固形食品には指で押したら弾性があり，離したら元に戻る特徴がある．これは表現としては，スプリングにたとえている．ある一定の力を加えたときにどれだけ変形するかを測定する．変形しにくいものは「硬い」という表現になる．弾性体の変形の場合「フックの法則」に従い，[力] = k × [変形(ひずみ)]と表すことができる．k を弾性率(N/m^2，N：ニュートン)と呼んでいる．

弾性率が大きい物質を変形させる場合，それに要する力が大きいことを意味している．「弾性が高い」という表現は，力を加えたときに変形率が高いことを意味している．弾性率は「変形のしにくさ」を表す尺度で，「変形のしやすさ」は弾性率の逆数($1/k$)で，コンプライアンス J と呼んでいる．

伸び変形を伸び弾性率(ヤング率) E といい，ずり変形を剛性率(modulus of rigidity) G という．弾性率を測定する場合，この両者のどちらかで測定するが，ヤング率 E と剛性率 G の間には一般的には，

　　　ヤング率 $E = 2 ×$ 剛性率 $G(1+\sigma)$　　　σ：ポアソン比

という関係が成り立ち，そしてゲル化性食品多糖類や，ほとんどの食品の場合，ポアソン比は 0.5 に近いので，

　　　ヤング率 $E ≅ 3 ×$ 剛性率 G

と表わせる．この関係を弾性率における 3 倍則という[20]．食品の場合は，弾性

率は温度により変化する場合が多い．食品の場合は，このずり変形の方が伸び変形よりも重要である．

(4) 粘弾性(visco-elasticity)

粘性と弾性の両方の性質を持った物質を粘弾性体という．弾性の場合は変形してもすぐに回復するが，粘性は「流れ」で元の形には戻らない．このような現象を明記する場合は，力学的模型を用いて表すと便利である．弾性をスプリング(○─WW─○)で，粘性をダッシュポット(ピストン)(●─┤)で表す．

[力] = k × [変形] より，[変形] = [力]/k → ひずみ(ε) = P_0/E

(一定の応力を加え，ヤング率を E で表す)

a) 弾性体(スプリング)

この模型に時間 t_1 で一定の力(応力 P_0)を加えると，瞬間的にスプリングが伸び，その力に応じた伸び(ひずみ ε)が生じ，時間 t_2 で力を取り除くとスプリングは瞬間的に元の状態に戻る．この挙動を完全弾性と呼んでいる(**図 2-6 ①**)．

b) 粘性体(ダッシュポット)

粘性をダッシュポット(ピストン：緩衝器)で表す．液体を満たしたシリンダー内を運動するピストンを想像すると分かりやすい．一定の応力 P_0 を加えると，ピストンの位置が徐々に時間に比例して変化する．そして時間 t_1 で，応力を取り除いてもそのピストンの位置は変わらない(**図 2-6 ②**)．

c) 塑弾性体(スライダー)

塑性体の模型としてスライダー(○═══○)を用いる．

応力 P_0 が降伏値 f を超えると，かけがね(ratchet)がはずれ，スライダーが滑り出す．スプリングと組み合わせると塑弾性体模型になる．ダッシュポットと組み合わせると塑性流動体を示す(**図 2-6 ③**)．

d) フォークト体(Voigt body)

スプリングとダッシュポットを並行に組み合わせた2要素模型をフォークト体

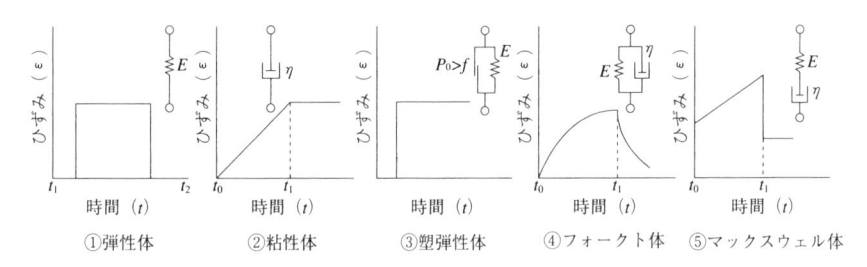

図 2-6 力学的模型と時間-ひずみ曲線(応力 P_0 一定)[20]

1. 粘　性(viscosity)　　33

またはケルビン体という．まず一定の力を加えると，スプリングは直ちにフックの法則に従い，ある長さまで伸びようとする．ところが横にダッシュポットがついているので，このピストンが抵抗を示し，スプリングは一瞬のうちに伸びることができずに，徐々に伸びていく．力と変形(ひずみ)のタイミングが合わないので遅延要素とも呼ぶ．そしてフックの法則に従って応力 P_0 に応じたある長さで止まる．これをクリープ現象と呼んでいる．t_1 で力を取り除くと，スプリングは直ちに戻ろうとするが，やはり横のピストンが邪魔してゆっくり元の状態に戻る．このような時間－ひずみ曲線をクリープ曲線(creep-curve)という．

この模型は，織物や布地の「しわ」の問題を説明するのに大変役立つ．布地に力が加わると「しわ」になる．「しわ」は力を取り除いてもすぐに消えない．長い時間がたてばやがて「しわ」(変形)が消えて元に戻る．もし繊維が完全弾性体であれば「しわ」ができない(図 2-6 ④)．

e)　マックスウェル体(Maxwell body)

スプリング(ヤング率 E)とダッシュポット(粘性率 η)を直列に組み合わせた 2 要素模型をマックスウェル体という(図 2-6 ⑤)．この模型の両端に一定の応力を加えると瞬間的にスプリングが伸び，その後ピストンの位置が徐々に変わり，力を除くとスプリングだけが回復し，ピストンの位置がそのままの状態で残る．時間 t_1 でのひずみは，スプリングから生じる弾性率 E によるひずみとダッシュポットの粘性率 η から生ずるひずみの和になる．

チューインガムを引き伸ばしてすぐに放すと，元の長さにまで戻る．しかし，引き伸ばしたまましばらくその長さに保つと，縮もうとする力は徐々に弱くなり消滅してしまう．この例のように，物体に一定の大きさの変形(ひずみ ε)を与えたままにしておくと，その物体の内部に働く応力が時間と共に減少していくことを応力緩和現象(stress relaxation)という(図 2-7)．

(5)　曳糸性(thread forming property)

卵白や納豆の粘液を箸で引き上げると，糸を引く．この性質を曳糸性(糸ひき性)といい，適当な粘性と弾性によって発現するもので，一種の緩和現象である．マックスウェル模型で，糸を引く現象を説明できる．曳糸性は，ゴムのように伸びる性質と，液体のように流れる性質が一緒になったものである．伸びた糸が切れて一瞬少し

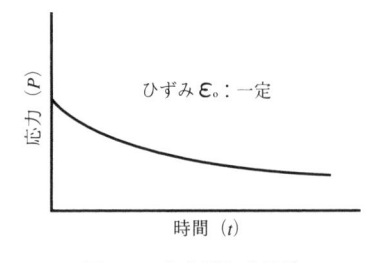

図 2-7　応力緩和曲線[20]

ニュートン流体　　　　　　　　　粘弾性流体

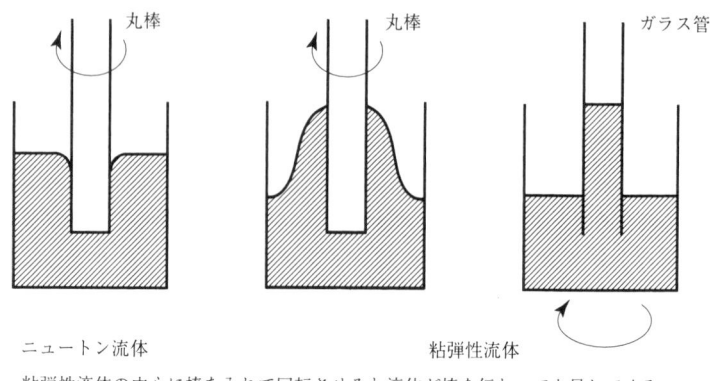

粘弾性液体の中心に棒を入れて回転させると液体が棒を伝わって上昇してくる.

図 2-8　ワイセンベルグ効果[22]

縮むのは，マックスウェル模型で力を取り除いたときに見られる現象と同じである．納豆，卵白，デンプン溶液が代表的な例である．

デンプンでも馬鈴薯デンプン，タピオカデンプン，ワキシーコーンスターチは曳糸性が強いのでロングボディ，一方コーンスターチや小麦デンプンは「切れ」が良いのでショートボディと呼ばれている[21].

(6) ワイセンベルグ効果(Weissenberg effect)

弾性を持った液体で「はい上がる」液体がある．ヤマノイモのとろろやアマニ油を棒で撹拌すると，高分子の鎖が流れの方向に伸びて内側向きに圧力が生じ，棒にはい上がってくる．この現象をワイセンベルク効果という(図 2-8).

この現象はニュートン流体では見られない.

2. テクスチャー

テクスチャー(texture)の語源はラテン語の織る，編む，結合などを意味するtexo(テクソ)から来ている．古くから食品だけでなく織物，美術品(質感，視覚的感触)などにも用いられ，きめ細かさや手触りなどの質感，物体あるいは物質の微細な構成成分の大きさや組織を表す言葉として用いられてきた．

食品では直接に手や舌などで触ったときの手触り，舌触りの触感とか，目に入った視覚的触感(目で触れる)，歯での触感そしてのどごしを指すと考えられる．

(1) 粘稠性多糖類のテクスチャー

液状食品のテクスチャーの感覚評価については，Wood[2], Sherman ら[3]の研究

がよく知られている.

また, 味覚に与える粘度の影響について多くの報告があるが, 必ずしも同じ結論が出ていない. しかし食品を製造したり, 開発をより効率的に行うには大事な知見である.

表2-3 液状食品の流動状態とずり速度

流動状態	ずり速度(s^{-1})
容器を傾けたときの流れ	0.1〜 40
スプーンでかきまわす	90 〜 100
飲み込む	10 〜1,000

a) ニュートン流動と非ニュートン流動の粘度とテクスチャー

Shermanら[3]は液状食品を飲み込むときのずり速度を求めた結果, 次の知見を得た.

① 粘性を弁別するずり応力とずり速度には, ほとんど個人差がない範囲がある.

② ニュートン流動と非ニュートン流動の粘度の差が区別できない.

実際, 粘っこさを感じるのは口の中に食品を入れて飲み込むときの速さである. 例えば, スープなどを飲む時は約50/sのずり速度あるいは50rad/sの振動数に相当する. ヒトはこのずり速度で粘度を測定している. この特性は, 容器を傾けたときの流れ方, スプーンでかき混ぜたときの抵抗, 口腔内での感じ方の判断に重要なものである(**表2-3**). 液体の粘度が増すにしたがい知覚される粘性の範囲は高いずり応力, 低いずり速度の方に移行する. Szczesniak(ツェスニアク)[4]らは, 口腔の表面で濡れて(wet), つるつるとよくすべる感覚(slimy:ぬらぬらした)とずり流動化(shear-thinning)が濃厚感と一致していると報告している. **表2-4**にその結果を示した. これは知覚判断による食品の粘性は, ずり速度に応じて変化することを意味している.

Wood[5]は, 乳製品のデザート, スープ, ソースなどはクリーミー(creamy:口腔内で粘って, 滑らかな感覚の混じった性質をいう)で至適流動性指数は約0.5であると提唱している. いろいろな食品のずり速度1〜50/sの範囲における粘度を**図2-9**に示した[6]. 図中の破線の長さが長いほど流動性指数が小さく, その物質の凝集

表2-4 口あたりとレオロジー的流動特性との相関関係[4]

口あたり	増粘安定剤	指数流動性
ぬらぬらしない	コーンスターチ(2.0%)	0.36
	キサンタンガム(0.15%)	0.42
あまりぬらぬらしない	グァーガム(0.6%)	0.74
	ローカストビーンガム(0.7%)	0.83
ぬらぬらした	HMペクチン(0.25%)	0.96

36　　　　　　　　　　　　　　　2　レオロジーの基礎

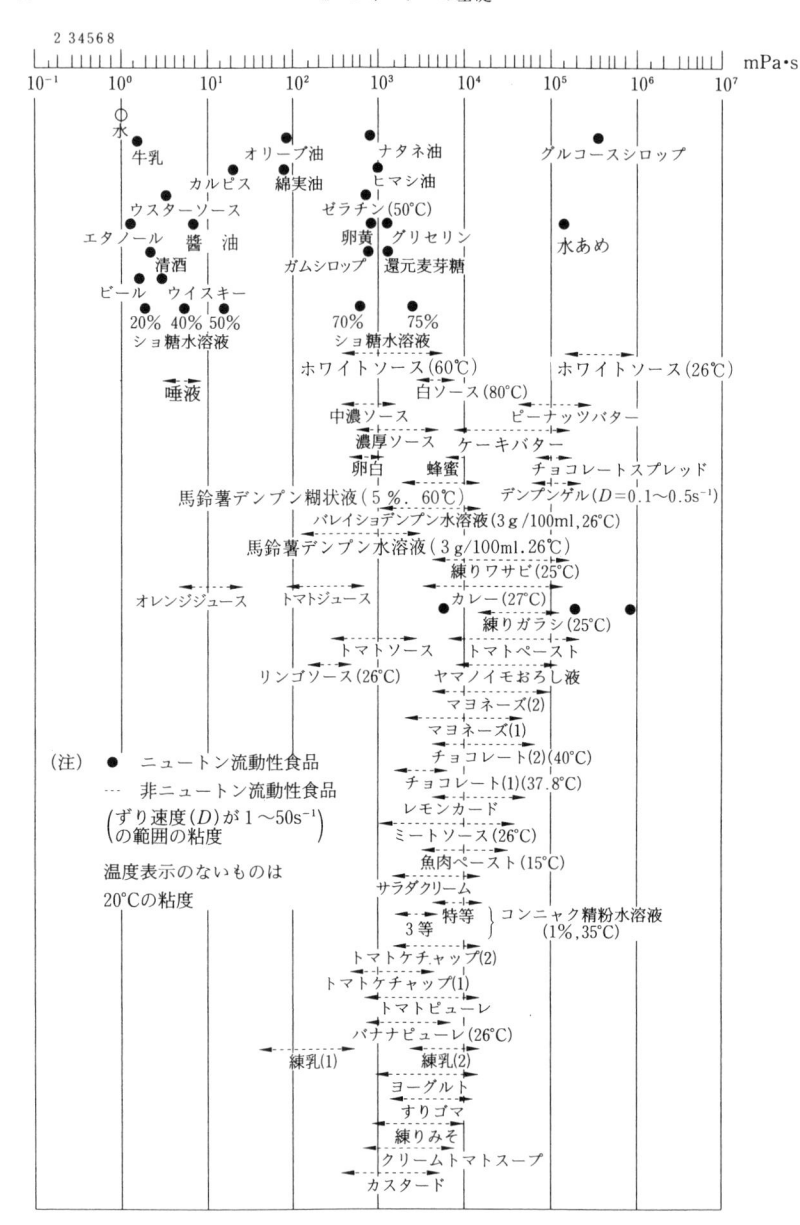

図 2-9　各食品の粘度[6)]

構造が弱い構造粘性(網目構造ではなく，分子鎖の絡み合いのために降伏応力を示す．本質的には液体である)になっている．

b) 味覚強度と粘性

粘性が呈味物質の閾値での呈味強度に与える影響について多くの研究がある．

Vaisey ら[7]は食品多糖類を添加し，粘度が増加すると甘さが弱められる傾向にあり，そして個々の食品多糖類によってその度合いが異なることを示した．ずり速度の増大に伴い粘度が減少する擬塑性流体よりも粘度の変化がないニュートン流体に近いものほど，甘さがマスキングされる．

Paulus ら[8]は，メチルセルロース，グァーガム，ローカストビーンガム，タラガムを用い，ショ糖，食塩，カフェイン，クエン酸について，それぞれの粘度が，1，10，100，1000mPa・s での影響を調べた結果，閾値(いきち)は粘度の影響を受けたが，粘度よりも食品多糖類の種類と呈味成分の組み合わせによって大きく変動すると指摘している．グァーガム，ローカストビーンガム，タラガムはマメ科植物を原料にしているので豆臭が強い．ローカストビーンガムは早くからその精製品が製造され，味，フレーバーを重視するデザート食品に使われてきた．グァーガムは他のガムよりも単価が安いが，水に溶けやすいために精製にコストがかかり，また精製品の需要も少ないので開発が遅れている．ガムの精製は単に呈味強度だけの問題ではなく，食品多糖類の安定性，相乗効果の問題にも絡んでいる．

Wood[9]は，マグニチュード推定法を用いてグァーガム，キサンタンガム，CMC の3種のガムの粘度，レオロジー特性と甘さ(10%ショ糖)の関係を測定した．その結果を**表2-5**に示した．これによるとキサンタンガムがもっとも擬塑性が強くグァーガムが最も弱く，CMC が中間である．そしてグァーガム溶液の濃厚化がキサンタンガム，CMC よりも甘さを抑えている．

表 2-5 増粘安定剤の異なる10%ショ糖液から受ける甘さと濃厚感[9]

サンプル	増粘安定剤	受ける甘さ	受ける濃厚感	非ニュートン流動性指数
対照	—	1	1	0
1	キサンタンガム	0.76	1.78	0.45
2	〃	0.54	2.74	0.35
3	〃	0.37	6.59	0.20
4	〃	0.22	13.4	0.20
5	グァーガム	0.69	2.05	0.76
6	〃	0.32	3.94	0.69
7	CMC	0.56	3.17	0.48
8	〃	0.28	7.64	0.59

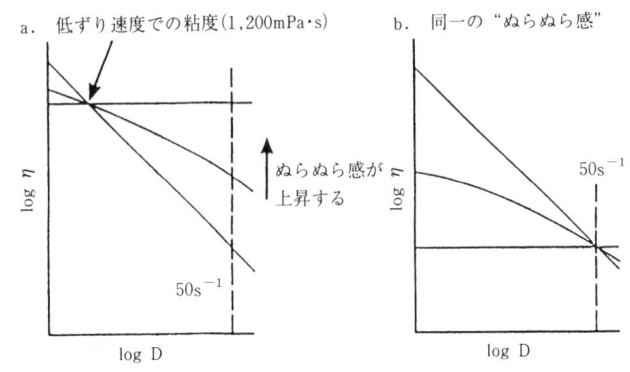

図 2-10　"ぬらぬら感"の感受性の相互関係[10]

a. 低ずり速度で同一粘度に調整したガム.
b. $50s^{-1}$ のずり速度で調整した異なるガム.

一方，Morris[10]は，キサンタンガムのようにチキソトロピー性のある「弱いゲル」(構造粘性)を形成するものは，回転粘度計で得られる粘性率 η よりも破壊されていない網目構造を特徴づける動的粘性率 η^* の方が，口腔内でのとろみに対して高く反映すると報告している．また基本的考え方として**図 2-10** に示すように 0.5rpm ブルックフィールド粘度計を用い，1,200mPa·s の同一の粘度を有する流動の異なる増粘安定剤について 50/s でそのぬらぬら感(slimy)を検査した結果，粘性カーブが寝るほどぬらぬら感が増した(**図 2-10, a**)．逆にずり速度 50/s で同一の粘度にして低いずり速度で粘度が異なるにもかかわらず同一のぬらぬら感を得た(**図 2-10, b**)．このことは食品を組み立てる上で，食品多糖類の「濃厚感」と「口あたり」とを区別して考えなくてはならないと提言している．これはWood や Sherman らの結論を否定するものではなく，口腔内での知覚を考察する上で興味深い結果である．

(2) ゲル状食品のテクスチャー

プリン，ゼリーなどのデザート食品においては，食品多糖類はその本質となるゲルの母体を形成する．これらの開発にはテクスチャーの他に，離漿(離水)，保存性，耐熱性がガムの選択において重要になる．テクスチャーは口の中に入れて噛むことによって認知する．義歯の場合はその認知能力は劣る．そして前歯は臼歯よりも閾値は小さく敏感である．

a) 測定機器

この噛む原理を応用して Szczesniak らはテクスチュロメーターを開発した．

2. テクスチャー

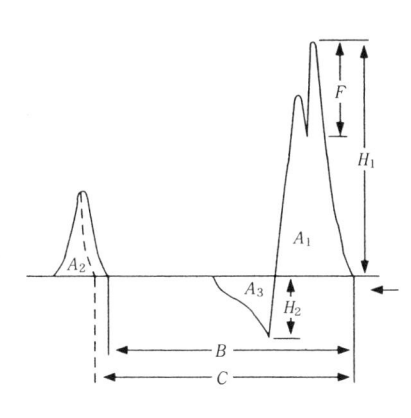

硬さ(hardness)：$\dfrac{H_1(目盛りの読み)}{入力電圧}$ (T.U.以下同様)

凝集性(cohesiveness)：$\dfrac{A_2(面積)}{A_1(面積)}$

弾力性(springness)：$C-B$（C：弾力性のない粘土のような標準物質の距離）

付着性(adhesiveness)：$\dfrac{A_3(面積)}{入力電圧}$

粘り(stickiness)：$\dfrac{H_2}{入力電圧}$

脆さ(brittleness)：$\dfrac{F}{入力電圧}$

咀嚼性(chewiness)：硬さ×凝集性×弾力性（固形食品）

ガム性(gumminess)：硬さ×凝集性（半固形食品）

図 2-11 GF(General foods 社)のテクスチュロメーターの記録曲線の例と解析図[23]

表 2-6 ツェスニアクのテクスチャープロフィール

特性	一次特性	二次特性	一般用語	特性の内容(定義)
機械的特性	かたさ		やわらかい―歯ごたえのある―かたい	一定の変形をさせるのに必要な力，食品を形づくっている内部結合力.
	凝集性	脆さ	ボロボロの―ガリガリの―脆い	食品を破砕するときの力，かたさと凝集性に関係.
		咀嚼性	軟らかい―強靭な	固形食品を飲み込める状態にまで咀嚼するのに要するエネルギー，かたさ，凝集性，弾力性に関係.
		ガム性	くずれやすい―粉状―糊状―ゴム状	半固形状食品を飲み込める状態にまで砕くのに必要なエネルギー，かたさ，凝集性に関係.
	粘性		サラサラした―粘っこい	単位の力で流動する度合い.
	弾力性		塑性のある―弾力のある	外力による変形が，力を取り去った時に戻る割合.
	付着性		ネバネバする―粘着性―ベタベタする	食品の表面と他の物(舌，歯，口蓋など)の間の引力に打ち勝つのに要する力.
幾何学的特性	粒子の大きさと形 粒子の形と方向性		砂状，粒状，粗粒状 繊維状，細胞状，結晶状	
その他の特性	水分含量		乾いた―湿った―水気のある―水気の多い	
	脂肪含量	油状	油っこい	
		グリース状	脂っこい	

A.S. Szezesniak：*J. Food Sci.*, **28**, 385(1963)より引用

その記録曲線の例と解析図を**図 2-11** に示した．破壊動作は右から左へ記録され，試料台上に置いた試料を上下に円弧状に正弦運動をするプランジャーで押しつぶし，最初の A_1 の咀嚼と 2 回目の A_2 の 2 回，咀嚼を解析するもので，これ 1 台で液体以外の食品が全て測れる．**表 2-6** にその用語の説明をした．咀嚼性は「硬さ」×「凝集性」×「弾力」の積，ガム性は「硬さ」と「凝集性」の積である．

この装置が出た後，このシステムを取り入れたいろいろのタイプの機器が登場してきた．レオメーター，インストロン，レオグラフ，レオメーター，レンチェッカーなどがある．

レオロメーターは，正弦運動によりプランジャーが上下運動して，テクスチュロメーターと同じような測定ができる．

インストロンは，万能試験機で圧縮，引っ張り，貫入（突き刺し）などが測定できる．硬い食品には特に向いている．動的粘弾性の解析ができる．

レンチェッカーの特徴は，テクスチャー以外にも応力緩和や弾性値，粘性およ

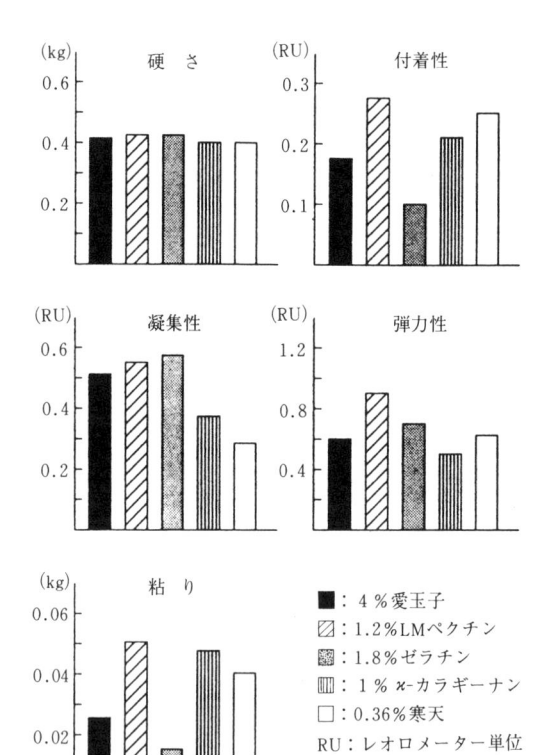

図 2-12　各種ゲルのテクスチャー特性値[12]

図 2-13　各種ゲルのカードメーターによる硬さとゼリー強度[12]
（測定温度：8℃）

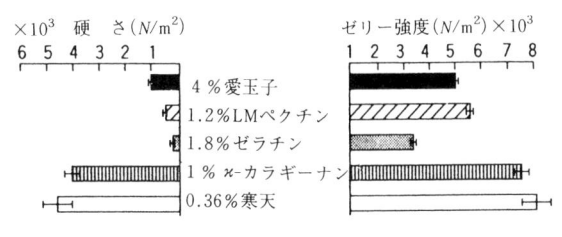

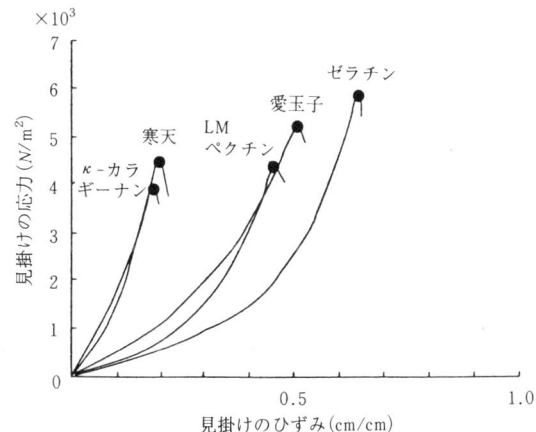

図 2-14　各種ゲルの見掛けの応力-ひずみ曲線[12]　—●—：破断点　圧縮速度：1 mm/s　測定温度：8℃

び降伏値などのレオロジー量を測れることである．

　測定機器の違いについては，大越[11]は18種の食品を用いて測定値はよく対応しており，測定条件さえ一定にすれば硬さの比較は可能であると報告している．

b)　テクスチャーの測定例[24]

　愛玉子(カンテンイタビ, *Ficus awkeotsang* Makino)は，台湾中部の高地に自生するクワ科のつる性の多年性植物である．この種実から得られる水溶性多糖は，ゲル化剤を添加することなく，抽出直後からゲル化し，常温で1～3時間でデザートゼリーとして利用できる．

　愛玉子ゲルのテクスチャーを寒天，ゼラチン，κ-カラギーナン，ゲル化機構の似ているLM(低メトキシル)ペクチンと比較検討して，その特徴を明らかにした．図 2-12はレオロメーター，図 2-13と図 2-14はカードメーターによる測定である[12]．愛玉子ゲルは凝集性と破断ひずみが比較的大きく，LMペクチンと似ている．

　図 2-15に食品多糖のゲル特性を，弾性とスプーン切れという実用的な表現でまとめた[13]．ゲル化性から見た分類でもある．

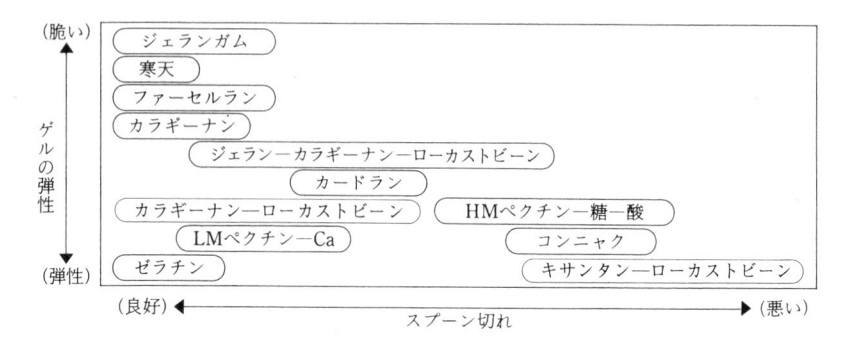

図 2-15　各種ゲル化剤およびその組み合わせによるゲルの特性[13]

引用文献

1) 紺野　昭：金蘭短期大学研究誌，第 25 号，155 (1994)
2) F. W. Wood : "Rheology and Texture of Foodstuffs", SCI Monograph, London (1968)
3) F. Shama, P. Sherman : *J. Text. Studies,* **4**, 111 (1973)
4) A. S. Szczesniak, E. Farkas : *J. Food Sci.,* **27**, 381 (1962)
5) F. W. Wood : *Die Starke,* **26**, 127 (1974)
6) 川崎種一：ニューフードインダストリー，**23** (1), 84 (1981)
7) M. Vaisey, R. Brunon, J. Cooper. : *J. Food Sci.,* **34**, 297 (1980)
8) K. Paulus, E. M. Haas, : *Chemical Senses,* **5**, 23 (1980)
9) F. W. Wood (P. Sherman ed.) : "Food Texture and Rheology", Academic Press (1979) p. 26.
10) E. R. Morris (K. Nishinari, E. Doi eds.): "Food Hydrocolloids", Plenum (1993) p. 201.
11) 大越ひろ（川端晶子，斉藤　滋 編）：サイコレオロジーと咀嚼―食べ物のおいしさ―その文化と科学，建帛社 (1995)，p. 170.
12) 鈴野弘子，澤山　茂，川端晶子：日本家政学会誌，**43**, 525 (1992)
13) 黄海三雄：ジャパンフードサイエンス，**29** (5), 58 (1990)
14) 中浜信子："調理の科学"，三共出版 (1976)，p. 60
15) 下田吉人，松元文子，元山　正，福場博保："調理と物理・生理"，朝倉書店 (1971), p. 38
16) 尾崎邦宏："キッチンで体験レオロジー"，84，裳華房 (1996)
17) 川端晶子："食品物性学"，建帛社 (1989)，p. 37
18) 中浜信子："調理の科学"，三共出版 (1976)，p. 22
19) 高橋禮治："でん粉製品の知識"，幸書房 (1996)，p. 51
20) 中浜信子："調理の科学"，三共出版 (1976)，p. 26
21) 高橋禮治："でん粉製品の知識"，幸書房 (1996)，p. 73
22) 磯　直道，水野治夫，小川廣男："食品のレオロジー"，成山堂書店 (1992)，p. 74
23) 川端晶子："食品物性学"，建帛社 (1989)，p. 105
24) 澤山　茂（森　友彦，川端晶子 編）："食品のテクスチャー評価の標準化"，光琳 (1997)，p. 199

3 植物性食品多糖類

1. ガラクトマンナン

　マメ科植物にはガラクトマンナン多糖が含まれている．長いマンナンの主鎖に，ガラクトースの側鎖が結合したタイプの多糖類で，グァーガム，タラガム，ローカストビーンガムの3種類が工業的に生産されている．植物性の代表的な増粘多糖であり，ガラクトースの側鎖数の違いによりその性質が異なる．側鎖の割合が低いほど水に溶けにくく，また他の食品多糖類との併用効果も異なる．

　低価格，高粘度，そして他の多糖類との併用効果が大きいとの理由で，食品工業の他にペットフード，魚餌のバインダーから捺染工業，油田採掘，鉱業分野まで幅広く使用されている．

1.1 基　　原

　この3種の増粘多糖はいずれもマメ科植物(Leguminous plant)の種子の胚乳部分から得られるものである．

　グァー(*Cyamopsis tetragonolobus*)は，一年生でインド西部，パキスタン東部が主産地で，他にも米国テキサス，メキシコ，アフリカ南部などでも栽培されている．飼料，食品として使われていたが，第二次大戦以後ローカストビーンの不足から食品添加物として広く使われるようになった．約1mの高さで，せいぜい10個ぐらいの明るい色の豆がさやに入っている(図 3-1[1])．

　タラ(*Caesalpinia spinosa*)は *Coulterae* 属のマメ科植物で，繁茂性のとげのある低

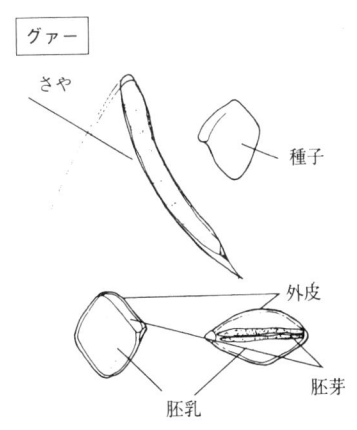

胚乳：内胚乳あるいはグァースプリット
種子：直径約4mmで重さ約35mgである．

内胚乳は2葉あり，これをスプリットと呼んでいる．そこに約36%のガラクトマンナンが含まれている[3]．

図 3-1　グァーのさやと種子[1]

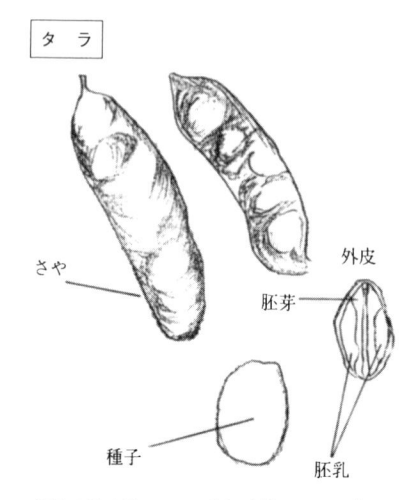

| タラ | | ローカストビーン | |

種子は長さ約10mmで重さは約0.25gである．胚乳部に約18％のガラクトマンナンが含まれる[3]．

図3-2 タラのさやと種子

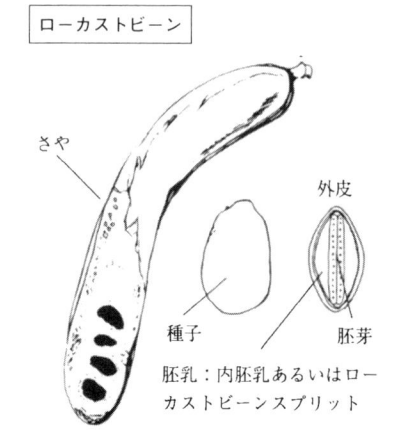

長さ10～20cm 幅2～4cm のさやの中に約10mm，重さ約0.25gの種子が入っている．胚乳部に約38％のガラクトマンナンが含まれる[3]．

図3-3 ローカストビーンガムのさやと種子[1]

木である．ペルーを中心とした南アメリカの高原で採れる．さやにはタンニン酸を多量に含み，赤味がかっている．ヨーロッパなどでよく使われている．日本での利用は遅く1970年代の後半である．需要はわずかである．豆はローカストビーンより小さく赤っぽく，グァーガムと同じぐらいの粘度がある(**図3-2**)．

ローカストビーン(イナゴマメ)は，カロブビーンとも呼ばれ，*Ceratonia siliqua* として知られているマメ科植物の種子を原料として作られる．グァーとは異なり発芽後約10～15年で約10mに達する常緑樹になる．さやの中に10～15個の豆が入っている(**図3-3**[1])．その主な産地は地中海沿岸の国々である．その歴史は古く，聖書の時代にはさやを牛，豚，馬の餌として利用していた．古代エジプト人は，ミイラを作る際にこのペーストを利用していた．さやの部分は40～45％の糖分があり家畜の飼料，アルコール発酵の原料に利用されている．粉末化してココアの代用品としても利用されている．1,000kgの豆果(フルーツと呼ばれる)から100kgの種子が得られ，これから約38kgのガムが得られる．

その他にカシア，市販はされていないが，メスキート，フェヌグリークなどからもガラクトマンナン多糖類が得られる[3]．

1.2 化学構造と分子量

ガラクトマンナンは，β-D-マンノースの主鎖がβ-1,4 結合，α-D-ガラクトースの側鎖がα-1,6 結合した多糖類である(**図 3-4**)．

グァーガムは，マンノースとガラクトースの比率が約 2：1 である．ローカストビーンガムのその比率は約 4：1 である．タラガムはこれらの中間で約 3：1 である．この結合は，単に統計上の割合での比率で，マンノースのみの部分("なめらかな"部位)とマンノースとガラクトースの両者が存在しているブラシ状の部分が交互にブロック状に存在している(**図 3-5**[1])．それは歯が欠けた櫛を想像すると分かりやすい．この構造が他のガムとの相乗効果を生み出す作用となる．この側鎖のガラクトース基が長い分子の会合を防ぐため，側鎖の多いグァーガムは水に溶けやすく，側鎖の少ないローカストビーンガムは，加熱しなければ水に完全に溶けない．グァーガム，タラガムの平均分子量は 20 万～30 万で，ローカストビーンガムは約 31 万である．最近の研究では，グァーガムの平均分子量が 100 万～200 万という報告がある[20]．

1.3 製造方法

これらのガムは種子の内胚乳の部分を粉砕したもので，良質のガムは，胚芽と胚乳の分離と種皮の除去が充分に行われているかどうかによって決まる．基本的

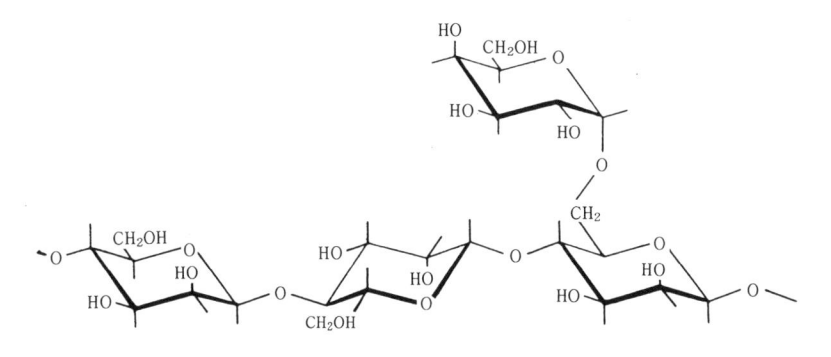

図 3-4 ガラクトマンナンの一部

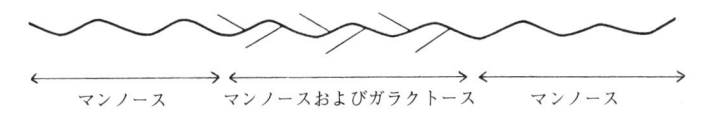

図 3-5 ガラクトマンナンの想定図[1]

マンノース　　マンノースおよびガラクトース　　マンノース

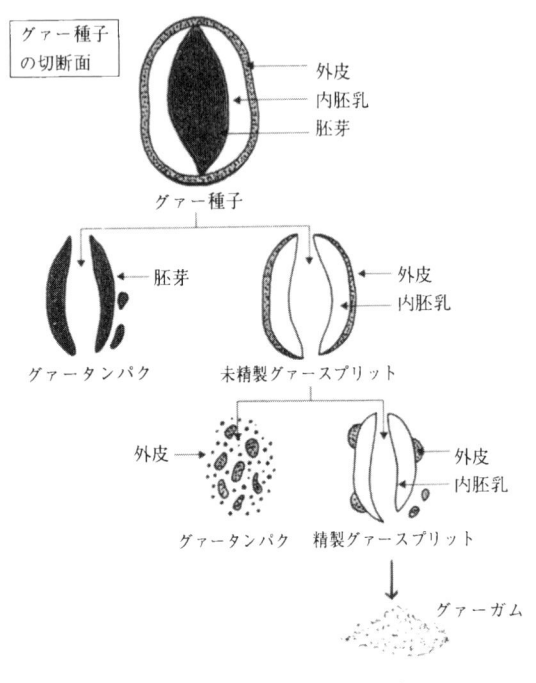

図 3-6 グァーガムの製造工程[21]

には3種のガムの製造工程はほとんど同じである．胚乳のみで作られたものは，高品質品といえる．粉砕機あるいは化学的処理で，種子から殻を除去する．製品にこの殻が混入するとスペックと呼ばれ，食品に使用したときに黒い斑点となり嫌われる場合がある．このようにして分離した胚乳は，スプリット(split:分けたもの＝胚乳)と呼ばれている．胚乳は，非常に硬く粉砕しにくい．充分の水で膨潤し，ローラーにかけ平たく伸ばして粉砕しやすい状態にしなくてはならない．粉砕時に高い温度がかかると粘度低下の原因にもなるので，冷却しながら行う．最近はスペックを目立ちにくくするために，メッシュを細かくしているタイプもある(図3-6)．

　グァーガムは最近は製造方法が改善されて粘度が高くなって来ている．古いデータと新しいデータでは粘度の数値にずれが見られることがある．また胚芽部分の除去が不完全だと中に含まれる酵素の作用で粘度低下する場合がある．このようにして出来た製品を再び水に溶かしてアルコールでガムを沈殿させ，精製した製品も出ている．特にローカストビーンガムの需要が多く精製ローカストビーンガムと呼んでいる．溶液の透明度が高いのでカラギーナンなどと併用してよくゼリー化剤として使われる．

　胚乳を粉砕せずに温水抽出によっても精製グァーガムを作ることができる．抽出液にアルコールを添加して沈殿させ精製すると豆臭がない精製品が得られる．胚乳の入手が難しいのか，需要が少ないのか，決定的なものは今だに作られていない．

表 3-1 代表的なガラクトマンナンの粘度の比較

種類＼濃度	0.05%	0.1	0.2	0.3	0.5	0.9	1.0	1.5
グァーガム	3.5mPa·s	4	22	30	400	1,340	3,300	12,500
タラガム	—	9	25	46	360	2,000	3,000	—
ローカストビーンガム	—	10	20	40	230	2,000	3,000	13,000

1.4 基本的性質

これらの多糖は，わずかの不溶性のタンパク質と低純度のセルロースを含んでいるため，水溶液は白く不透明である．透明性を要求する製品には，前述した精製品を使用した方が良い．中性多糖類であるが，化学構造がブラシ状の部分が交互に存在しているために，他の多糖類との相乗効果が現れる．

(1) 粘　度

グァーガムは水に分散溶解し

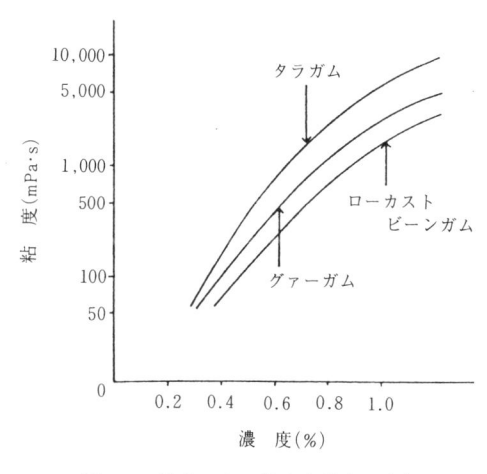

図 3-7 濃度による粘度変化(25℃)[2]

粘稠液になる．水に分散すると，約2時間くらいで最高に近い粘度に達するが，以後も漸次粘度増加を示し，約24時間で最高粘度に達する．一方ローカストビーンガムは水に一部溶解するのみであるが，80℃に加熱すると完全に溶解する．そのために必ず加熱しなければならない．タラガムは，グァーガムとローカストビーンガムの中間の性質といわれ，冷水では充分に膨潤溶解しない．粘度の比較を図 3-7 に示した[2]．

この図はタラガム，グァーガム，ローカストビーンガムの順に粘度が高くなっているが，最近のデータでは，グァーガムとタラガムの粘度の高さが入れ替わる濃度がある(表 3-1)．冷水に溶けるグァーガムは温水ではダマ(ままこ)になりやすい．いったんダマになったガム質は溶けにくくなる．

これらの溶液は，擬塑性流動を示す(図 3-8[1])．グァーガムが最も曳糸性が高く，次にタラガム，ローカストビーンガムの順である．

(2) 安 定 性

これらのガムは，中性多糖類なので一般的には他の成分からの影響を受けにくい．安定性も比較的似ているが，側鎖の違いによる相違点がある．グァーガムは，ローカストビーンガムに較べ廉価のため，ローカストビーンガムの代替品として使われることも多い．

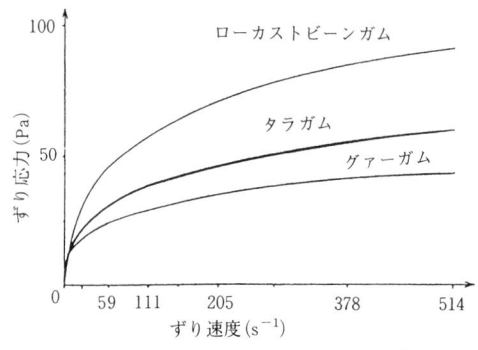

a) pHの影響

ローカストビーンガムの溶液は，pH 3.5～9の範囲ではほとんど粘度の変化はないが，pHが3.5以下および9以上では粘度の低下を起こす．グァーガムはpH 6～10の間で最高の粘度に達するが，pHが10以上になると急激に低下する．pH 9以上でガム溶液は混在するタンパク質の影響で黄変する(図3-9[2])．

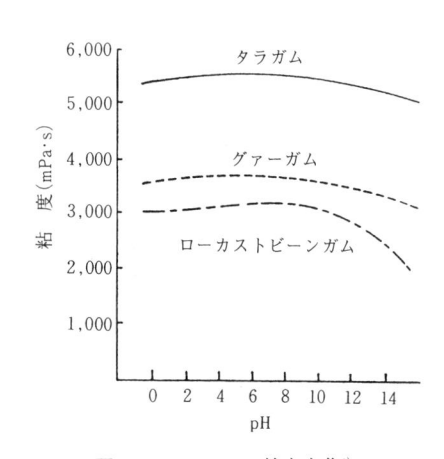

b) 耐 塩 性

いずれも食塩，塩化マグネシウム，塩化カルシウムのような中性塩の添加は粘度に影響を与えない．水酸化ナトリウムは影響を与える．

c) 耐 熱 性

増粘剤0.8%～1%溶液のずり応力に対するずり速度の影響．25℃で測定．ブルックフィールドで測定した粘度(25℃, 20rpm)はそれぞれタラガム：1,850mPa·s，グァーガム：1,950mPa·s，ローカストビーンガム：1,850mPa·s．

図3-8 各種ガラクトマンナンのずり速度とずり応力[1]

図3-9 pHによる粘度変化[2]

ローカストビーンガムとタラガムは，ほぼ同程度の耐熱性を持っているが，一方，グァーガムは弱いが，タラガムとの混合系では耐熱性が改良される(表3-2)．

d) 保 水 性

図3-10[2]に示すようにタラガムは他のガムに比較して保水性が高い．ここでの試験はろ紙を用いての保水試験で，一定時間(40分)2cm幅のろ紙を各ガム試験液に浸し，上昇する長さを保水力として表現した．したがって距離の短いほど保水

表 3-2　植物性多糖類の耐熱性[2]

糊料	1 % 水溶液			0.5 % 水溶液		
	80℃ 溶解	120℃×40分	残存率	80℃ 溶解	120℃×40分	残存率
	mPa·s	mPa·s	%	mPa·s	mPa·s	%
タラガム	5,220	3,300	63	300	183	61
ローカストビーンガム	3,840	2,680	69	182	108	59
グァーガム	10,000	415	4	560	23	4
タラガム:ローカストビーンガム (1:1)	4,680	2,900	62	210	126	60
タラガム:グァーガム (1:1)	7,600	3,460	45	400	140	35

性が高いことを意味する．この試験はこのようなゾル状の試験でも，ゲル化した状態でも非常に再現性の高い方法である．多糖類の保水性を調べる時，検体が多い場合は選別するのには便利な方法である．

(3) 他の多糖類との相互作用

ガラクトマンナンは他の多糖類と作用して相乗効果を示す．側鎖のないマンノース部，いわゆる

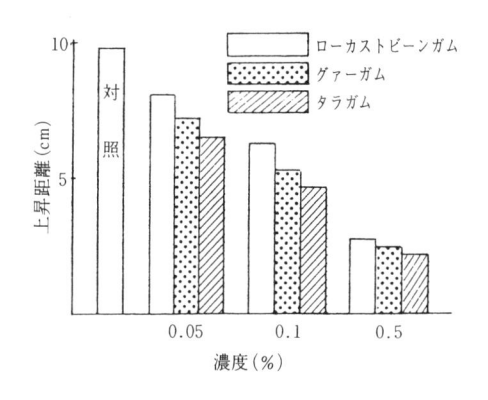

図 3-10　保水力テスト[2]

"なめらかな構造"の部分が多いローカストビーンガムは，キサンタンガムと1：1の割合で温水に溶解して冷却すると非常に弾力のあるゲルになる．この両者はそれぞれ単独で溶解すればゲル化することはない．ガラクトース残基が多いグァーガムとは粘度が著しく増加するがゲル化はしない．その中間のタラガムとは弱いゲルを形成する．カラギーナンとも同様の相乗効果が得られる．κ-カラギーナンは単独では脆いゲルであるが，ローカストビーンガムと併用すると弾力のある強いゲルが得られる．ι, λ-カラギーナンではローカストビーンの相乗効果は見られない．寒天と併用しても同様の作用がある．寒天のダブルヘリックス部(二重らせん部)とガラクトマンナンの側鎖のないマンノース部，いわゆる"なめらかな構造"が会合して強固な網目構造を作り，弾力性のあるゲルを形成するものと考えられる(8章，混合系の食品多糖類の項を参照)．

(4) タンパク質との相互作用

乳製品を安定化させるためには単一の多糖類では効果がなく，アイスクリームやミルクベースの食品では，基本的な配合にガラクトマンナンを利用する．しかし，ガラクトマンナンは保水性は高いが乳製品に使うとホエータンパクが分離し乳漿（にゅうしょう）分離を生じやすいので，カラギーナンと併用することにより分離を防止することができる．

1.5 ガラクトマンナンの食品への利用

現在生産されている3種のガラクトマンナンの選択は，基本的性質に加え，用途が似ているので，生産の情況，経済的要因によりその応用が決まる．

・基本的性質

ガラクトマンナンは，カラギーナン，キサンタンガムなどの他の食品多糖類との相乗効果とデンプン，小麦粉などの食品原料との増粘，保水，老化防止の効果が基本的機能である．

作業性，品質の安定期間なども選択の要因となる．

・生産の情況，経済的要因

グァーガムは一年生で毎年収穫が得られ，在庫も確保されているので安定的に供給されている．過去の価格的推移から見ても150〜350円と値幅があるものの，3者の中では最も価格が安い．一方，ローカストビーンガムは地中海沿岸を中心とする地域で栽培され，土地開発により木が伐採され収穫量が減り，時には一時的な高騰もある．価格はグァーガムのように安い価格には戻りにくく，その代替に性質の似たタラガムが見直されたが，日本では安価と需要の安定性の理由でグァーガムが代替に使用される結果になった．

(1) アイスクリーム類

アイスクリームにおいて，氷の結晶が口の中でざらつく製品は品質が悪いとされ，均一の組織を有し口溶けのなめらかな製品が良いアイスクリームとされている．この良い組織を作り出すのが安定剤の役割である．安定剤は原料調合液（ミックス）中の粘度，乳化，気泡性などに影響を与える．ガラクトマンナンは冷たいミックスの中でも容易に分散し，酸度の高いミックスでも反応せず他の安定剤とよく適合する．ガラクトマンナンの役割は，温度変化によって氷晶核が水と付着してさらに大きくなるのを防ぐ．液中の自由水の動きを増粘効果で減少させる働きがある．いわゆる耐ヒートショック性が良く，口あたりの良いアイスクリームが得られる．一方，オーバーランをかけると気泡が粗くなり，ホエー分離を起

こすので，ガラクトマンナン単独で使用されることはなく，カラギーナンと併用するとホエー分離を防ぐ．ローカストビーンガムとキサンタンガムを併用するとゲル化し，保型性が良いが口どけが悪くなるので，低い添加量が望ましい．

(2) 麺類

即席麺には古くからグァーガムが使用されてきた．小麦粉はグルテン含量による製品のばらつきが生じる．ガラクトマンナンを使用すると，保水性が高くなり生地の弾力が増し，安定した製品が得られる．また油揚げ麺では油の吸収を防ぐことにより，日持ち向上にも寄与する．結果として麺体の割れ防止，テクスチャーの改良，生麺では歩留りの改善，ゆでたときの伸びの抑制効果が出てくる．特にグァーガムは，アルカリ側で黄色に変化するために，色調改善にも役立つ．小麦粉に対して0.2～0.4%を練り水に溶かし使用すると良い．パン，ビスケットなどにも効果がある．

(3) 漬物類, 佃煮

調味液, 糠床(ぬかどこ)などの粘度付けに最適である．一般的にはキサンタンガムなどと併用する場合が多い．糠のなじみが良くなり，漬物への味ののりや照りが良くなる．乾燥防止にも役立つ．詳細は，8章の5.を参照されたい．

(4) ソース類

デンプンとの相性が良いためにデンプンの老化防止にも効果があり，少量で高い粘度を発揮するためにスープなどには最適である．タレ，ドレッシングなどはキサンタンガムなどの他の多糖類との併用が多い．最近では低脂肪，低カロリーのマヨネーズ様食品などが好まれるようになってきた．60%以下の脂肪の場合の配合例を下記に示した．油の代わりにデンプンをたくさん使うと実際のテクスチャーと異なるので多糖類を使用する[3]．

大豆油	50.0%	35.0%	15.0%
デンプン(化工)	1～2%	2～3%	4～5%
乳タンパク安定剤	1.0%	0.5%	0.5%
ガラクトマンナン	0.4%	0.5%	0.6%
キサンタンガム	0.1%	0.1%	0.1%

冷凍—解凍を繰り返す冷凍食品のソースにも，加熱殺菌によるタンパクの凝集を防いだり，解凍による「泣き」防止の意味でグァーガムが応用されている．例として次のような組成のクリームソースを示す[3]．

大豆油	60.0%
30%クリーム	4.0%

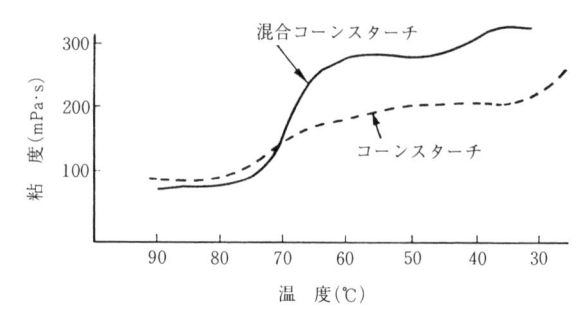

図 3-11 コーンスターチとグァーガム/コーンスターチ (2：100)混合品3%濃度の粘度の比較[4]

スキムミルク	2.0%	水	27%
小麦粉	4.0%		
加工デンプン	2.5%		
グァーガム	0.5%		

(5) スープ

少量のガラクトマンナンを添加すると,コーンスターチ,小麦粉などの粘質が改良される.この応用は,インスタントスープなどにもできる.**図 3-11**は,コーンスターチに2%のグァーガムを添加して,その粘度の挙動を調べたものである.わずかな添加が,高い粘性とボディ感を出す[4].

(6) そ の 他

ガラクトマンナン,特にグァーガムは低価格のため広く食品に使われている.冷凍食品の衣の剝離(はくり)防止,ギョウザの具の野菜から生じる水を吸収するために少量の添加で高い保水効果がある.チーズスプレッドにも伸展性の改良の目的でよく使われている.低砂糖のジャムにも応用されている.ソーセージではその乳化力と保水力を利用して離水,解凍時の「泣き」防止によく使われる.またロースハムではピックル液を注入する際,ピックル液の分散を高める意味でも使われる.缶詰の調味液のコク付けには充塡時に低粘度で入れやすいためにローカストビーンガムが使われている.加熱することにより粘度が出て来る.ローカストビーンガムはカラギーナンとの併用効果が高いので畜肉製品の保水剤,デザートゼリーのゲル化剤として,その利用は多岐に広がっている.

1.6 食物繊維としての利用

グァーガムは人間の消化酵素では分解されないため,食物繊維としての効果が

ある．コレステロールの低下，便通改善作用などの効果が報告されている．しかしグァーガムは少量で高粘度が出て来るために，生理活性を得るほど食品に添加することは難しいので，酵素で分解して低粘度化した製品が開発されている．この低分子タイプも高分子タイプと同様の効果があることが確認されている．水にも溶けやすく，5%で5mPa·s以下の粘度しか示さないので，食品に添加した場合，食感に大きな影響を与えないのが特徴である．

2. タマリンド種子ガム

2.1 基　原

マメ科のタマリンド(*Tamarindus indica*)，和名「チョウセンモダマ」の木の種子の内胚乳から得られる多糖類である(**写真 3-1**)．この木の原産地は中央アフリカあるいは南アジアと考えられている．現在は亜熱帯～熱帯地域に広く分布している．特にインド，東南アジア，西インド諸島，ブラジルなどで数多くタマリンドが栽培されている．

タマリンドは果肉，種子ともに利用されている．果肉は甘くてジュース，デザート，菓子などに利用されている．種子の胚乳部分を温水～熱水もしくはアルカリ性水溶液で抽出して得られたもの，または酵素(β-ガラクトシダーゼ，ラクターゼ)処理したものがタマリンド種子多糖類として食品工業に利用されている．ローカストビーンガムなどの植物ガムとペクチンの性質を兼ね備えている食品多

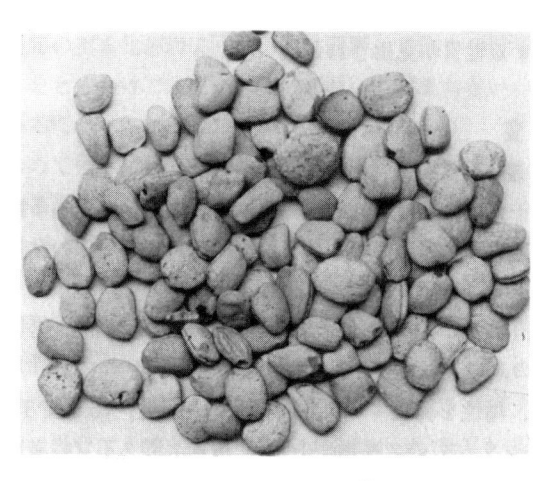

写真 3-1　タマリンド種子

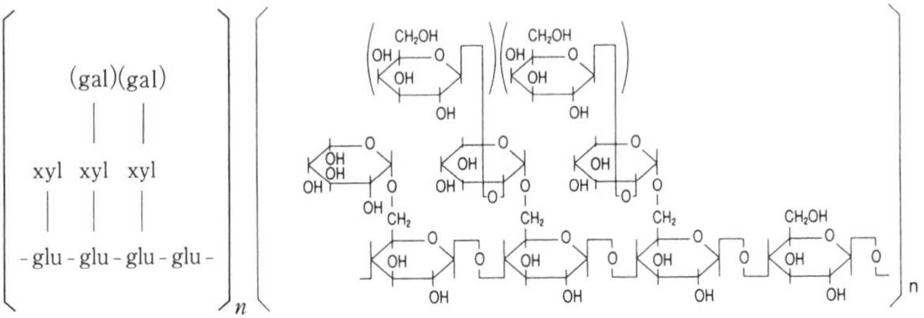

```
                (gal)(gal)
                  |   |
              xyl xyl xyl
               |   |   |
            -glu-glu-glu-glu-
                              n
```

glu：glucose（グルコース），xyl：xylose（キシロース），
gal：galactose（ガラクトース）

図 3-12　キシログルカンの構造[5]

糖類である．

2.2　化学構造

　タマリンド種子ガムの主鎖はグルコースで，アラビアガムのように多くの側鎖があるのが特徴である．**図 3-12**[5]に示すようにキシロースを側鎖に持つキシログルカンである．グァーガムに比べて多くの側鎖があるので水に容易に溶けることがわかる．アラビアガムほど側鎖が長くないが，水に溶解するとその粘性はニュートン流体である．イオン化するような末端基がないので，耐酸性，耐塩性に優れ，耐熱性も他の植物性ガムよりも高い．分子量は約65万と推定されている．

　最近このキシログルカンから β-ガラクトシダーゼでガラクトース残基を除去すると，ゲル化する性質が見出された[7]．

2.3　性　　質
(1)　粘　　度

　タマリンド種子ガムの粘度は，グァーガムなどの高粘度増粘多糖類とアラビアガムなどの低粘度を示す多糖類の中間に位置する．そしてその粘性は，濃度に関係なくニュートン流動を示す．

　タマリンド種子ガム（キシログルカン）を分離，精製して商品化しているのは，大日本製薬(株)のみでグリロイド®という名前で販売されている．グリロイドには冷水で溶解し，粘性を発現するタイプ(Sシリーズ)と，75℃で10〜15分加熱を要するタイプ(Aシリーズ)の2種類がある[5]．冷水溶解タイプの場合は，糊感が少なく曳糸性がなく，ポタポタした感じの粘性を示す．耐酸，耐熱，耐塩性に優れ

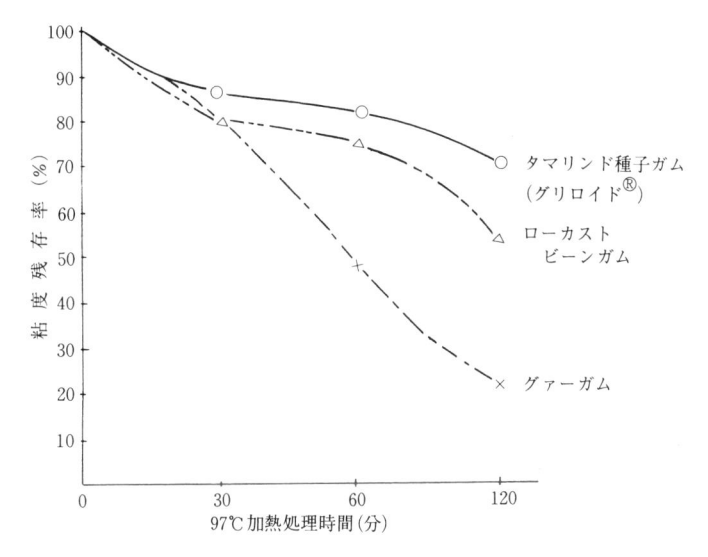

図 3-13 糊液そのものの加熱処理後の粘度残存率(%)[6]

ている. また広い範囲の pH 域で粘性は安定している. 特に, 耐熱性は植物性増粘安定剤の中では強い. 図 3-13 に各ガム質を加熱処理(97℃で30分〜2時間)した場合の粘度の残存率を示した[6]. 2時間後の残存率は, グァーガムで22%, ローカストビーンガム53.6%, タマリンド種子ガムが71.4%であった.

(2) ゲル化性

タマリンド種子ガムは増粘作用の他にゲル形成能を持っている. このゲル化性は, いわゆる通常のゲル化剤のように, 水に溶解して熱をかけて冷やすと固まるというプロセスをとるわけではない. 糖分がないと固まらない. ゼリーの特長は次のとおりである[6].

- 酸にきわめて強く, むしろ酸性側で強いゼリーを作る.
- ペクチンと異なり, 中性でもゼリーを作る.
- いたって強靭で, 弾力性に富んだゼリーを作る.
- アルコールを固める作用がある.
- 耐冷性がある.

a) ゲル化の条件

一定量の糖分か, アルコールが必要である点がタマリンド種子ガムのゲル化条件である. 砂糖の場合は, 40〜65%であれば幅広い pH でゲルを形成する.
弾力性に富んだ離水の少ないゲルが得られる. 酸性サイドでも変わらぬゲル化

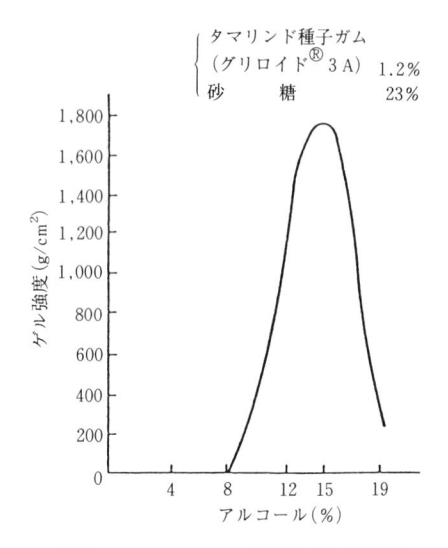

```
        ┌ タマリンド種子ガム
        │ (グリロイド® 3A)  1.2%
        └ 砂　糖           23%
```

図 3-14　アルコール濃度とゲル強度[5]

性を示す．砂糖の代わりにアルコールを添加してもゲルを作ることができる．

　糖濃度が高すぎて甘い場合は，アルコールを併用することによりゲル化させることができる．**図 3-14** の例は，砂糖濃度23％のとき，アルコール濃度を8〜20％添加することによりゲル化することを示した[5]．タマリンド種子ガムでアルコールゼリーを作る場合，各原料の配合量は下記の式で求められる．アルコール濃度を2倍にした値と砂糖濃度を足した値が，仕上がり製品重量の約半分になると固まる．すなわち次の式で表すことができる[6]．

　［アルコールゼリーの原料の配合率］

$$2A + S \fallingdotseq 55(\%) \qquad A：アルコール濃度,\ S：砂糖濃度$$

　この式は，例えば15％のアルコール濃度の液体をタマリンド種子ガムを用いて固める時に$(15 \times 2) + S = 55$ で，砂糖濃度を$55 - 30 = 25\%$にすれば固まる条件を満たすことになる．

b) タマリンド種子ガムの添加量

　ゼリーを作るときは，製品重量に対して一般に0.5〜1.0％の間が適当である．0.5％以下ではゲル化力がなく，1％以上になると弾力性が強すぎて食用に適さない[6]．

c) ゲルの調製方法

　砂糖などの粉末とガムをあらかじめ混ぜておき，徐々に溶かしていく．この溶

2. タマリンド種子ガム

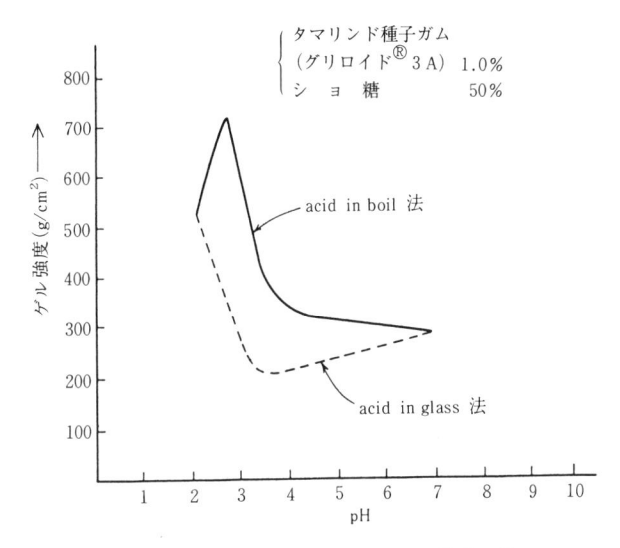

図 3-15 酸添加方法の違いによるゲル強度の違い

液を長い時間加熱するとゲル化力が落ちるので，溶け終わったところで火を止めることが大事である．

d) ゲル化温度と時間
約32℃で固まる．室温に放置して5時間ぐらいで完全に固まる．

e) pHの影響
pHの影響を図 3-15 に示した．酸の添加方法は，煮沸前に添加する方法(acid in boil 法)によってゼリーを作った方が，ペクチンゼリーの製法のように煮沸後に酸を添加する方法(acid in glass 法)よりも，むしろ強い弾性を持ったゼリーが得られる．

f) 酵素処理したキシログルカン
タマリンド種子ガムを β-ガラクトシダーゼによりガラクトース残基を35%除去すると，およそ40℃でゲル化し，さらに温度を上げていくと，80℃でまたゾル状態になるという特異的な性質が白川ら[7]によって見出された．

2.4 食品への応用
タマリンド種子ガムは保水性に優れ，増粘効果と同時に離水防止，だれ防止，つや出しなどへの利用にも適している．佃煮，各種タレ，漬物，ネクターなどに応用できる．

表 3-3　食品への応用例[5]

トンカツソース処方	
野菜(タマネギ,ニンジン,セロリ)	25.0 kg
トマトピューレ	14.7 kg
リンゴピューレ	10.0 kg
砂　糖	26.0 kg
食　塩	6.0 kg
調味料	0.4 kg
香辛料	0.6 kg
醸造酢	17.0 kg
グリロイド 2 A*	1.0 kg
コーンスターチ	2.0 kg
仕上量	100.0 kg

フレンチドレッシング処方	
植物油脂	37.95 kg
水	37.0 kg
グラニュー糖	11.50 kg
食　酢(10%)	9.0 kg
食　塩	1.0 kg
粉末ガーリック	1.0 kg
粉末マスタード	1.0 kg
粉末オニオン	0.50 kg
グルタミン酸ナトリウム	0.50 kg
ミニット E (キサンタンガム製剤)*	0.20 kg
グリロイド 3 S*	0.20 kg
オレオレジンパプリカ	0.15 kg
仕上量	100.0 kg

海苔佃煮処方	
乾燥海苔	7.0 kg
醤　油	33.0 kg
水あめ	8.0 kg
砂　糖	5.0 kg
ピュアーモルト 34*	1.0 kg
グリロイド 2 A*	0.5 kg
ミニット PS*	0.1 kg
ソルビン酸カリウム	1.0 kg
グルタミン酸ナトリウム	1.0 kg
アジポールスーパー A*	0.3 kg
アジポールビーフ MC*	0.2 kg
一味トウガラシ	0.05 kg
水	残部
仕上量	100.0 kg

フルーツゼリー処方	
1/5濃縮透明果汁	10.0 kg
グリロイド 6 C*	1.5 kg
砂　糖	25.0 kg
ブドウ糖	20.0 kg
水あめ(Brix 80%)	12.0 kg
水	残部
仕上量	100.0 kg

*大日本製薬(株)製品.

ゲル形成作用を利用して各種デザートゼリー,テーブルゼリー,ジャム,水羊かん,固形酒,フラワーペーストが作られる.代表的処方例を**表 3-3**に示した[5].

3. ペクチン

野菜,果物の細胞壁成分として存在している.家庭では果肉に砂糖を加えて煮詰めてジャムとして利用している身近な食品多糖である.

増粘安定剤の中で,ペクチンほど官能基の変化により多彩な機能を有するものはない.その構造的な違いにより性質が異なる.すなわち,① HM(高メトキシル)ペクチン,LM(低メトキシル)ペクチンとに分け,それぞれの性質の違いとゲル化

機構の違い，② HM ペクチンによる酸性乳タンパク質の安定化，③ マイクロゲルを作り脂肪代替としての利用，④ 食物繊維としてのペクチン，⑤ 果実の熟成，植物の成長と老化の過程での酵素の働きによるペクチンの挙動など，ペクチンの多様性が食品多糖類の性質と機能の全てを語っているようである．

3.1 基原と名称

ペクチン質は地上の全ての植物の細胞壁成分として，セルロース，ヘミセルロース，リグニン，タンパク質，無機質などと結合して水に不溶のプロトペクチンの形で存在している．この段階では果実は未熟でペクチン分子も大きい．果実の熟成が進むにつれて酵素の働きで可溶のペクチニン酸に変化していく．

ペクチンはレモン，リンゴのジュースやエキスを採った搾りかすから穏やかな酸で抽出したものである．過去には，ひまわりの花，ビート糖の搾りかす等も検討された[10]．廃棄物を利用した有効的な商品ともいえる．ペクチンの残渣もまた家畜飼料として利用している．実に効率良く使われている．

ペクチンは，「濃厚な，固まる」を意味するギリシア語の "pektos" にちなんで "pectin" と名付けられた．可溶性ペクチンと呼ばれる物質の主成分はペクチニン酸という酸性物質で，ペクチニン酸は部分的にメタノールでエステル化されている．これを狭義の意味でペクチンと呼んでいる．ペクチニン酸から分解して，メトキシル基を含まない分子の小さいペクチン酸に変わる．

これらを分類すると次のようになる．

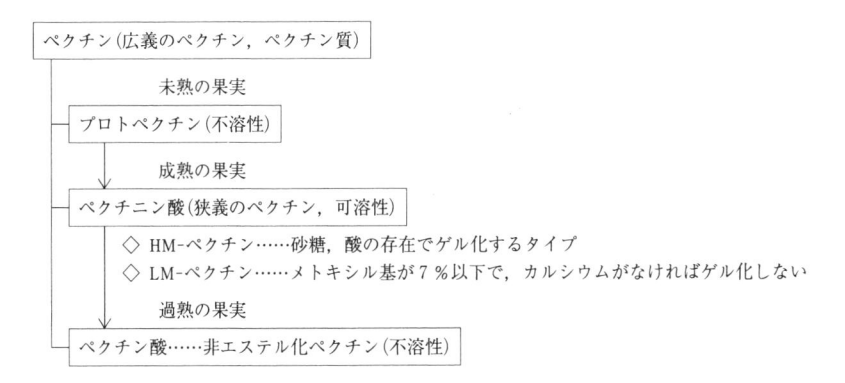

```
ペクチン(広義のペクチン，ペクチン質)
      │  未熟の果実
  ┌─ プロトペクチン(不溶性)
  │   │  成熟の果実
  ├─ ペクチニン酸(狭義のペクチン，可溶性)
  │       ◇ HM-ペクチン……砂糖，酸の存在でゲル化するタイプ
  │       ◇ LM-ペクチン……メトキシル基が7％以下で，カルシウムがなければゲル化しない
  │   │  過熟の果実
  └─ ペクチン酸……非エステル化ペクチン(不溶性)
```

3.2 化学構造

ペクチンはガラクツロン酸を主体とする酸性多糖類と数種の中性糖が存在す

図 3-16 ペクチンの主鎖部

L-ラムノース
L-rhamnose
(6-deoxy-L-mannose)

図 3-17 ラムノースの構造

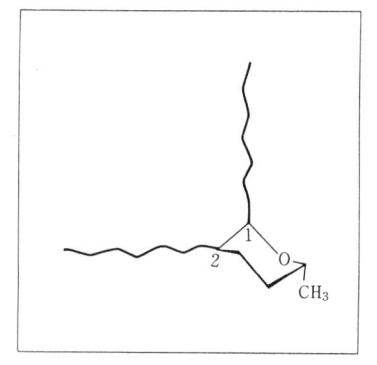

図 3-18 ラムノースによるペクチン分子の「ねじれ」[8]

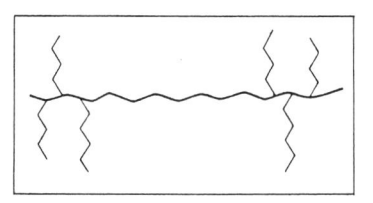

図 3-19 ペクチンの分岐状態[8]

る．主鎖は α-D-ガラクツロン酸が α-1,4 結合しており，部分的にメタノールでエステル化されている (図 3-16)．ガラクツロン酸の主鎖に β-L-ラムノース (図 3-17) が入ることによって，規則的に伸びている分子に「ねじれ」が生じる (図 3-18[8])．その結果，三次元の網目構造を形成するのに重要な役割を持っている[22]．また中性の多糖類のアラバン，ガラクタン，キシランなどが短い側鎖となって結合している場合と混在しているものがある．この領域がペクチンの構造を複雑化している (図 3-19[8])．現在のところ明確な化学構造は充分に解明されてはいない．

分子量は 5 万～15 万である．また，分子の広がりを示す慣性半径は，180～580Å である．ペクチンの分子は極端に伸びきっているのではなく，通常のランダムコイルと変わらない[9]．

ペクチンを構成するガラクツロン酸は，メチルエステルの形と酸の 2 つの形で存在している．そのエステルの形で存在するガラクツロン酸の割合をエステル化度 (DE = Degree of Esterification) と呼び，この DE の割合で性質が異なる．50%以上の DE を HM (高メトキシル) ペクチン，それ以下を LM (低メトキシル) ペクチンと呼んでいる．メトキシル基含有量としては，約 7% が境になる (図 3-20[10])．

製造工程によるが，LM ペクチンの中にはアミド化ペクチン (DA ≦ 25) もある[8]．

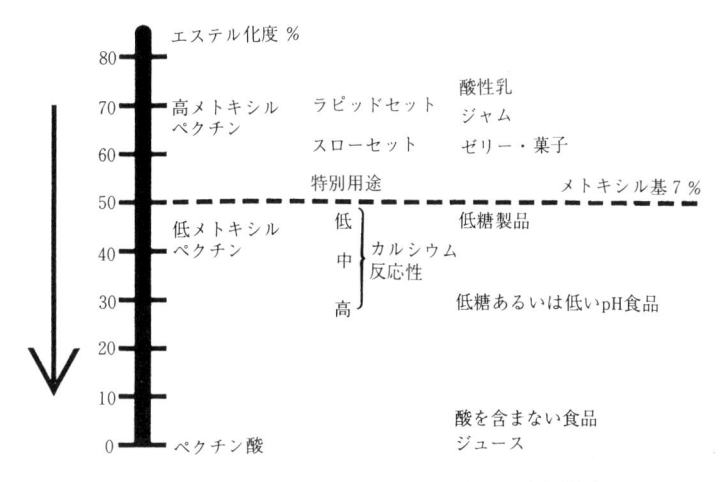

図 3-20 ペクチンのメトキシル基含有量と利用例[10]

3.3 製造方法
(1) 製造方法

　ペクチンは植物組織の中ではセルロースなどと結合して水に不溶な成分として存在しているので，高温酸性下で他の可溶性成分と共にプロトペクチンから分離する．不溶解分は加圧ろ過によって取り除かれるろ過したペクチン抽出液をアルコールで沈殿してペクチンを回収する．得られた繊維状ペクチンを乾燥した後，粉砕してHMペクチンが得られる(**図 3-21**)[11]．

　酸性溶液で抽出したペクチンはほとんどがHMペクチンで，LMペクチンを製造する場合はガラクツロン酸のC-6位の部分を酸，アルカリ，酵素あるいはアンモニアを用いて脱メチル化する．この工程でアンモニアを使用すると，一部にアミド化反応($-CONH_2$)が起きるので，ガラクツロン酸のC-6位の部分が，COOH, $COOCH_3$, $CONH_2$ の3種が混在するポリガラクツロン酸になる(**図 3-22**[23)24)])．

　エステル化の度合いを調整することによって，カルシウムとの反応性が異なり，ゲル特性が変わってくる．脱メチルの処理方法によっても違う．

　商品としてのペクチンはゲル化力，エステル化度，アミド化度(DA：The degree of amidation)に応じて所定の力価を持つように砂糖などで標準化し製品化される．

(2) 標 準 化[11]

　ペクチンを同一条件で使用したときに，常に一定のゲル強度が得られるように

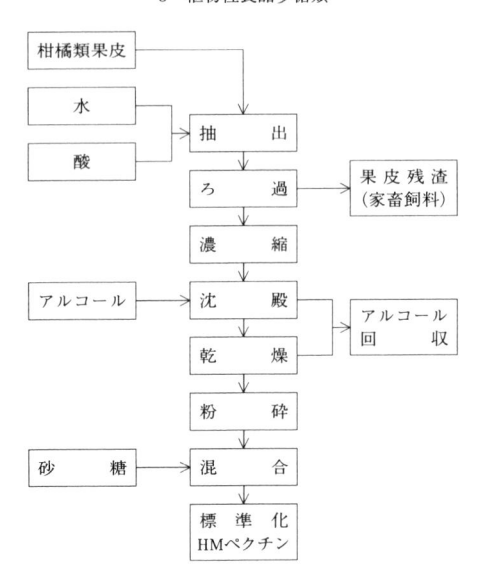

図 3-21 ペクチン製造のフローシート[11]

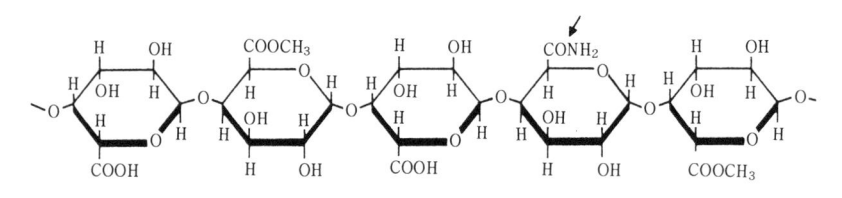

図 3-22 アミド化ペクチン(矢印)

1959 年の IFT の委員会で規格された[25]. 多くの HM ペクチンは,150° USA-SAG に標準化されている. 150° USA-SAG とは 1kg のペクチンから標準ゲル(SS:Soluble Solid, 可溶性固形分 = 65.0%, pH = 2.2〜2.4, ゲル強度 = 23.5% SAG)ができる砂糖の量(150kg)を示している. これをゼリーグレードという. 150°のゼリーグレードのペクチン 1kg から,150×100/65 = 230kg の標準ゼリーができることを意味している. そしてセット温度も時間も同一条件で表している. セット温度とはゲル化の開始温度を表し,セット時間とはゼリーを調製し終わってからゲル化が始まるまでの時間を示す. その条件は,

糖　度	65%
pH	2.2〜2.4
テストゼリーのゲル強度	23.5% SAG
冷却速度	30℃ のウォーターバス中に,標準試料を入

れる.

LMペクチンは糖度31のゲルを作る方法で, エステル化度35%以下のものにはFCC(Food Chemical Codex)法が, エステル化度の高いLMペクチンには糖度50のゲルを作るCPF法や, サーミスター法などがあるが, 国際的にはまだ確立されていない.

糖　度	31%
pH	3.0
カルシウム濃度	250mgカルシウム/kgテストゼリー
	(25mgカルシウム/g標準LMペクチン)

ゼリーグレードは1kgのLMペクチンから作ることのできる標準のゲル強度(20.5%SAG)のゼリーのkg数で表す.

このような標準化をしているのは増粘安定剤の中でもペクチンだけである.

3.4　特　　性

(1) 溶液の特性

ペクチンの性質は分子量と置換度によって変わってくる. 水への溶解度, 粘度, ゲル化性, そして酵素に対する安定性などはエステル化度による. これらの違いは電荷の変化, ペクチン分子の形で説明できる.

a) 溶　解　性

溶解度は主鎖が長かったり, メトキシル基が減ったりすると低くなる. HMペクチンは水でも溶けるが, 基本的には80〜90℃で10分間加熱して溶解するのがよい. ゲル化するものに共通していえることだが, ゲル化因子になるもの, ペクチンの場合は砂糖(20%以上), カルシウムなどが混入していると完全に溶解しなくなるので, これらの濃度を低くしてから溶解し, その後砂糖, カルシウムなどを追加して調整するのがよい. 逆に高い濃度の糖液に分散させ, 使用するときに糖濃度を所定の濃度に希釈して使用する方法もある. これでもダマの生成を防ぐことができる.

b) 溶液のレオロジー

ペクチン溶液には粘性があるが, 他の増粘安定剤と較べ増粘剤として優れているわけではない. 代表的なHMとLMのタイプの例を**図3-23**に示した. 粘度はDE, 濃度, 温度, pH, そして塩の濃度によって決まる[10].

非常に希薄なペクチン溶液(例えばHMペクチンで0.5%以下)はほとんどニュートン流体で, カルシウム金属の影響もほとんど受けない. 希薄溶液の粘度はpH

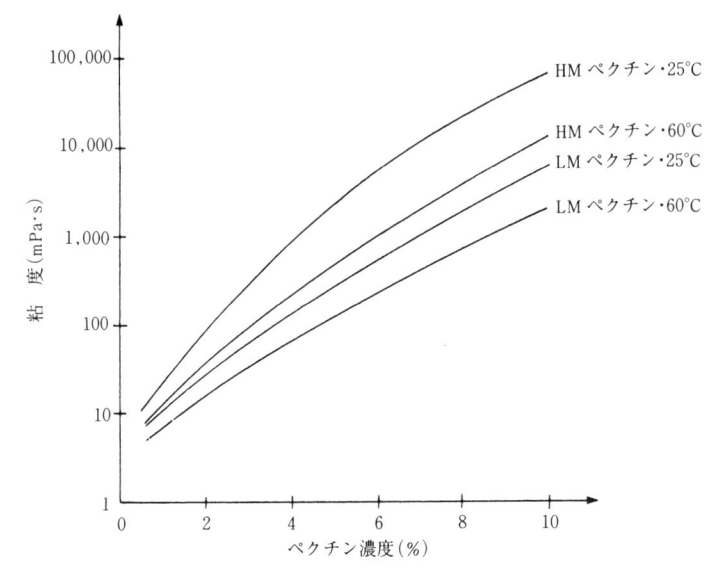

図 3-23 代表的なペクチンの粘度の比較[27]

が高くなると増す[26]．pH5付近で粘度は最高になり，これ以上に高くなると分解して粘度は低下する．食塩，一価の陽イオンがあると粘度は減少する．高いイオン強度によって電荷の影響が減少したためである．1％ぐらいの濃度になると，ペクチンは擬塑性流動になる．分子量が大きいほど粘度は高く，脱エステル化度が進むと粘度は減少する．

アルカリ土類金属があると，予想していたよりも大きく粘度が上昇する．例えばカルシウムの存在でほとんどのペクチンはチキソトロピー性を示し，通常の範囲であればpH(pH2.5～5.5)が高くなれば粘度は高くなる．しかも降伏値がある．一般的にカルシウムから受ける影響はHMペクチンよりもLMペクチンの方が大きい．

c) 分　　解

ペクチン分子はアルカリ域で容易に分解する．アルカリ溶液でペクチンが不安定なのはペクチンのα-1,4結合がエリミネーション(脱離)機構で分解されるためである．ペクチンは他のガムに比較して酸性側で安定しているといっても，分子中のエステル基の存在で，高い温度の場合は分解しやすく，粘度の低下をはじめゲル化力，他の機能性も低下する．したがってLMペクチンの方が安定性が高いので，特にペクチン酸，DEの低いLMペクチンが中性食品に利用されてい

A：加水分解(酸性)
B：β脱離(トランスエリミネーション)
　　(中性またはアルカリ性)

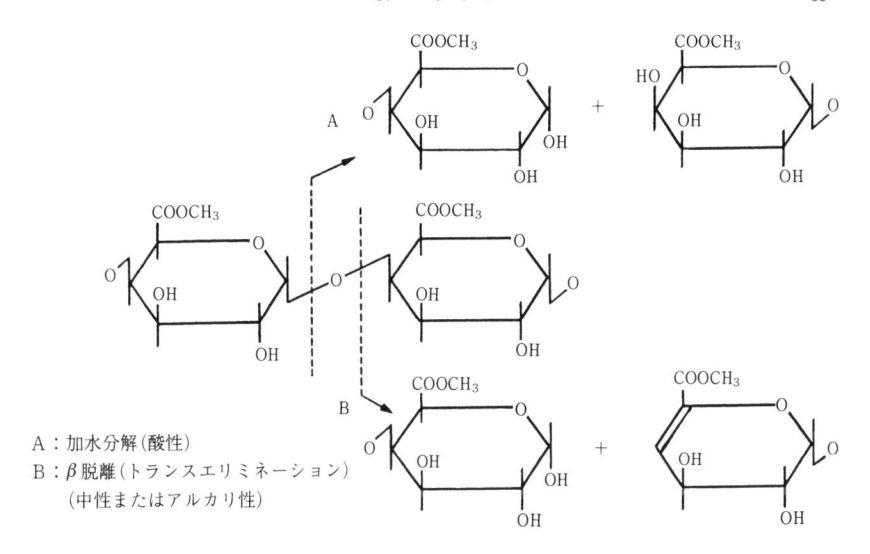

図 3-24 加熱によるペクチンのグルコシド結合の開裂機構[9]

る[10].

　自然界でも加水分解酵素系とエリミネーション系のエリミナーゼの2種類の酵素がある．野菜を中性溶液で加熱すると軟らかくなるのは，β脱離(トランスエリミネーション)によって，ペクチンのグルコシド結合が開裂するためである．レンコンやゴボウを酢で煮ると，硬く歯切れが良いのは，弱酸性ではトランスエリミネーションによるペクチンの分解が起きないためである．グルコシド結合の開裂の機構を**図 3-24** に示す[9].

　ペクチンは，自然中に存在するペクチナーゼで分解されるので，殺菌をせずにその溶液を保管することは難しい．

3.5　ゲル化特性

　HM，LM ペクチン共にその粘度は低いが，ゲル化能を持っていることが重要なことである．そしてそのゲル化の条件が異なることも非常に興味深い．

　HM ペクチンは約55％以上の糖，pH 3.5 以下で熱不可逆性のゲルを形成する．一方 LM ペクチンはカルシウム，マグネシウムなどの多価イオンの存在でゲル化する．糖，pH，固形分の量などにはあまり関係がない．そのゲルは HM ペクチンゲルとは異なり熱可逆性である．

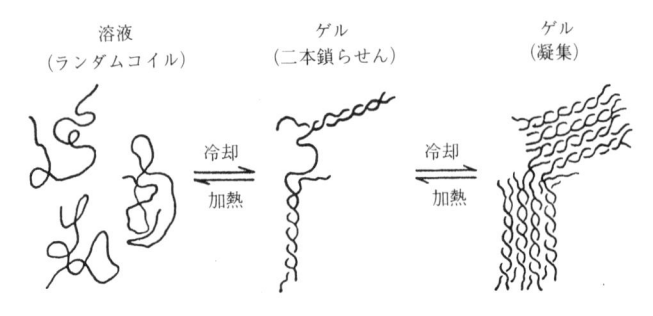

図 3-25　ペクチンの水素結合によるゲル化の模式図[13]

(1) HM ペクチンのゲル化性

HM ペクチン—酸—糖—水系によるゲル化は非共有結合(水素結合)ゲルといわれており,pH を下げることによりカルボキシル基の解離が抑えられ,反発が少なくなりゲル化しやすくなる.糖は脱水の役目を持ち,ゲルを安定化させている.このゲル化現象は鎖間どうしで点在する網目形成の現象ではなく,構造に規則性のある領域で高分子どうしがいわゆる会合している状態である.Rees ら[13]はこの会合部分の鎖が積み重なり合ってゲル化現象が起きると説明している.エステル化度の高いペクチンは,低いものに比べると電荷が低いので低い糖濃度でもゲル化しやすく,高い pH でもゲル化しやすい[9].ペクチンの化学構造がまだ充分に解明されていないので,そのゲル化機構を明確に説明することは困難であるが,ペクチンを含めた多糖類の水素結合によるゲル化の模式図を,**図 3-25**[13]のように示している.そしてこの会合領域の強さと量によって,ゲルの強さ,熱可逆性か不可逆性かが決まる.

HM ペクチンのゲルは可溶性固形物(soluble solids; SS),エステル化度が高いほど,また pH が低くなるほどゲル化温度は高くなり,ゲル化速度が速くなる.**表 3-4** に HM ペクチンのゲル化性についてまとめた.

(2) LM ペクチンのゲル化性

LM ペクチンのゲル化は,糖分を含まなくてもカルシウム,マグネシウムのような二価の金属イオンがあれば容易にゲル化する.そのゲル化機構は,カルシウムがペクチン分子のカルボキシル基間で架橋して接合領域となってゲル化する(**図 3-26 ⓐ**)と考えられていたが,Rees[13]や Thibault[14]によって**図 3-26 ⓑ** に示すような配位結合による"卵箱(egg-box)モデル"が提示された.孤立電子対と Ca^{2+} の配位結合によるものと考えられている.LM ペクチンのゲル化性はカルシウムイオンの濃度に左右される.適正な量であれば熱可逆性のゲルができるが,その

表 3-4 HM ペクチンのゲル化性

一般的な状態	可溶性固形分による低水分活性．pH＜3.5，一般的に3.1
現象的性質	ゲル条件になっても直ちに固まらない．熱に対して非可逆的なゲル．
ゲル化機構	メチルエステル基間の疎水性反応と水素結合．
エステル化度	高いDEはセットが速く，ゲル化温度も高い．
固形分(SS)	増加はゲルが固くなる(限界量55％，一般的に65％)．
pH	上限＝3.5，代表的には＝3.1 pHとゲル強度，ゲル化温度は反比例する．
応用例	ジャム，酸性乳(ゲル化はしない)．

ⓐ Ca^{2+} によるイオン結合　　ⓑ 卵箱モデル，孤立電子対を有する官能基と Ca^{2+} の配位結合[18]

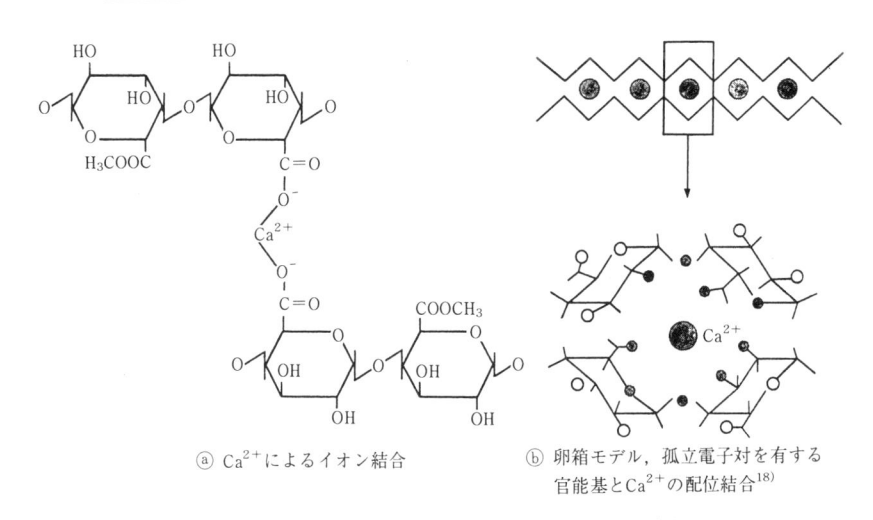

図 3-26　Ca^{2+} による LM ペクチンのゲル化の模式図[13)14)]

範囲を越えるとゲル化速度が速くなり不均一なゲルになる．また，カルシウム量が充分にあると耐熱性のゲルを得ることができる．アミド化のないタイプのLMペクチンも耐熱性が高い．表 3-5 にそのゲル化性についてまとめた．

ペクチンゲルを分類して表 3-6[9)]に示したが，LMペクチンの場合，イオン結合と配位結合の両者の結合様式が混在していると考えられる．

3.6　乳タンパクの安定化

ゲル化性の利用以外にペクチン独特の応用例がある．酸性乳ドリンクの安定剤

表 3-5 LM ペクチンのゲル化性

カルシウム濃度 (適正濃度の範囲)	濃度が高いほどゲルは固くなる. ゲル化速度, 温度も高くなる. ゲル条件になるとすぐに固まる.
エステル化度	DE の低いほどゲル化性は高まる. アミド化したペクチンは少ない量のカルシウムでもゲル化する.
固形分(SS)	増加はゲルが固くなる(ゲル化には必要ない).
pH	低いほどゲル化速度が速く, ゲル化温度も高まる. 一般的に 3〜4.5

表 3-6 ペクチンゲルの分類[9]

ペクチンの種類	結合様式	接合領域	例
高メトキシル ペクチン(HM)	非共有結合 (水素結合)	ペクチン分子鎖間の多重らせん架橋	ジャム・マーマレード
低メトキシル ペクチン(LM)	イオン結合	ペクチン分子鎖中のアニオン基間の多価カチオンによるイオン架橋	ミルクゼリー ヨーグルト トマトアスピック
	配位結合	孤立電子対を有する官能基と多価カチオンの配位結合	

としての利用方法である. これらの食品にはヨーグルトドリンク, ホエードリンク, 発酵豆乳ドリンクなどがあり, 安定剤としてはペクチン, アルギン酸プロピレングリコール, CMC, カラギーナン, MCC などがあるが HM ペクチンが圧倒的に使用されている.

酸性乳ドリンクはペクチンの利用により, 殺菌と乳タンパクの安定化が可能となり著しく需要が伸びている. 乳タンパクは等電点付近では凝集して沈殿してしまう. 殺菌のために加熱すればタンパクの沈殿は激しく生じたり, 離水を起こしたりする. さわやかな味は等電点付近で呈するために乳タンパクの安定化は難しい課題である.

0.5〜0.6％の HM ペクチンを発酵乳に添加して 150 気圧, 30〜40℃ でホモゲナイズすると(＋)に荷電した乳タンパク質とペクチンのガラクツロン酸の(−)が引き合い互いに吸着し, エステル部分は吸着せずに層を形成する. そして**図 3-27**[15]に示すような立体反発効果が生じる. 70〜80℃ での高温充填, UHTST (140℃, 4 秒)の殺菌でも乳タンパクは安定して沈殿を生じない. 西本[15]によるとこの立体反発効果にはカゼインタンパク粒子同士が近づいたとき, 吸着しているペクチン層が重なり合い, 層の濃度が高くなり浸透圧の関係で溶媒が入りタンパ

ク粒子を互いに引き離そうとする浸透圧効果と層同士が押し合って反発する容積制限効果があると説明している．この効果を充分に発揮させるためには，酸性化するときにカゼインの粒子の径を小さくするのがよい[18]．一度でき上がった酸乳粒子の径はホモジナイザーにかけても小さくならない．

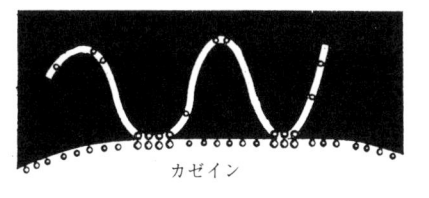

図3-27 カゼイン表面におけるペクチンモデル[15]

発酵時のpH 5.2〜4.9の間でカゼインミセルは酸乳粒子に変わる．このpH帯をゆっくり時間をかけて通過することが重要である．グルコノデルタラクトン(GDL)や，乳酸縮合物(ジラクト)などを用いると改良される．pHの低下速度は使用する菌の種類，発酵温度などによって影響される．無脂乳固形分もpH低下速度に影響を与える．濃度が高くなると系の緩衝能が高くなるのでpHの低下速度が遅くなる．この特定域を通過するときに機械的な動揺を与えると粒子径は大きくなってしまう．

安定化に適したペクチンはHMペクチンで，中でも特にメチルエステル部分が70%以上のものが安定化に強く貢献する．

3.7 食品への応用
(1) 食品ゲル

ペクチンはジャム，フルーツゼリー，ムース，うわがけゼリーなどに現在も広く使われている．ペクチンの代表的な使用例である．

一般的なジャムはHMタイプを使用しているが，低糖度，スプレッドタイプはLMタイプを使用している．

表3-7に示すようにHMペクチンのタイプによりゲル化温度および時間(速度)

表3-7 HMペクチンのタイプ別セット温度とセット時間[11]

HMペクチンのタイプ	エステル化度(DE)	セット温度の範囲	セット時間(J&B法)
ラピッドセット(Rapid set)	71〜75%	85〜95℃	90〜105秒
ミディアムラピッドセット(Medium rapid set)	67〜70%	75〜80℃	110〜140秒
スローセット(Slow set)	63〜66%	60〜75℃	170〜225秒
エクストラスローセット(Extra slow set)	61〜64%	60℃以下	220〜260秒

注) セット温度は糖度65%，pH 3.05の場合．

表 3-8 HM ペクチンのゲル化と pH および糖度との関係[11]

条　　件	ゼリー強度	セット温度	セット時間
pH を高くする	減少する	低くなる	長くなる
pH を低くする	増加する	高くなる	短くなる
糖度を高くする	増加する	高くなる	短くなる
糖度を低くする	減少する	低くなる	長くなる

が異なる[11]．目的とするジャムの糖度，容器によって使用するタイプを選択する．基本的にはゲル化温度以上で充填しなくてはならない．充分に温度が高くないとゲル化が部分的に起こり，多数の小さいゼリーができ，不均一なゲル化状態になる．ジャムは粒状稠度を示し，プレゼリー化という．酸の添加は加熱工程の終了時に 90℃ より高い温度で，激しく撹拌しながら水溶液にして添加するのが好ましい．高い温度で充填する場合は，長時間その状態に保っていると品質が劣化するので保持時間が長引かないように注意する．次いで冷却する．一般的にゲル化は使用するペクチンのタイプ，糖度，pH からセット温度が決まる．その温度帯では固まる状態になっているので，冷却中は静置しておく．強い振動を与えると均一なゲルを形成しないので注意が必要である．セット条件は糖度，pH によってコントロールできるので充填条件，容器の大きさによって調整するとよい (**表 3-8**[11])．

代表的なジャムの作り方の一例[16]を示す．

フレッシュフルーツを使ったジャム

Ⅰ．配　　合

SS(可溶性固形物)62〜63％の製品 1kg のための配合．

Ⅱ．製 造 方 法

1. 加熱容器に水とフルーツを入れる．
2. よく乾いた容器に，ペクチンとその 2〜3 倍量の砂糖を入れて混ぜる．

原　材　料	g
水	50
フレッシュフルーツ	450
ペクチン rapid set 150 SAG	2〜4
または medium rapid set 150 SAG	
グラニュー糖	550
クエン酸	適量

3. ペクチン   71

3. 粉末ミックスをフルーツの上から，よく分散するように激しく撹拌しながら振り込む．
4. 沸騰するまで加熱し，ペクチンの完全溶解のために1〜2分保持する．次に残りの砂糖を添加するがプレゼリー化を防ぐため，数回に分けて加えるとよい．
5. 重量が1kgになるか，SS 62〜63％になるよう調整する．
6. 加熱を止め，激しく撹拌しながら前もって同量の湯に溶かしておいた酸を加える．ゲル化の条件として，rapid set 150SAG では pH 3.2〜3.3, medium rapid set 150SAG では 2.9〜3.0 が望ましい．
7. ガラス瓶か缶に充填し，すぐに流水で冷却する．

III. 備考
◆安定剤の選択は充填温度やジャムの品質(SS, pH)による．
◆ペクチンの添加量はジャムに使われるフルーツの質と量による．

よく使われるスローセットのペクチンを使うときは，最終的なゲル強度に達するのに製造後約1週間ぐらいかかるので，このことを念頭においておくことが大事である．

小さい容器の場合は，ラピッドセットを使用すれば瓶に充填後の殺菌が不要となる．

LMペクチンでジャムを作るときは，糖度55％以下でできる．この濃度はHMペクチンで作れる最低の糖度である．アミド化タイプであれば果物中のカルシウムで充分ゲル化するが，酸での脱エステル化のLMタイプではカルシウムを添加する必要がある．LMペクチンを使ったジャムの例[17]を以下に示す．

LMペクチンを使ったジャム
I. 特徴
LMペクチンを使用したジャムは，HMペクチンを使用したジャムとはゲルの状態が異なっている．このジャムは口溶けが良く，フルーツ感を強調することができる．またフルーツの分散も良く離水の少ない組織である．
II. 配合
SS(可溶性固形物)63〜65％, pH 3.2〜3.6 の製品 100kg のための配合．
III. 製造方法
A. 粉末ペクチンを使用
(開放釜内でペクチンを溶解する方法)
1. フルーツ，水，クエン酸を釜に入れ，撹拌し溶解させる．
2. よく乾燥した容器でペクチンと粉糖を完全に混合する．
3. 加熱撹拌し，ペクチンと砂糖のミックスを酸を加えたフルーツの上に振り込む．

原 材 料	A 粉　末 ペクチン 使　用	B ペクチン 溶　液 使　用
冷凍果実(SS 10%)	50(kg)	50(kg)
水	5	0
クエン酸	0.15〜0.25	0.15〜0.25
ペクチン LM-SN-325	0.30〜0.50	5〜8l (6 %溶液)
粉糖	5	0
グラニュー糖	54	59

4. 撹拌しながら，2〜3分沸騰させてペクチンを溶解させる．
5. 沸騰状態を保ったまま，グラニュー糖を2〜3回に分けて入れる．
6. SS 63〜65%まで加熱する．
7. 加熱を止め，高温(約90℃)で瓶に充填する．
8. 瓶または缶に密封し，中心温度が45℃以下になるまで冷却する．

B. ペクチン溶液を使用
◆ 開放釜での製造
1. フルーツ，砂糖，クエン酸を釜に入れる．
2. ゆっくり撹拌しながら沸騰させ，SS 60%まで加熱する．
3. 激しく撹拌しながらペクチン溶液を入れる．
4. SS 63〜65%のとき加熱を止める．
5. 瓶に充填し密封した後，中心温度が45℃以下になるまで冷却する．

◆ 真空濃縮釜での製造
1. フルーツ，砂糖，クエン酸を釜に入れる．
2. 撹拌しながら熱を加え，真空状態にする．SS 65%になるまで加熱する．
3. 激しく撹拌しながらペクチン溶液を加える．
4. 徐々に真空を解除し90〜95℃まで加熱し，SS 63〜65%で加熱を終える．
5. 瓶にジャムを充填し，密封してから中心温度が45℃になるまで冷却する．

食品ゲルの製造条件をまとめて**表 3-9**[28]に示す．

(2) 飲　　　料

酸性乳飲料が代表的である．牛乳に果汁を添加したフルーツ牛乳は世界的に有名である．牛乳のpH(6.6)をフルーツのpH(3.5〜4.5)に下げることによって素晴らしいフルーツの味を出すことができる．HMペクチンを0.4〜0.6%用いてpH 4の安定した製品を作り出すことができる．加熱殺菌をすることで数か月間安定

表 3-9 食品のゲル[28]

食　品	テクスチャーあるいは外観	最適条件 % SS	最適な pH	ペクチンのタイプと添加量	
ジャム	ゲルの中に果物が浮遊している				
標準的		60〜70	3.0〜3.3	0.2〜0.5%	HM
低糖度		30〜55	3.1〜3.5	0.5〜0.8%	LM
フルーツゼリー	輝かしいゲル				
標準的		60〜70	3.0〜3.3	0.4〜0.8%	HM (ss)
低糖度		30〜55	3.1〜3.5	0.6〜1.0%	LM
菓子ゼリー	硬いゲル				
フルーツフレーバー		78	3.5	1.5%	HM
フレーバーなし		78	4.2〜4.8	2.0〜2.5%	LM
パン用ジャム/ゼリー					
耐熱性	ゲル	65〜75	3.1	0.6〜1.0%	HM (rs)
耐熱性	ゲル	45〜75	3.5	0.6〜1.0%	LM (na)
熱可逆性	ゲル	64〜65	3.3〜3.6	0.8〜1.5%	LM (a)
低温セット	ゲル	61	4.0	0.7%	HM (rs)
フルーツプリパレーション					
酪農製品用	半ゲル/チキソトロピー	30〜65	3.6〜4.0	0.3〜0.6%	LM
リプル(チョコ,フルーツ)	チキソトロピー	55〜65	3.0〜4.0	0.3〜0.6%	LM

HM (rs) : rapid-set pectin　　HM (ss) : slow-set pectin　　LM (a) : amidated low-ester pectin
LM (na) : nonamidated low-ester pectin　　HM : high-methoxyl pectin　　LM : low-methoxyl pectin

なものになる．カルシウム強化の乳飲料の場合，ペクチン溶液が酸性乳と混ざる前に多量のカルシウムと接すると，ペクチンと結合して酸性乳タンパクに吸着しないので，ペクチン溶液と酸性乳を混ぜた後でカルシウムを添加する．代表的な例[18]を**図 3-28**に示す．

　低カロリーの飲料などでボディ感が足りないときは，ペクチンで食感を改善するのが良い方法である．HM ペクチンが適当である．強い働きではないが，HM ペクチンは乳化能がある．食塩が入らない系ではその効果も一層高い．

　LM ペクチンを過剰なカルシウムと反応させると硬めのすりおろし状もしくは弱い口あたりの細かいゼリーになり，特徴的なテクスチャーが得られる．飲料中に分散させると一緒に入れた固形物も沈降せず，のどごしも元の飲料と変わらないサラッとしたものができ上がる．

(3) 脂肪代替

　特殊な LM ペクチンをカルシウムイオンでゲル化し，それをホモジナイザーを用いて微細なゲル(ミクロゲル)にして脂肪球に見立て，乳化した脂肪球の物性にして脂肪代替品として利用している．

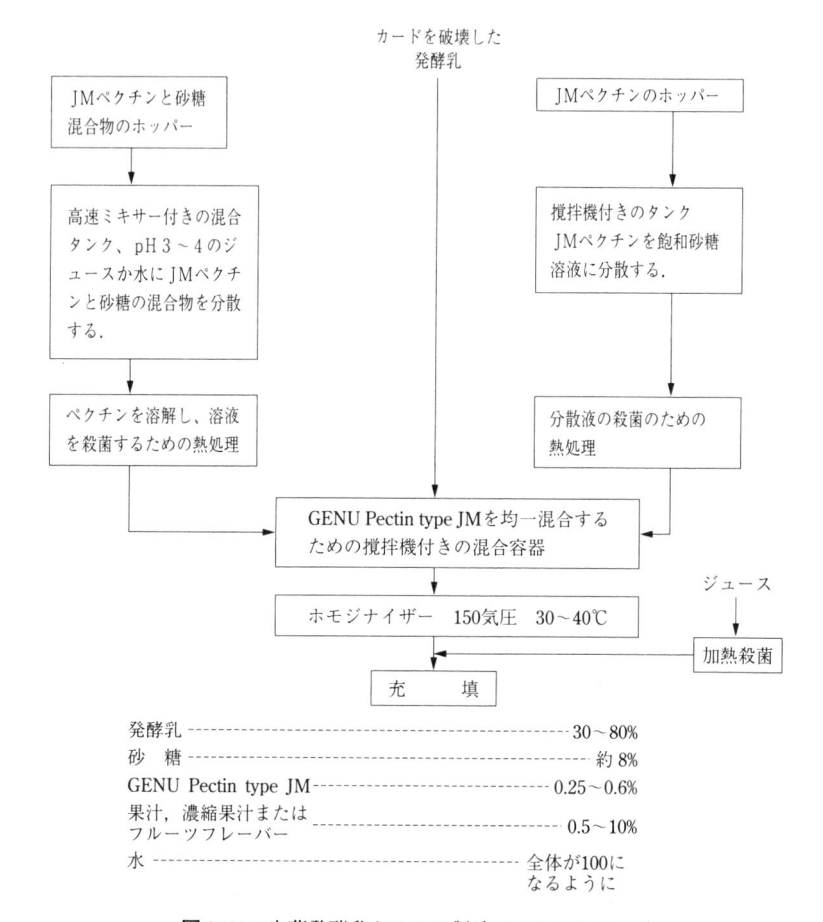

```
┌──────────────┐                                    ┌──────────────┐
│JMペクチンと砂糖│                カードを破壊した      │JMペクチンのホッパー│
│混合物のホッパー│                  発酵乳            └──────┬───────┘
└──────┬───────┘                                           ↓
       ↓                                            ┌──────────────┐
┌──────────────┐                                    │撹拌機付きのタンク│
│高速ミキサー付きの混合│                              │JMペクチンを飽和砂糖│
│タンク、pH 3～4のジ │                              │溶液に分散する. │
│ュースか水にJMペクチ│                              └──────┬───────┘
│ンと砂糖の混合物を分散│                                     ↓
│する.          │                                    ┌──────────────┐
└──────┬───────┘                                    │分散液の殺菌のための│
       ↓                                            │熱処理        │
┌──────────────┐                                    └──────┬───────┘
│ペクチンを溶解し、溶液│                                     │
│を殺菌するための熱処理│                                     │
└──────┬───────┘                                           │
       └────────────────┐       │        ┌─────────────────┘
                        ↓       ↓        ↓
                    ┌────────────────────────────┐
                    │GENU Pectin type JMを均一混合する│
                    │ための撹拌機付きの混合容器       │
                    └────────────┬───────────────┘
                                 ↓
                    ┌────────────────────────────┐           ジュース
                    │ホモジナイザー 150気圧 30～40℃ │             ↓
                    └────────────┬───────────────┘         ┌────────┐
                                 ↓                         │加熱殺菌 │
                    ┌────────────────────────────┐←────────┴────────┘
                    │      充    填                │
                    └────────────────────────────┘
```

```
発酵乳 ------------------------------------------------- 30～80%
砂糖 ---------------------------------------------------- 約8%
GENU Pectin type JM ---------------------------------- 0.25～0.6%
果汁，濃縮果汁または
フルーツフレーバー    ------------------------------------ 0.5～10%
水 ------------------------------------------------------ 全体が100に
                                                        なるように
```

図 3-28 生菌発酵乳ドリンク製造のフローシート[18]

(4) 医薬品・健康食品

ペクチンはその増粘性，エマルションやサスペンション(懸濁液)の安定能があるため，多くの液状の医薬品に用いられている．

ペクチンには多くの生理的な効果がある．最もよく知られているのは，抗潰瘍効果である．抗潰瘍サスペンション，粉末製剤，タブレットにはカオリン，ペクチンそして抗生物質の混合物が含まれている．

人工肛門の接着剤成分として，ペクチンは広く用いられている．この用途においては，保水性および湿潤した表面への接着性が利用されている．ペクチンはさ

らに皮膚と接触したときに非刺激性であること，またある種の殺菌効果そして傷の回復効果のあることも報告されている．

　水溶性食物繊維は代謝性の糖尿病，高脂血症，高血圧，コレステロール，胆石などと関連する栄養学的効果を示すと考えられている．一方，不溶性食物繊維は便秘，大腸ガン，胃潰瘍などの消化器疾患と関連がある．ペクチンは水溶性食物繊維の範疇に入っている．

(5) 保存剤としての利用

　柑橘類のペクチンを酵素分解して得られるペクチン分解物は，天然の抗菌性物質である．これは分解中に生じるオリゴガラクツロン酸，ガラクツロン酸などの非解離のカルボキシル基に由来するものと考えられる．枯草菌，ブドウ球菌，大腸菌，乳酸菌などの各種細菌，酵母および青カビなどに抗菌性を示す[19]．

引用文献

1) 雪印食品(株) 編："Hydrocolloids 天然安定剤〈基礎編〉"(1987)
2) 加藤謙治，宮井洋子：フードケミカル，**12**, 69(1986)
3) Fox, J. E (Alan Imeson): "Thickening and Gelling Agents for Food", Blackie Academic & Professional ed., 153(1994)
4) 勝井次雄，佐野征男：食品工業，**16**(12), 20(1973)
5) 関谷啓治：別冊フードケミカル-**8**, 118(1996)
6) 大日本製薬(株)：グリロイド資料(1990)
7) Shirakawa M., Yamamoto K. and Nishinari K.: Food Hydrocolloids 12.1.25-28(1998)
8) 雪印食品(株)："Hydrocolloids 天然安定剤〈基礎編〉"(1987), p. 15
9) 川端晶子：調理科学，**15**(2), 11(1982)
10) C. D. MAY (Alan Imeson ed.): "Thickening and Gelling Agents for Food", Blackie Academic & Professional, 124(1992)
11) 大條正克：ニューフードインダストリー，**20**(9), 1(1978)
12) 衛生技術会,「ヨーロッパにみるフルーツソース・リップル・トッピング・グレーズ・ジャムゼリー・他の利用方法並びに新製品紹介」講習会要旨(1984)
13) D. A. Rees: *Chem. Ind.*, **19**, 630(1972)
14) J. F. Thibault, R. Petit: *Ind. Alimen. Agric.*, **96**, 1231(1979)
15) 西本 純：別冊フードケミカル-**8**「乳化・安定剤総覧」, 91-96(1996)
16) 雪印食品(株)："Hydrocolloids 天然安定剤〈応用編〉" Ⅱ ジャム．ゼリー(1987), p. 93
17) 雪印食品(株)："Hydrocolloids 天然安定剤〈応用編〉" Ⅱ ジャム．ゼリー(1987), p. 96
18) 林 良純：講習会「最近の食品新製品開発にみる乳化剤・安定剤の利用方法」7-1, 衛生技術会
19) 野崎一彦：食品と科学，**28**(5), 98(1986)

20) H. Maier, *et al.* (Whistler, R. L. and BeMiller, J. N. eds): "Industrial Gums Third Edition", Academic Press, London p. 181
21) Indian Gum Industries Limited 編 EDICOL カタログ
22) Pilnik, W. and Rombouts, F. M.: *Carbohydr. Res.*, **142**, 93 (1985)
23) Joseph, G. H., Kieser, A. H. and Bryant, E. F.: *Food Technol.*, **3**, 85 (1949)
24) Reitsma, J. C. E., Thibault, J. F. and Pilnik, W.: "Food Hydrocolloids", **1**, 121 (1986)
25) Final Report of the IFT Committee: *Food Technol.*, **13**, 496 (1959)
26) Michel, F., Doublier, J. L. and Thibault, J. F.: *Prog. Food Nutr. Sci.*, **6**, 367 (1982)
27) Højgaad Christensen, S. Pectin (ed. M. Glicksman): "In Food Hydrocolloids", Vol. III, CRC Press Boca Raton, Florida (1986), p. 205
28) Claus, R. and Joop, D. V. (ed. Peter. H.): Food GELS, ELSEVIER APPLIED SCIENCE

4　植物性樹液由来の食品多糖類

　アラビアガム，トラガントガム，カラヤガム，ガッティガムは植物の樹液より得られるアニオン性の食品多糖類である．これら樹液ガムは増粘安定剤として古くから食品に使われてきた．現在もこれらの樹液ガムは非常に多くの量が消費されている．

1.　アラビアガム

　アラビアガムはマメ科アカシア属の植物の樹液の粘質物である．アカシアの木の種類は 500 種以上のものが知られている．アフリカのスーダンが主産地である．主に *Acasia senegal, A. seyal* からガムが採取されている．全世界の生産量は，45,000〜50,000 t/年と考えられている．しかし，スーダンは内紛，飢餓，干ばつと慢性的な問題を抱えており供給に不安がある．樹液は日光と空気で乾燥され硬く，ガラス状の塊となる．形は白〜琥珀色あるいは褐色の縞のある塊，あるいは涙滴状である(**写真 4-1**)．

　ガムは地元の名前から "Hashab"，スーダンの主要生産地域の名前で "Kordofan" とも呼ばれている．

1.1　化学構造

　アラビアガムの分子構造は明らかにされていないが，その構成糖は D-ガラクトース 36％，L-アラビノース 31％，L-ラムノース 13％，D-グルクロン酸 18％の他，タンパク質 2％ という報告がある[8]．*A. senegal* から産出するアラビアガムの主鎖はポリガラクタンで(1→3)結合が主で，(1→6)結合を有する側鎖に D-ガラクトース，L-アラビノース，L-ラムノース，D-グルクロン酸が主鎖 C_6 に結合しているものと思われる(**図 4-1**[4])．平均分子量 200,000〜580,000 である．

1.2　製　　造

　かつては，アラビアガムは何も手を加えずに自然の形で売られていた．わずか

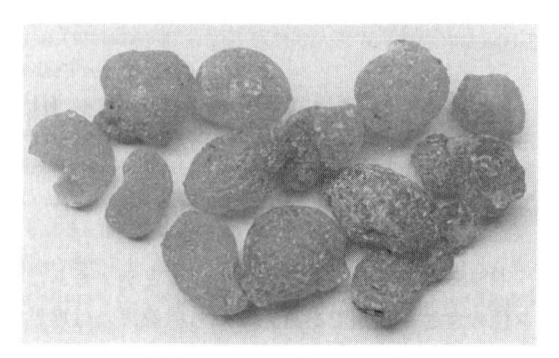

写真 4-1 アラビアガムの塊

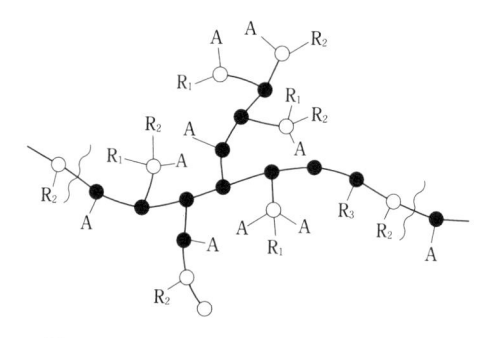

図 4-1 *Acacia senegal* ガムの推定分子構造

A = アラビノース基,● = 3 位が結合した Gal*p*(Gal*p* が結合),○ = 6 位が結合した Gal*p*(Gal*p* または Glc*p*A が結合), または末端基:R_1 = Rha→ 4 GlcA(Rha が時々欠如しているかまたはメチル基が Ara*f* に置き変わっている);R_2 = Gal → 3 Ara;R_3 = Ara → 3 Ara → 3 Ara[4]).

に,樹皮,砂などの異物を除いて粉にする程度であった.しかし現在はドラムドライ,スプレードライ品がある.スーダン以外の国では品質,格付けに対して未熟なので,スーダンからの輸入品が主になっている.その主要なものは *A. senegal* 基原のもので HP(Hand Picked Selected),KC(Kordofan Cleaned)グレード品である.

一方,*A. seyal* 基原のものは TC(Talha Cleaned)グレードとして工業用に利用されている.基原植物によって構成糖の存在比,タンパク質の量,比旋光度などが異なる.一般的には *A. senegal* 基原のものが食品用として使用されている.それぞれの違いを**表 4-1**[1])にまとめた.

表 4-1 アラビアガムの基原による化学組成の違い[1]

	Acacia senegal		Acacia seyal	Acacia laeta	Acacia compylacantha	Acacia drepanolobium
	平均±SD*	Test article[†]				
灰　　分(%)	3.8±0.4	—	2.87	3.30	2.92	2.52
窒　　素(%)	0.34±0.03	0.31	0.14	0.65	0.37	1.11
メチル基(%)	0.24±0.06	0.26	0.94	0.35	0.29	0.43
比旋光度(°)(degree)	−30±1.3	−30	+51	−42	−12	+78
固有粘度(ml/g)	17±2	17	12.1	20.7	15.8	17.8
当量重量	1,030±70	1,020	1,470	1,250	1,900	1,980
ウロン酸(%)	17±2	17	12	14	9	9
加水分解後の糖組成(%)						
4-O-グルコン酸	1.5±0.5	1.5	5.5	3.5	2	2.5
グルクロン酸	16±5	15.5	6.5	10.5	7	6.5
ガラクトース	45±5	45	38	44	54	38
アラビノース	24±3	24	46	29	29	52
ラムノース	13±2	14	4	13	8	1

* 35の供試品の平均±標準偏差(SD).
[†] JECFAの要約評価のテストサンプル.

食品用は粗砕品，粉砕品，殺菌精製スプレードライ品，脱塩精製スプレードライ品などに加工され市場に流通している．

1.3 性　　質

アラビアガムは他の食品多糖類と異なり低濃度(40%以下)では，ニュートン流動である(図 4-2)．50%以上の高濃度まで溶解するが擬塑性流動に変わる．産地，種類によってその性質が少し異なる．

(1) 粘　　度

アラビアガムには側鎖が多く，密集した構造の多糖なので同じ分子量のものに比較して粘度は低いのが特徴である．一方高濃度で溶解できるので結果として食品の水分を減らすことができ，乾燥する際には便利である．代表的な粘度の一例を示すと 5.0%，10.0%，20.0%，30.0%で 7, 17, 41, 200 mPa·s である．

(2) pH の影響

アラビアガムは酸性溶液でも安定しているので，乳化香料などに用いられる．図 4-3 よりも明らかなように pH 5〜7 では安定している．A. senegal を溶液に溶かしたときの pH は 3.9〜4.9 である．これはアラビアガム分子中のグルクロン酸の影響によるものである．pH 5.0〜5.5 ではカルボキシル基の広がりにより，

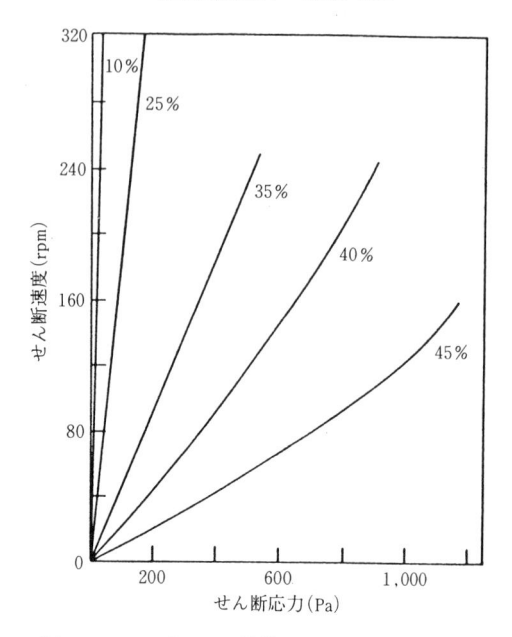

図 4-2 アラビアガム溶液のレオロジー的特性[3]

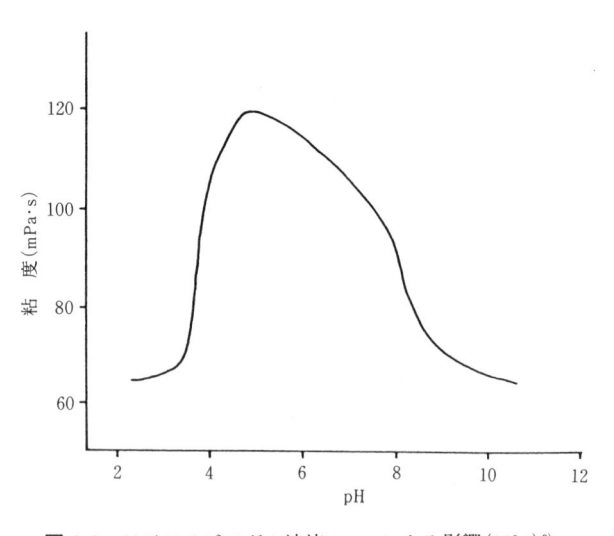

図 4-3 20％アラビアガム溶液の pH による影響(20℃)[3]

表4-2 アラビアガム（A. senegal 基原）の GPC 画分[3]

	画　　　分	分　子　量	タンパク質含量	全ガム質中の%
1	アラビノガラクタン-タンパク質複合体(AGP) Arabinogalactan-Protein Complex	1,450,000	9.2〜11.8%	約10%
2	アラビノガラクタン(AG) Arabinogalactan	279,000	0.35〜0.45%	約88%
3	糖タンパク(Gl) Glycoprotein	250,000	〜50%〜	約 1%
全ガム質		460,000	〜2.2%〜	100%

粘度は最高に達する(図4-3[3]).

(3) 乳　　化

アラビアガムは飲料に賦香する際，香料をアラビアガムで乳化(乳化香料)して使用されてきた．乳化香料は，「油性物質(香料＋比重調整剤)：アラビアガム：水＝20：30：50」の系を乳化することで調製する[2]．この作用が明らかになってきたのもここ十数年のことである．

A. senegal からのアラビアガムは，Williams ら[3]の報告によると，その組成は，タンパク質を含む低分子のアラビノガラクタン(AG)，タンパクが豊富な糖タンパク(Gl)と高分子アラビノガラクタン-タンパク質複合体(AGP)からの3つの画分の混合物から成り立っている．表4-2[3]にその割合を示した．この中で乳化にはAGPが深く関与していることが分かった．アラビアガムの大部分を占める AG 複合体は乳化油層に対しての親油性はなく，単に粘度の上昇に寄与し，油滴が集まる(合一)を防ぐ作用がある．AGP はアラビアガムの約 10% 以下であるが約 20% のタンパクを含んでいる．全体としてみればアラビアガムのわずか 1〜2% のタンパク質が乳化に寄与していることになる．このため，乳化香料の乳化には 12% 以上のアラビアガムの添加が必要になる(図4-4[3])．

AGP の油滴への吸着作用は，アラビアガム中の多糖部分とタンパク質中のセリンとヒドロキシプロリン残基部分の結合によるもので，「ワトル ブラッサム モデル(Wattle Blossom model ;「アカシアの花」モデル)」といわれている．図4-5[6]にその想像図を示した．タンパク部分の親油性アミノ酸基が油滴中に吸着していると考えられている．タンパク質が O/W エマルションの合一を防ぐとも説明できる．このような意味で，アラビアガムは他の食品多糖類とは異なり，正真正銘の乳化剤である．しかし，乳化能はそのタンパク質含量によるので，添加量が多く

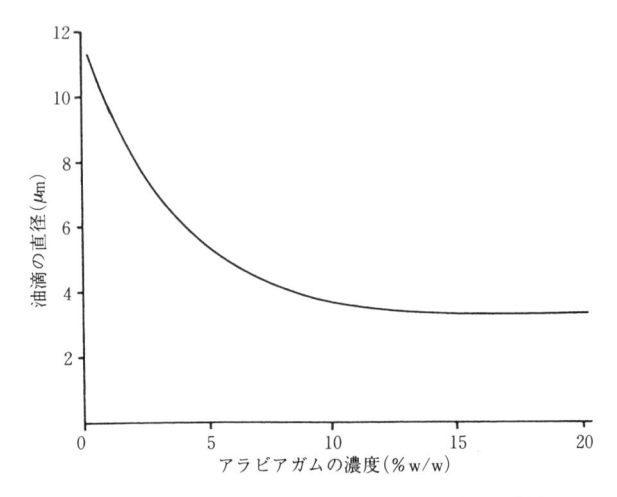

図4-4 20％オレンジオイル乳化の平均油滴の直径と
アラビアガムの濃度[3]（1：10,000で希釈）

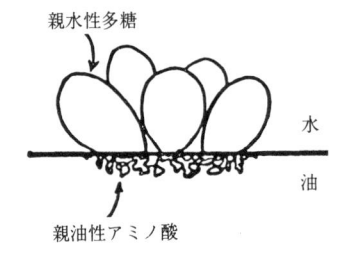

図4-5 ワトル ブラッサム モデル[6]

なる．

表4-1に示したように窒素含量は必ずしも A. senegal 基原に多いというわけではなく，わずか0.3％に過ぎない．他の種に較べて少なく，この種は必ずしも乳化に適してはいないが，A. senegal 基原は毒物的に見て，食品に使っても良いと評価を受けている．他の種類は食品には使われていない[1]．

(4) 熱安定性

アラビアガム溶液は，長い間加熱するとガム中に含まれている酸の影響により自己分解を引き起こす．同時に高分子の AGP や Gl が沈殿し，乳化能と粘度が低下する[5]．

(5) 相互作用

アラビアガムはほとんどの増粘安定剤やデンプンと相性が良い．低 pH ではゼ

ラチンのカチオンポリマーと反応してコアセルベートを形成し，油のカプセルなどに応用されている．

トラガントガム 80％，アラビアガム 20％の混合品はトラガントガム単独よりも粘度が低くなる．トラガントガムがあまりにも粘度が高いので，アラビアガムを併用することにより乳化物の粘度を下げるので，さらに高い安定性が得られる．

1.4 食品への応用

アラビアガムは，その独特の機能性と，高濃度で溶けしかも粘度が低い特性があるために長い間食品工業に使われてきた．その機能性は，
- 低酸性での粘性の安定，乳化安定性
- フィルム形成能
- コアセルベート形成能
- 付着性，結着性，口あたりが良い

などである．このような機能性を生かして次に示す 5 つの食品分野に主に使用されている．

①菓子：菓子の分野では，アラビアガムが単体か，ゼラチン，寒天，加工デンプンと併用してキャンディーに使用されている．伝統的には長持ちするハードキャンディーである．他の増粘安定剤に較べて溶けにくく，菓子の形成能に優れ，穏やかな味でいつまでもしなやかなテクスチャーを保持する．アラビアガムの割合を減らす目的で加工デンプンと併用することも可能である．

アラビアガムのフィルムは，柔軟で乾燥後もヒビ割れを起こさないので[2]，チョコレート菓子やナッツのコーティング剤として利用されている．

②飲料，乳化香料：飲料を賦香する際の乳化香料は，アラビアガムではなくてはならない応用例である．しかもアラビアガムは無味無臭なので飲料の呈味にも悪影響を与えない．

③カプセル化，フレーバーの固定：油性ビタミン，魚油などの栄養剤のカプセルの安定化にはアラビアガムとトラガントガムの併用が効果がある．香料，油脂などを粉末化する時アラビアガムで乳化し，スプレードライしている．また，アラビアガムはマイクロカプセルを作ったりするのに応用されている．この方法で吸湿性の高い醬油，果汁などの粉末化が可能である．

④パン製品：高濃度(30～50％)で溶解してパン，ビスケットを焼く前に塗り，表面の光沢剤としてアラビアガムが利用されている[1]．

⑤ビール，機能性食品：ビールの泡の保持にアラビアガムが利用される．アラビアガム中のグルクロン酸がタンパクと作用して安定的な泡を作り出す．低濃度のアラビアガムがワイン中のタンパクと反応して清澄効果を出す．低糖分，低カロリーの飴などに，ダイエタリーファイバーとしての機能性を加味して，食品成分としてアラビアガムが使用できる．

2. トラガントガム

マメ科トラガント(*Astragalus gummifer* LABILLARDIERE)属の樹液から得られる．2,000種以上あるが，主に南西アジアに自生している．トラガントガムはイラン，トルコの乾燥した山間部で生産され，イランが主に供給している．キサンタンガムの登場とトラガントガムの高騰に伴い，今日トラガントガムの使用量は少なくなってきた．

2.1 化学構造

トラガントガムの一般的成分は種類によって異なるが，水に不溶で膨潤性の70％のトラガント酸(バソリン)と10％の水に溶ける中性のアラビノガラクタン(トラガンティン)，10％水分，4％セルロース，3％デンプン，3％灰分である．バソリンは43％のD-ガラクツロン酸，40％のD-キシロース，10％のL-フコースと4％のD-ガラクトースでメチル化されている．トラガンティンの中性部は75％のL-アラビノース，12％のD-ガラクトース，3％のD-ガラクロン酸とわずかなL-ラムノースから成り立っている[12)13)]．

高粘度品はバソリン部が多く，低粘度品はトラガンティン部が多い．

平均分子量は約800,000である．推定構造式を**図4-6**[12)13)]に示した．

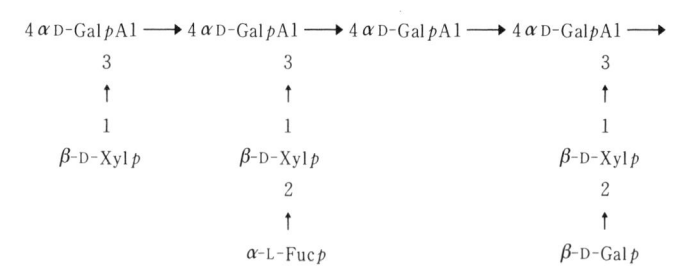

$$
\begin{array}{cccc}
4\alpha\text{D-Gal}p\text{A1} \rightarrow & 4\alpha\text{D-Gal}p\text{A1} \rightarrow & 4\alpha\text{D-Gal}p\text{A1} \rightarrow & 4\alpha\text{D-Gal}p\text{A1} \rightarrow \\
3 & 3 & & 3 \\
\uparrow & \uparrow & & \uparrow \\
1 & 1 & & 1 \\
\beta\text{-D-Xyl}p & \beta\text{-D-Xyl}p & & \beta\text{-D-Xyl}p \\
 & 2 & & 2 \\
 & \uparrow & & \uparrow \\
 & \alpha\text{-L-Fuc}p & & \beta\text{-D-Gal}p \\
\end{array}
$$

図4-6 トラガントガム中のトラガント酸(バソリン)の推定構造[12)13)]

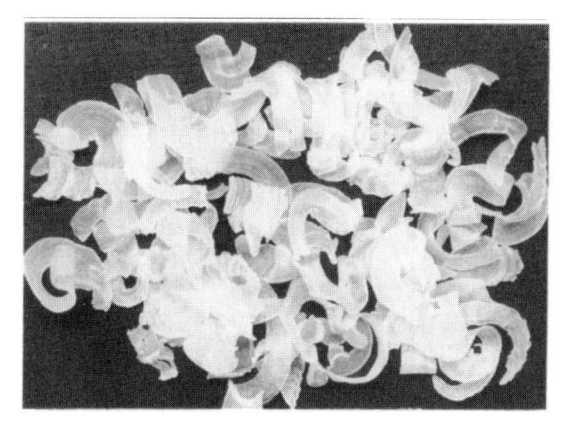

写真 4-2 トラガントガム "リボン No. 1"

2.2 種　　類

細長い湾曲したリボン状の塊(**写真 4-2**)で，植物の種類，気候，土壌によりその塊は白色～暗褐色を呈する．商品もこの形状からリボン No. 1, No. 2,……と番号が付けられ，若い番号ほど色が白く粘度が高い．

イランのグレードの分け方はトルコのそれよりも明瞭で，およそ 13 段階に分けている．最高品は高い粘度で，澄明の溶液で低い生菌数である．**表 4-3**[10]にグレードとその粘度を表した．

2.3 性　　質
(1) 粘　　性

水に溶かすのが非常に難しい．高速撹拌あるいはグリセリン，アルコール，プロピレングリコールなどで湿潤させると便利である．最高粘度に達するには室温で 24 時間，50℃で 2 時間かかる．リボン No. 1 で 3,500 mPa・s ぐらいである．溶液は擬塑性流動である．1%溶液の各グレードの粘度は次のとおりである．

　　リボン No. 1 … 3,500 mPa・s
　　　　No. 4 … 1,200 〃
　　　　No. 26 … 115 〃

(2) 酸への安定性

トラガントガムは酸性域で非常に安定している．酸性で安定しているのは，ガラクトース残基と側鎖のアラビノフラノースの保護とによる．トラガントガムの溶液の pH は 5～6 である．粘度は pH 4 以下で急激に低下する(**図 4-7**[11])．

表 4-3 市販トラガントガムグレードとその粘度[10]

	イラングレード	トルコグレード	粘度の範囲	
			Redwood(s) (0.44%, 20℃)	Brookfield(mPa·s) (1.0%, 25℃)
リボン	1		350〜600	2,200〜3,400
	2		250〜400	1,800〜2,500
	(3) Mixed		200〜350	1,400〜2,000
	4		120〜170	1,000〜1,600
	5	Fior	80〜100	800〜1,000
フレーク	(25)			
	26		70〜85	600〜800
	27	Bianca	65〜75	400〜700
	28		45〜60	300〜500
	(31)	Pianto		
	55		40〜50	200〜400
	(101)			
	(102)		30〜35	20〜30

( )は限定して使用されている.

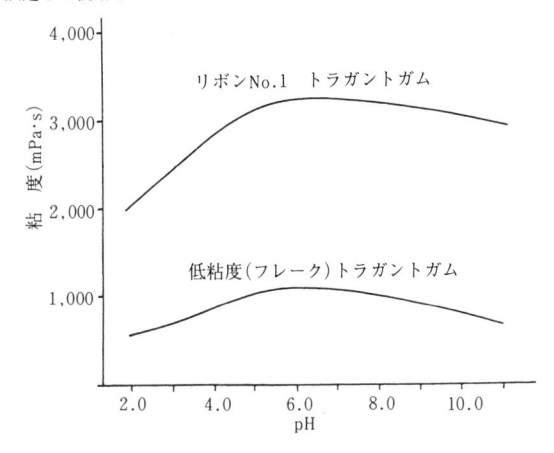

図 4-7 リボン No.1 とフレークの pH による影響(1%濃度)[11]

(3) 乳 化 能

トラガントガムは低い濃度でも表面張力を低下させる.表面張力の低下を図 4-8[11]に示した.リボンの方が粘度が高いが,表面張力の低下はフレークの方が効果がある.これはアラビアガムと似てアミノ酸(ハイドロプロウリン)の影響で,フレークの方がペプチド含量が高いからである[14].

(4) 相互作用

トラガントガムはほとんどの増粘安定剤と相性が良い.前述したようにアラビ

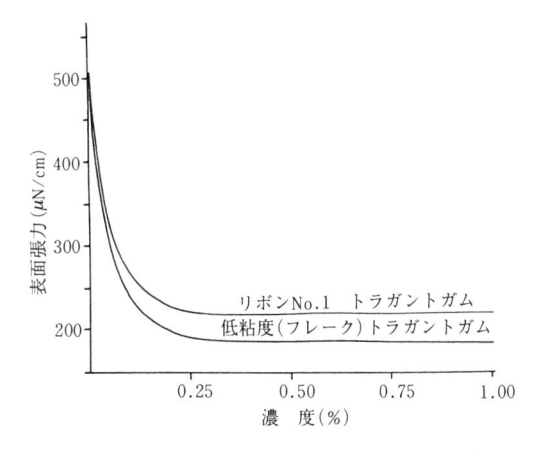

図 4-8 O/W 型の表面張力のガム濃度による影響[11]

アガムとの併用はトラガントガムの粘度を低下させ，乳化の安定性や，流れが良くなる．

2.4 食品への応用

濃厚剤，安定剤として広く食品に使われ，その用途はドレッシング，マヨネーズなどの酸性域での安定効果であったが，キサンタンガムの登場やトラガントガムの不安定な供給と高騰で，そのほとんどがキサンタンガムに替わってしまった．その主な用途は，

- 菓子と糖衣
- ドレッシング，マヨネーズ
- 油，香料の乳化
- 冷凍食品
- パンのフィリング

などである．

3. カラヤガム

Sterculiaceae 科 (アオギリ科) カラヤ (*Sterculia urens* ROXB.) の木の樹液でステルキュリアガムとして知られている．商業的には中央および北インドに生育する *Sterculia urens* から採集したものが主である．主な需要先は米国，フランスとイギリスである．日本ではその使用量は非常に少ない．緩下剤，歯科用固定剤など

表 4-4 市販カラヤガムの品質

インドあるいはアフリカグレード	色	樹皮，異物の割合(%)
Hand-picked-selected (HPS)	白〜淡黄褐色，	0〜0.5
Superior No.1	あるいは灰色	1.0〜2.0
Superior No.2	淡黄褐色	1.5〜3.5
Superior No.3 (fair, average quality, FAQ)	黄褐色	2.5〜4.0
Siftings	褐色	5.0〜7.0

医薬分野がほとんどである．

3.1 採 集

インドではモンスーンの季節前の4〜6月に集められる．大きな，不規則な涙滴状の形をした塊である．市販品の品質を**表4-4**に示した．

3.2 化学構造

カラヤガムは部分的にアセチル化した分岐のある多糖類である．加水分解するとグルクロン酸，ガラクツロン酸，ガラクトースとラムノースが，その種属によって異なった割合で得られる．この多糖類にはおよそ40％のウロン酸と8％以下のアセチル基が含まれている．脱アセチル化は化学的にはアンモニア，水酸化ナトリウムを用いるとでき，ガムの性質を変えることもできる．脱アセチル化により分子量が低下し，水に膨潤する性質から水に溶解するようになる．

インド産のカラヤガム (S. urens) は強い酢酸臭がし，19.5〜32.0の酸度を有する．アフリカ産のカラヤガム (S. setigara) は酢酸臭が少なく酸度は12.5〜23.0である．その構造は主鎖にガラクトース，ラムノースとガラクツロン酸があり，グルクロン酸が側鎖にあると信じられている．**図4-9**[7]にその加水分解した推定構造を示した．ウロン酸はカルシウム，マグネシウム塩の形に成っている．

少量のアミノ酸も検出されている．平均分子量は約9,500,000である．

$$\text{D-Gal}p1 \rightarrow 2\alpha\text{-L-Rha}$$
$$\text{D-Gal}p\text{A}1 \rightarrow 4\alpha\text{-D-Gal}$$
$$\text{D-Gal}p1 \rightarrow 3\beta\text{-D-Gal}p\text{A}1 \rightarrow 2\alpha\text{-L-Rha}$$

図 4-9 *Sterculia urens* からのカラヤガムの加水分解物[7]

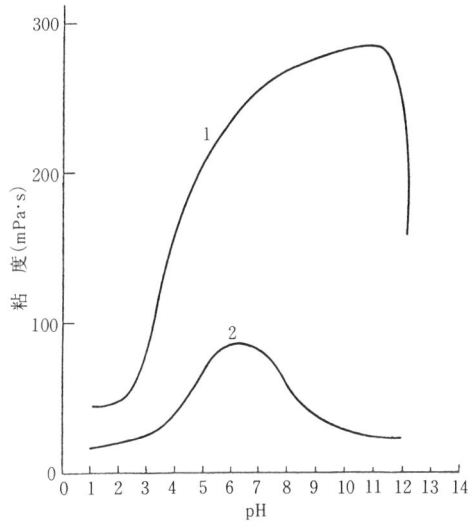

0.5%カラヤガム溶液
1. pH調整を後から行った場合.
2. pH調整液に入れた場合.
(Brookfield-viscometer 25℃)
調整は塩酸, 水酸化ナトリウムを用いた.

図 4-10 pH の影響[9]

3.3 性質と用途

　低濃度のカラヤガムは, 水を急速に吸収し, 3〜4％溶液では重いゲル状のなめらかなテクスチャーを有するペーストを形成する. その溶液は強い緩衝性を有し, 少量のアルカリを添加しても pH 7〜8 程度までしか上昇せず, 再び酸性溶液に戻ってしまう. **図 4-10**[9]に 0.5％溶液で pH を調整した時の粘度の変化を示した. 調整方法により粘度の発現が極端に異なる. 通常の pH では 1％溶液の粘度は約 3,300 mPa·s で, pH が約 8 のときに最大の粘度になり, pH 9 で不可逆的な曳糸性の粘質溶液に変化する. これはカラヤガム分子の化学的脱アセチル化によるものと考えられる. また電解質を添加すると粘度は低下する (**図 4-11**)[9].

　粉末化すると 2〜3 週間で粘度低下をきたす. 冷温で保存をしなくてはならない.

　主な用途はアイスクリーム, チーズ, ドレッシング, 漬物, 練りウニなどである.

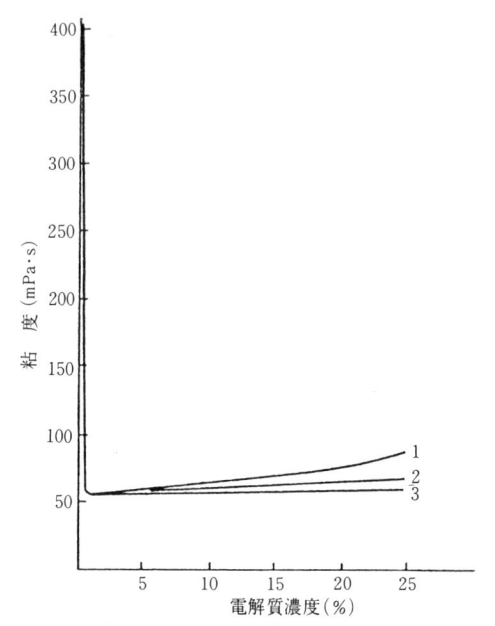

0.5%高グレードのカラヤガム
1. 塩化アンモニウムあるいは硫酸アンモニウム
2. 塩化カルシウム　3. 塩化ナトリウム
(Brookfield-viscometer 25℃ 20rpm)

図4-11 電解質の影響[9]

4. ガッティガム(インディアンガム)

インド，スリランカなどに広く生育する *Anogeissus latifolia* の樹液である．D-グルクロン酸，L-アラビノース，D-ガラクトース，D-マンノース，D-キシロースから成る．D-ガラクトース残基が主鎖を構成している．約90％が水に溶ける．分子量は約11,860，pHは約4.5である．

ガッティガムの粘度の一例を示すと，1％，2％，5％，7.5％，10％で粘度はそれぞれ2, 35, 288, 1,012, 2,440mPa·sである．アラビアガムよりも高い粘度であるが接着性は弱い．

pH 4.5～5.5で非常に緩衝力の強い溶液である．またその溶液は腐りやすい．食品にはあまり利用されていない．工業用としてボーリングに利用されている．

4. ガッティガム(インディアンガム)

ⓐ B型回転粘度計, 25℃ 20rpm

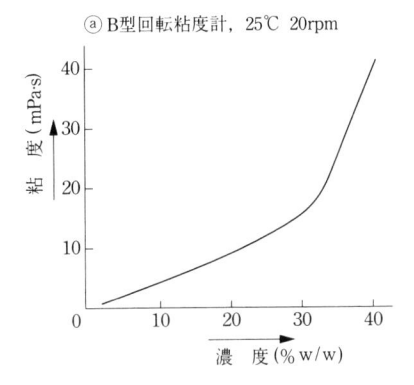

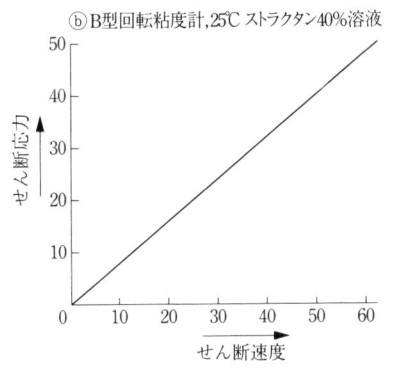

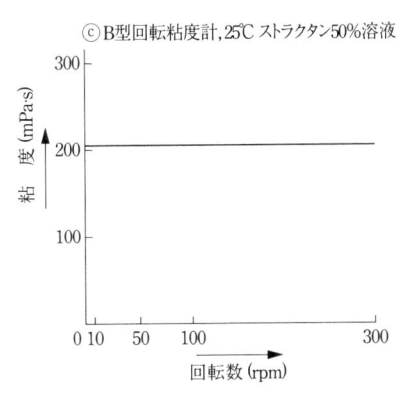

[粘度 (mPa·s) vs 濃度 (% w/w) のグラフ]

ⓑ B型回転粘度計, 25℃ ストラクタン40%溶液

[せん断応力 vs せん断速度のグラフ]

ⓒ B型回転粘度計, 25℃ ストラクタン50%溶液

[粘度 (mPa·s) vs 回転数 (rpm) のグラフ]

図 4-12 ストラクタンの粘度曲線

5. アラビノガラクタン(ラーチガム,ストラクタン)

針葉樹,特にカラマツ属(Larix),西洋カラマツ(Larix occidentalis),ヨーロッパカラマツ(Larix decidua),タマラック(Larix laricina)のアラビノガラクタンはよく知られている.木粉を水で抽出し,抽出液に55〜60%のアルコールを添加すると沈殿する.これを精製したものである.ストラクタン(stractan)の名前で市販されている.

10〜40%の水溶液はpHが4.5である.20%の水溶液で粘度はわずかに10mPa·sである.

D-ガラクトースが主鎖で,側鎖のL-アラビノースとの比は5〜6:1である.β1→3結合のガラクタンの主鎖からβ1→6結合のガラクトースおよびβ1→3結合のアラビノースの短い側鎖が出ている.

アラビノガラクタンには2つの成分があり,その分子量は約100,000と16,000である.

アラビノガラクタンは,アラビアガムの代用品として開発された.その粘度特性を図4-12 ⓐ ⓑ ⓒ に示した.

引用文献

1) A. Imeson (A. Imeson ed.): "Thickening and Gelling Agents for Food", Blackie Academic & Professional London (1994), pp. 66-97
2) 中浜秀雄:別冊フードケミカル-8, 77 (1996)
3) G. R. Williams et al. (G.O. Phillips ed.): "Gums and Stabilisers for the Food Industry", Vol. 5, Oxford Univ. Press, Oxford (1990), p. 25
4) Stephen, A. M. and Churms, S. H. (ed. Stephen, A. M.): "Food Polysaccharides and Their Applications", Marcel DekKer, Inc. (1995), p. 396
5) R. C. Randall, G. O. Phillips and P. A. Williams (P. J. Richmond and J. Mingins eds): "Food Colloids. R. D. Bee", Royal Society of chemistry, Cambridge (1989), pp. 386-390
6) G. O. Phillips, et al., "Gums and Stabilisers for the Food Industry Vol. 5" Oxford University Press, Oxford (1990), p. 25
7) G. O. Aspinall, et al.: J. chem. Soc., 2710-2720 (1965).
8) Stephen, A. M. (ed. Phillips, G. O., et al.): "Gums and Stabiligers for the Food Industry", Vol. 5, IRL Press (1990), p. 6
9) Meer, W. (ed. Davidson, R. L.): "Handbook of Water Soluble Gums and Resins," McGraw-Hill, New York (1980)
10) A. P. Imeson (ed. A. Imeson): "Thickening and Gelling Agents for Food, Blakie

Academic & Professional (1994), p. 81
11) K. R. Stauffer (ed. R. L. Davidson): "Handbook of Water Soluble Gums and Resins", McGraw-Hill, chapter 11 (1988).
12) James, S. P., and Smith, F. J.: *Chem. Soc.*, 739-746 (1945A).
13) James, S. P., and Smith, F. J.: *Chem. Soc.*, 749-751 (1945B).
14) Dickinson, E. *et al.*: *Food Hydrocolloid*, 1 (5/6), 477-480 (1988).

5 海藻由来の食品多糖類

　海藻は海水に生育し，主として胞子で繁殖する隠花植物で，緑藻類，褐藻類，および紅藻類に分けられる．現在日本近海には1,500種類を上回る海藻の種類がある．特有の多糖類がそれぞれの海藻に存在する．細胞間粘質物質(図 5-1[1])としては紅藻にはカラギーナン，寒天，フノラン，ポルフィランがあり，褐藻には，アルギン酸，フコイダン，サルガッサンがあり，緑藻にはグルクロノキシロラムナン硫酸などの硫酸多糖が存在する．藻体の骨格を作っている細胞壁物質にはセルロース，ヘミセルロース，キシラン，キチンなどがある．貯蔵多糖としてはラミナランなどがある．海藻の多糖類は陸上植物のそれに較べ以下のような特徴がある．

- 多糖を構成している結合様式はグルコースのβ-1,3結合をしている．
- アンヒドロ糖(anhydrosugar)を含む．
- メチルペントースを含む．
- ウロン酸の重合体である．
- 硫酸エステルの形で存在している．

　β-1,3結合を有するラミナランは特徴的な結合様式で陸上植物ではほとんど見られない(陸上植物ではカロース；Calloseが知られている)．この結合様式は微生物産生多糖類のカードランにも存在する．

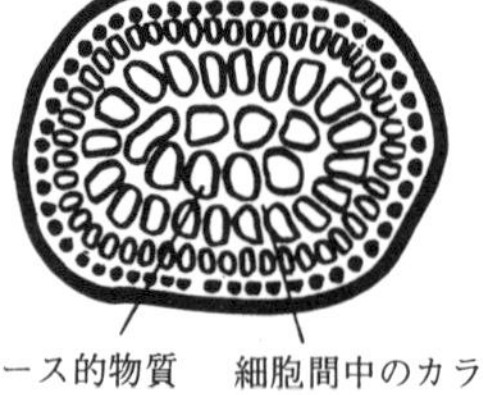

図 5-1 紅藻類の切断面[1]

セルロース的物質　細胞間中のカラギーナン

表 5-1 硫酸多糖類の硫酸基含有量の比較

		%
寒天	アガロース	—
	アガロペクチン	5〜10
ポリフィラン		3〜18
ファーセルラン		16〜20
フコイダン		18〜38
κ-カラギーナン		25〜30
ι-カラギーナン		28〜35
λ-カラギーナン		32〜39

注) SO_4として示した．

アンヒドロ糖はカラギーナン，寒天などに存在する特異的な糖である．フコイダンに存在するメチルペントースのL-フコースも特異的な糖である．

ウロン酸の重合体のアルギン酸は，ペクチンの構成糖とは異なる．

陸上でもヘパリン，コンドロイチン硫酸には硫酸エステルが存在するが，海藻での硫酸エステルは解糖系でのリン酸エステルと比較すると，興味深い（**表5-1**[1]）．

このような特徴も，科学の進歩で海藻のみに存在するのではないことが発見されてきたが，特異的なものとしてとらえることができる．

現在工業的に生産しているのは褐藻類からのアルギン酸，およびそのナトリウム塩，紅藻類からの寒天とカラギーナンである．

1. カラギーナン

カラギーナンは Irish moss extract とも呼ばれている．アイルランドにあるカラギーン(Carragheen)という町の名前にちなんでつけられた．カラギーナンは他の多糖類とは異なりゲル化能，タンパク反応性，粘稠性の3つの機能を備えている．原料となる紅藻類は**図5-2**のように分類できる．JECFA(Joint FAO/WHO Expert Commitee on Food Additives)は，ヒパニアンをカラギーナンの範ちゅうに入れている．カラギーナンと寒天は非常に似た構造を有しているが若干異なる．その結果，それぞれに特異的な性質を持つ．カラギーナンと寒天が異なる性質を有している理由をいくつかあげると，

- カラギーナンは寒天よりも多量の硫酸基を含有する．
- カラギーナンは硫酸基の含有量によって性質が異なる．ゲル化性の強いものから増粘性の高いものまで存在する．一方寒天は高いゲル化力を有する．
- カラギーナンはアルカリ金属塩，アルカリ土類金属塩に対して特異な反応をする．寒天は硫酸基が少ないので反応性が乏しい．
- ガラクトースの配位系列の結合様式が，カラギーナンがD-Dに対して寒天はD-Lの繰り返しである．

1.1 製造方法

カラギーナンの製造方法はタイプによって異なるが，一般的には次のような製造方法が基本となっている．

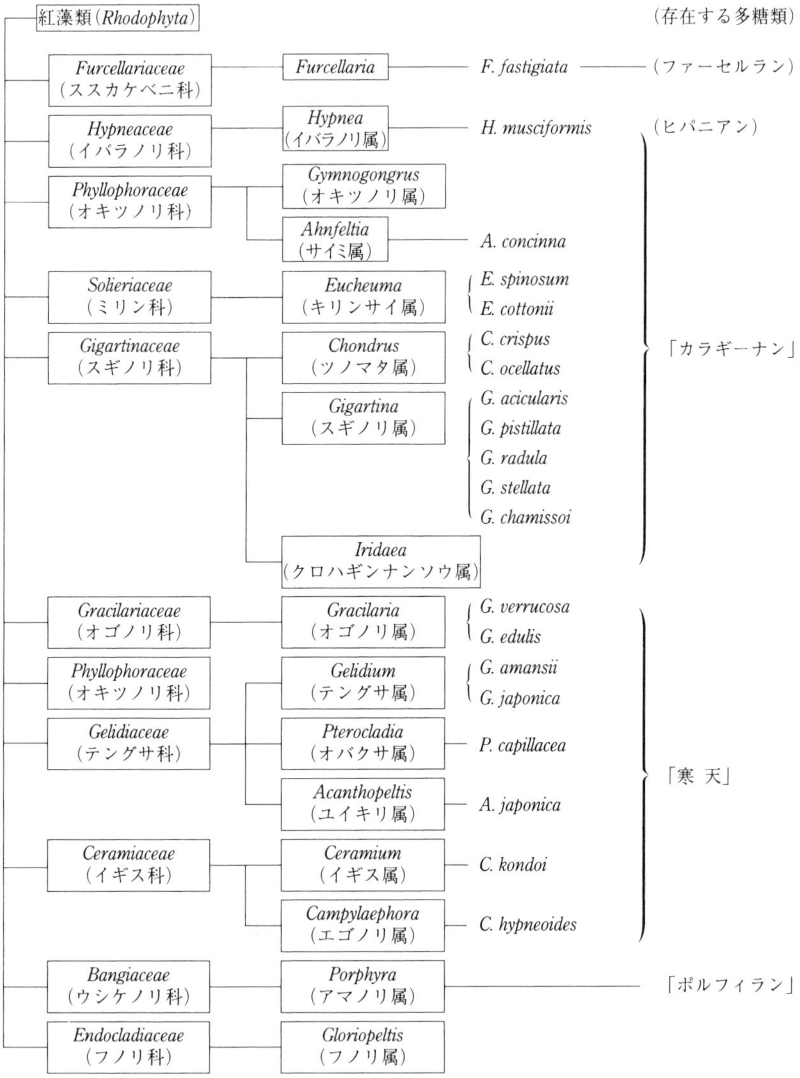
紅藻類(Rhodophyta)
(存在する多糖類)
Furcellariaceae (ススカケベニ科)
Furcellaria
F. fastigiata
(ファーセルラン)
Hypneaceae (イバラノリ科)
Hypnea (イバラノリ属)
H. musciformis
(ヒパニアン)
Phyllophoraceae (オキツノリ科)
Gymnogongrus (オキツノリ属)
Ahnfeltia (サイミ属)
A. concinna
Solieriaceae (ミリン科)
Eucheuma (キリンサイ属)
E. spinosum
E. cottonii
Gigartinaceae (スギノリ科)
Chondrus (ツノマタ属)
C. crispus
C. ocellatus
Gigartina (スギノリ属)
G. acicularis
G. pistillata
G. radula
G. stellata
G. chamissoi
Iridaea (クロハギンナンソウ属)
「カラギーナン」
Gracilariaceae (オゴノリ科)
Gracilaria (オゴノリ属)
G. verrucosa
G. edulis
Phyllophoraceae (オキツノリ科)
Gelidium (テングサ属)
G. amansii
G. japonica
Gelidiaceae (テングサ科)
Pterocladia (オバクサ属)
P. capillacea
Acanthopeltis (ユイキリ属)
A. japonica
Ceramiaceae (イギス科)
Ceramium (イギス属)
C. kondoi
Campylaephora (エゴノリ属)
C. hypneoides
「寒 天」
Bangiaceae (ウシケノリ科)
Porphyra (アマノリ属)
「ポルフィラン」
Endocladiaceae (フノリ科)
Gloriopeltis (フノリ属)

図 5-2 紅藻類・多糖類の主な原料

詳細について各社特有のノウハウがあるが，抽出方法とゲル化工程の違いが品質を大きく左右する．

原藻 → 粉砕 → 温水抽出 → ろ過 → 濃縮 → ゲル化 → 乾燥 → 粉砕 → 製品

100℃くらいの熱アルカリで1～2時間抽出する．アルカリを使用する目的は2つある．

・海藻中のカラギーナンをより多く抽出する．
・C-6位硫酸を3,6-アンヒドロ-D-ガラクトースに変え，その結果ゲル強度とタンパク反応性を高める(**図5-6**参照)．

カラギーナンの特性の1つはこの抽出段階でのアルカリ処理によりカチオンの形が決まることである．すなわち，水酸化カリウム，水酸化カルシウム，水酸化ナトリウムを用いると，カリウム，カルシウム，ナトリウム塩のタイプのカラギーナンになる．水酸化アンモニウムを用いてのアンモニアタイプもあるが，日本では使用が認められていない．ナトリウムタイプは水への溶解性が良いがゲル化性が弱くなる．カリウム，カルシウムタイプはκ, ι-タイプに対してはゲル化能は高くなるがλ-タイプにはその効果がない(κ, ι, λ-タイプについては次項参照)．

抽出液は原藻の30～40倍量が良く，ろ過もやりやすくなる．この結果約1%濃度に相当するカラギーナンの溶液が得られる．珪藻土，パーライトのろ過助剤を用いて加圧ろ過でクロロフィルなどの色素物質を除去すると，澄んだカラギーナン溶液が得られる．約3%含量まで濃縮してアルコール沈殿法か加圧脱水法(ゲルプレス法)かのいずれかの方法でカラギーナンをゲル化させ，脱水して乾燥工程に入る．この沈殿，乾燥方法には大別して**図5-3**[1)]に示した4つの方法があるが，現在はほとんど③④の2つの方法である．これらの製造方法で出来上がるカラギーナンの性質はそれぞれ若干異なる．カラギーナン原料の特徴を**図5-4**[1)]に示した．

この他に粗(クルード)カラギーナンあるいは，PNG(Philippine Natural Grade)と呼ばれている E. cottonii の粉末品がある．これは寒天のアルカリ処理とよく似た処理方法で，カラギーナン抽出時の濃度より低い濃度の水酸化カリウムを用いて原藻を溶かさず，原形を保ち，処理し，熱風乾燥してから粉末品にする(例えば3% KOH，50～60℃，6～7時間)．この粉末中のカラギーナンの純度は60～75%程度である．製造が簡単で安価なためにペットフードのバインダーとしてローカストビーンガムと併用して使われている．最近は欧米で畜肉ハム・ソーセージに使用されている．

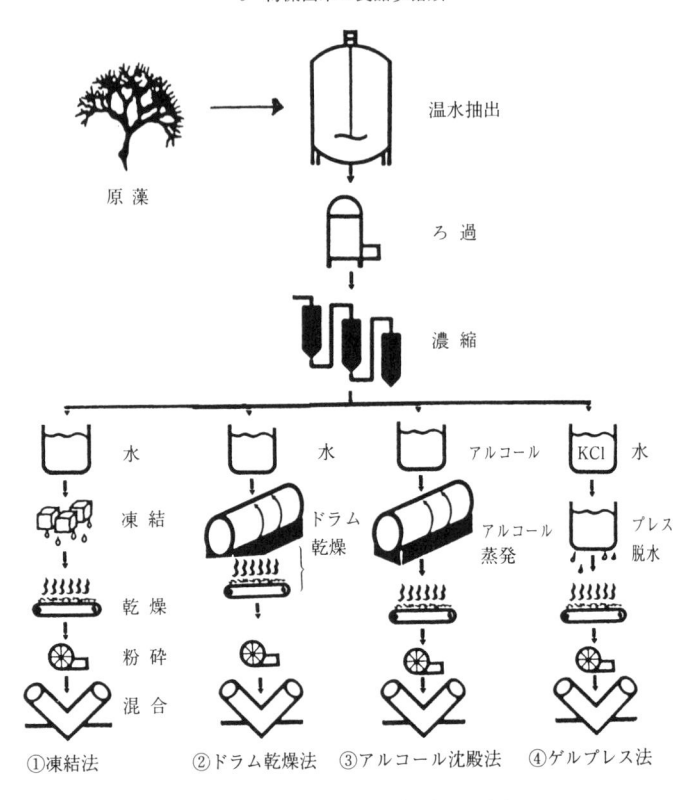

図 5-3　カラギーナンの各種製造法[1]

① 凍結法　② ドラム乾燥法　③ アルコール沈殿法　④ ゲルプレス法

ツノマタ
・アイリッシュ・モスと呼ばれている.
・低く生い茂る.
  10 cm ぐらい.
・κ (60%), λ (35%), μ (5%).

キリンサイ
・東南アジアで養殖.
・*spinosum* は,
  ι (95%), ν (5%).
・*cottonii* は,
  κ (95%), μ (5%).

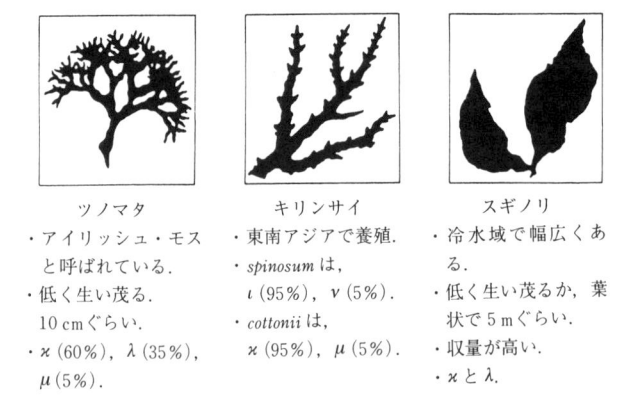

スギノリ
・冷水域で幅広くある.
・低く生い茂るか, 葉状で5mぐらい.
・収量が高い.
・κ と λ.

図 5-4　主なカラギーナン原料[1]

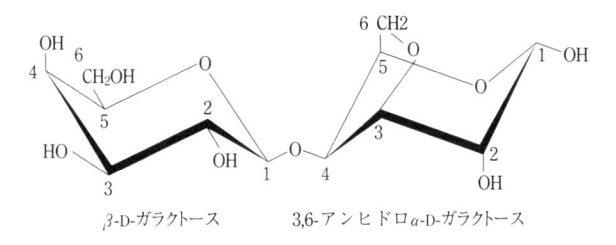

図 5-5 カラビオース(カラギーナンの基本単位)

1.2 化 学 構 造

　カラギーナンの構造は非常に複雑でいろいろの成分の複合体である．しかし工業的には特別に各成分を抽出して混合しているのではなく，1種ないし2種の原藻から熱水抽出しているに過ぎない．カラギーナンの水溶液に0.2モルの塩化カリウムを加えると沈殿する部分としない部分に分かれる．沈殿する部分はカッパー($\varkappa$)-カラギーナン，沈殿しない部分はラムダ(λ)-カラギーナンと名づけられた．塩化カリウムの濃度を増していくと沈殿量が増してくる．このような塩化カリウムを用いた分画からλ-カラギーナン成分中にミュー(μ)-カラギーナンが，$\varkappa$-カラギーナンにはイオタ(ι)-カラギーナンが含まれることが分かった．さらに *Eucheuma uncinatum* からはニュー(ν)-カラギーナンが発見された．ある種のスギノリからピルビン酸含有のパイ(π)-カラギーナンが報告されている[2]．

　しかし全てのカラギーナンの原藻がこのように分画される訳ではない．例えばキリンサイ属の *E. spinosum* の粘質物は塩化カリウムでは分画されない．この粘質物は多量の硫酸基を持つ特異的な多糖でイオタ(ι)-カラギーナンと呼んでいる．この多糖には$\varkappa$-，λ-系の混合物は含まれていない．同じキリンサイ属の中で *E. cottonii* には$\varkappa$-カラギーナンが多量に含まれ他の種類は少ない．

　全てのカラギーナンの構造は，β-D-ガラクトース(A)とα-D-ガラクトース(B)のβ-1,4結合とα-1,3結合が交互に繰り返し，ガラクトースユニットが結合したものから成っている．

$$-^3A^1\beta-^4B^1\alpha-^3A^1\beta-^4B^1\alpha-^3A^1\beta-^4B^1\alpha-$$

その基本的な構造(カラビオース，4-β-D-galactopyranosyl-3,6-anhydro-α-D-galactopyranose)になっている二糖類を**図5-5**に示した．各タイプはこの結合様式を変えることなく，硫酸基の位置，アンヒドロ糖の有無によって区別される．以下にその関係をまとめた．

　・$\varkappa$-カラギーナンはカリウム塩の存在下ではゲルを形成するが，μ-カラ

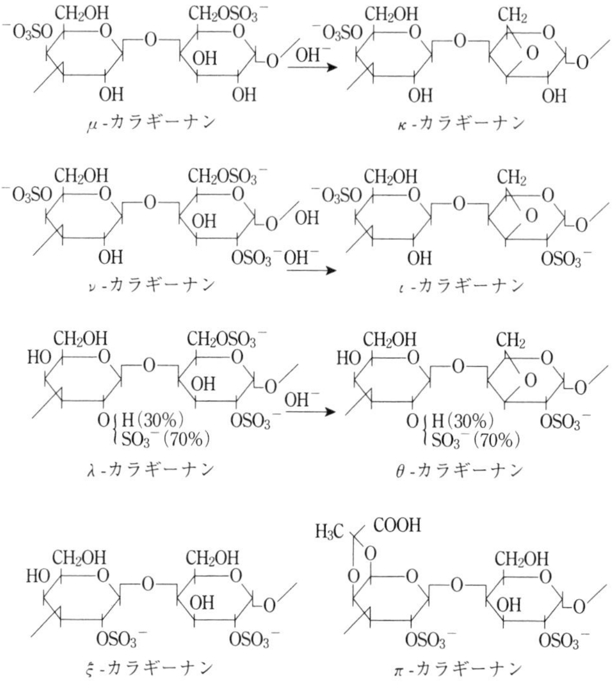

図 5-6 各成分の基本構造[3]

ギーナンは κ-カラギーナンの先駆物質であるがゲルは形成しない．
- ι-カラギーナンはゲルを形成するが，その先駆物質の ν-カラギーナンはゲルを形成しない．
- λ-カラギーナンはゲルを形成しないが，これをアルカリ処理して得られたシータ (θ)-カラギーナンは天然に存在しない．
- クサイ (ξ)-カラギーナンはスギノリ属を塩化カリウム処理したとき溶解部に含まれるものであるが，アルカリ処理をしても，またしなくてもゲルは形成しない．

以上のようにカラギーナンにはこれまでに κ, λ, ι, μ, ν, θ, ξ, π と称される8つの成分があることが見出されている．その構造を**図 5-6**[3]に示した．

これらのカラギーナンは，実際の商品化に際してはカラギーナン成分を分画して得るのではなく，原藻によってある成分を特異的に多く含有するので，その成分にふさわしい製造方法で抽出する．原藻に含まれるカラギーナンの成分を示す

と次のとおりである[33]．

① *Gigartina stellata* …… $\lambda \varkappa (+\mu)$，少量の ι, ν
② *Gigartina acicularis* …… $\lambda \mu \varkappa$
③ *Gigartina pistillata* …… $\lambda \mu \varkappa$
④ *Gigartina radula* …… $\lambda \mu \varkappa$
⑤ *Iridaea* …… $\lambda \varkappa \mu$
⑥ *Chondrus crispus* …… $\lambda \varkappa \mu$，少量の ι, ν
⑦ *Chondrus ocellatus* …… $\varkappa \mu \lambda$
⑧ *Eucheuma spinosum* …… ι，少量の ν
⑨ *Eucheuma cottonii* …… $\varkappa \mu$
⑩ *Hypnea* …… $\varkappa \mu$

Chondrus crispus（トチヤカ），*Chondrus ocellatus*（ツノマタ），*Gigartina stellata* は主にタンパク反応性カラギーナンの原料に，*Eucheuma spinosum* は ι-カラギーナンの原料になっている．*Hypnea, E. cottonii* は主に水ゲルタイプの原料になっている．原藻をアルカリ処理することによって各区分の先駆物質が $\varkappa, \iota, \theta$-カラギーナンに変化する．**図 5-6**[3] にその変化を示した．

食品に使用するカラギーナンの平均分子量は 10 万～50 万で，特に 225,000～275,000 のものが使用されている．過去に希硫酸で分解した低分子カラギーナンをモルモットに投与して潰瘍の発生した例が報告されている．そのために安全を図って分子量が 10 万以下(5cP.以下)のカラギーナンを食品に使用してはいない．

1.3 性　　質

カラギーナンは他の食品多糖類とは異なり，特異的な性質を有している．大きく分けると次の 4 つの性質に分けられる．

・増粘性
・水系でのゲル化性
・乳系でのゲル化性
・乳系での分散安定性

カラギーナンの標準化は，これらの性質に基づいて行っている．このように多岐にわたる性質を有する食品多糖類は他に類を見ない．

(1) 溶　解　性

カラギーナンは，水に溶解する．その溶解性は温度，カラギーナンの塩のタイプ，共存物質そしてカラギーナンのタイプによって異なる．次の条件を満たすほ

表 5-2 各成分の溶解性[34]

		κ-カラギーナン	ι-カラギーナン	λ-カラギーナン
硫酸基(%)		26	31	35
ガラクトース(%)		29	20	45
3,6-アンヒドロガラクトース(%)		23〜28	20〜30	0
溶解性	温水	70℃以上で溶解	70℃以上で溶解	可溶
	冷水	ナトリウム塩は可溶. カリウム, カルシウム塩は膨潤はするが, 溶解しない.	ナトリウム塩は可溶. カリウム, カルシウム塩はκ-タイプよりも膨潤する. カルシウム塩はチキソトロピーな分散性を呈する.	全ての金属塩が可溶
	アルコール, グリセリンへの溶解性	約40%まで可溶	κ-, λ-タイプよりも難溶	約40%まで可溶
	塩溶液	0.25Mの塩化カリウム, 0.75Mの塩化ナトリウム以上の濃度では不溶.	20〜25%塩化カリウムまでの温溶液で可溶.	κ-タイプと同じ
	温かい牛乳	溶解	溶解	溶解
	冷たい牛乳	不溶解	不溶解	糊状またはゲル化
	冷たい牛乳(TSPP添加)*	糊状またはゲル化	糊状またはゲル化	糊状またはゲル化が増大

* TSPP (tetra sodium pyrophosphate): ピロリン酸ナトリウム.

ど, 溶解性が良くなる.
・たくさんの硫酸基を有する.
・3,6-アンヒドロガラクトースの含有量が少ない.
・ナトリウム塩の形である.

λ-カラギーナンは3,6-アンヒドロガラクトースを有しないので溶解しやすい. 一方κ-カラギーナンは硫酸基の含有量が少なく, 3,6-アンヒドロガラクトースも多く含んでいるのでナトリウム塩は溶けやすいが他の塩は溶けにくくなる.

アルコール, 砂糖, 他の多糖類が共存するとその水和性は遅くなる. またpHが低いと溶けが早くなるが, pH 3以下ではカラギーナンは分解する. 表5-2[34]に各カラギーナン成分の溶解性の比較を示した. 溶解の方法は次の通りである.

(a) 常に冷たい水, 乳にカラギーナンを溶かす. 温かい水に溶かすとダマに

なり完全に溶かすことが不可能になる．
(b) 溶液を高速に撹拌しながら徐々にカラギーナンを添加していくのが良い．
(c) 使用するカラギーナンの約3倍量の砂糖に前もって混合してから溶液に添加するとダマを防ぐことができる．
(d) 液糖，アルコール，グリセリンなどで前もって湿潤したカラギーナンにして，水を添加して溶解する．

(2) 粘稠性

カラギーナンの希薄溶液には，粘稠性がある．それは温度，カラギーナンの成分，分子量によって異なる．カラギーナンの粘稠性は分子構造が枝分れしない直鎖状の構造によるものである．市場に出ているカラギーナンの粘度には1.5％，75℃で5mPa·sから800mPa·sのタイプがある．100mPa·s以下の粘度では，カラギーナンはニュートン流動に近い性質を示す．カラギーナンの分子量，濃度が高くなると擬塑性流動になる．分子量の大きいλ-カラギーナンは剛い棒状の分子である．λ-カラギーナンは図5-7に示すように硫酸基が相互に(−)で反発し合っているためにゲル化せずに粘稠な溶液を作り出す．しかもλ-カラギーナンの全てのガラクトース基がC1(または$^4C_1$)構造のためらせん構造をとらないので，λ-カラギーナンはゲル化しない．このコンホメーション(立体配座)は空間配置を表しており，詳しくはゲル化性のところで述べる．

λ-カラギーナンをアルカリ処理して3,6-アンヒドロガラクトース含量を限界までに高めたのがθ-カラギーナンである．C1，1Cの形で，しかも3,6-アンヒドロガラクトースが存在するにもかかわらずゲル化しないのは，α-1,3結合したβ-D-ガラクトースのC-2位硫酸基が分子構造上内側に張り出しており，これ

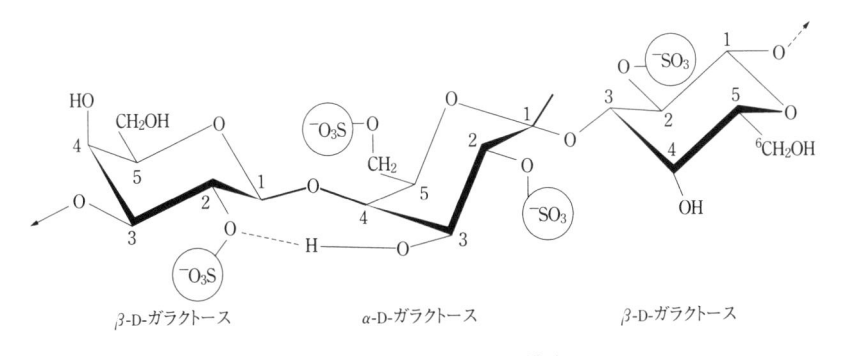

図 5-7　λ-カラギーナンの構造

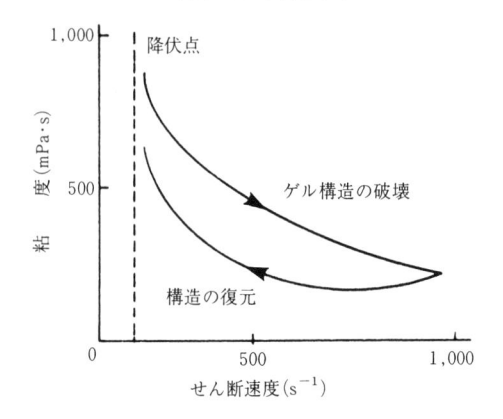

図 5-8　ι-カラギーナンの希薄溶液のゲルの
チキソトロピー性[1]

がらせんの形成を阻害している．そのためにゲル化せず，高い粘性が出てくる．

カラギーナンは食塩のような一価の塩でわずかに影響を受け，二価以上の塩では低い添加量でも粘度が増加するが多く添加すると減少する．**図 5-8**[1]にカルシウム ι-カラギーナンのチキソトロピー性の性質を示す．

粘性タイプのカラギーナンは，κ-カラギーナンのナトリウム塩，λ-タイプ，*E. spinosum* から得られる ι-タイプが主体である．カラギーナンの粘稠性は次のような特徴がある．

・長期間粘度は安定している．
・高度の擬塑性なので，口の中に入れたときのべたつきが少ない．
・アニオンを有するので他の粒子を分散させ，安定的な懸濁液(サスペンション)が得られる．
・高温時の粘度と低温時の粘度の差が大きいので，カラギーナンの入った加工食品溶液は高温での充填がしやすい．
・擬塑性を応用して静時には弱く固まり，振ると液体状態になる粘稠性が得られる．

(3) ゲ ル 化 性

カラギーナンは 0.5% くらいの低濃度でゲル化する．ゲル化するカラギーナンは κ-, ι-成分である．それ以外のカラギーナンはゲル化しない．

κ-成分のカリウムイオンのゲルは透明性が高いが，カルシウムイオンが共存するとゲルはやや透明性に欠ける．κ-成分のゲルは離水が生じやすいが，ローカストビーンガムを併用すると防ぐことができる．

ι-タイプはカルシウムイオンの存在下でゲル化するが，κ-タイプよりも強度は低い．カルシウムとカリウムの両イオンの共存下ではゲル化はかえって減少してしまう．

カリウムイオンおよびカルシウムイオンの存在化でのゲル化性は，カラギーナンの直鎖状ポリマーの硫酸基とのカリウムイオンによる架橋反応によるものである．カルシウムイオンでは，この架橋反応が強く起こるものと考えられる．カラギーナンゲルは熱可逆性で，35～55℃の間でその変化が起こる．室温では安定したゲルで，ゲル化温度よりも5～10℃高い温度で再び溶け出す．

ゲル化温度はカリウム，カルシウムのイオンの存在で高くなるので，過剰の添加は高い温度でゲル化するので充填作業がやりにくくなる．

a) ゲルの構造

カラギーナンの構成の基本となるガラクトースは六員環(ピラノース)構造である．そして環状構造(セミアセタール構造)を形成し，グルコシド結合(アセタール結合)が多量化したものが多糖である．C-C単結合の回転またはねじれでHとOHの配置が異なる．このような空間配置をコンホメーション(conformation；立体配座)という．ピラノース構造のとり得るコンホメーションとしては，イス(chair)型：C，ボート(boat)型：B，ツイストボート(twist-boat)型(またはskew-boat)型：S，および半イス(half-chair)型：Hがある[35]．

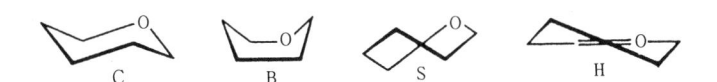

エネルギー的にはC型が最も低く，B型やH型は高い．通常はC型で存在している．C型以外は特定の条件があるときのみ可能である．C型構造には2つの異なるC1, 1C型(または$^4C_1$, $_4C^1$)が存在する(**図 5-9**)．

カラギーナンの場合はβ-D-ガラクトースがC1, α-D-ガラクトースが1Cの形

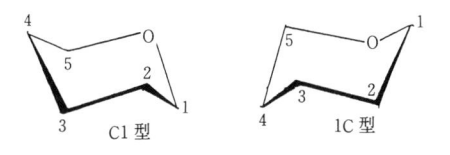

図 5-9 カラギーナンのピラノース環[37]

C1 型   C1 型

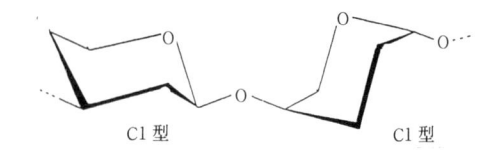

図 5-10 ゲル化しない組み合わせ

μ-タイプ

OH$^-$
or
酵素 "dekinkase"
(ねじれ除去)

「ねじれ」

κ-タイプ

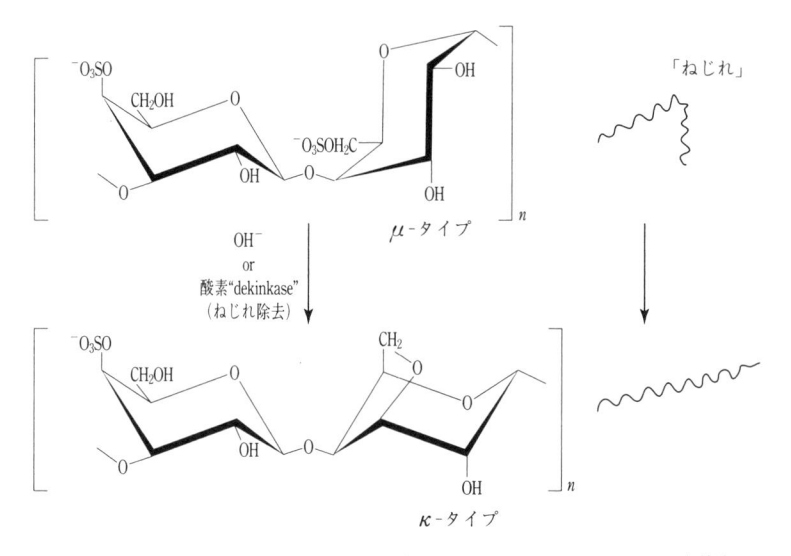

図 5-11 μ-カラギーナンのアルカリ処理による κ-カラギーナンの変換[3]

でなければならない．β-D-ガラクトースと α-D-ガラクトースが C1 の形をとる場合が λ, μ, ν である．これらのカラギーナンはゲル化しない（**図 5-10**）．

μ, ν カラギーナンはアルカリ処理によって α-D-ガラクトース C-6 位の硫酸基が脱離し，3,6-アンヒドロガラクトースの構造に変化する．規則的に C1, 1C の形が交互に並んでいればゲル形成するが μ, ν の場合はこの規則性が途中で妨げられている．「ねじれ」と呼んでいる．**図 5-11**[3] のような状態である．化学的にはアルカリ処理であるが，海藻中では酵素がこのような反応を起こしている．

b) ゲル化の機構

ゲル化はカラギーナンの鎖が変化を起こして生ずる現象である．実際，温度によってカラギーナン分子の鎖が3つの状態に変化する．

カラギーナンのゲル化の機構は，現在2つのモデルが示されている．1つは Morris, Rees らの提案する二重らせんの生成と会合に基づくものである（**図 5-12**

1. カラギーナン

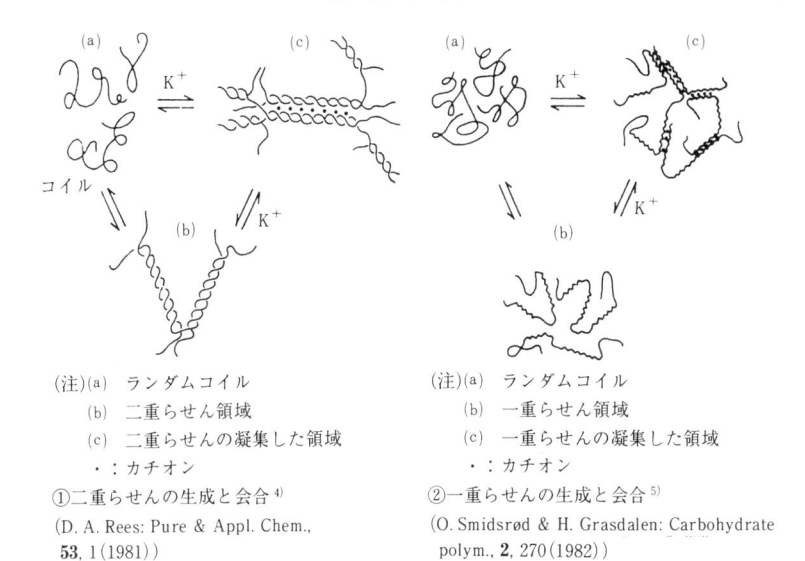

(注)(a) ランダムコイル
(b) 二重らせん領域
(c) 二重らせんの凝集した領域
・：カチオン

①二重らせんの生成と会合[4]
(D. A. Rees: Pure & Appl. Chem., **53**, 1(1981))

(注)(a) ランダムコイル
(b) 一重らせん領域
(c) 一重らせんの凝集した領域
・：カチオン

②一重らせんの生成と会合[5]
(O. Smidsrød & H. Grasdalen: Carbohydrate polym., **2**, 270(1982))

図 5-12　カラギーナンのゲル化機構の模式図

①[4]）．もう一方は Smidsrød, Grasdalen らの提案する一重らせんの生成と会合に基づくものである（図 5-12②[5]）．いずれも，らせん構造が会合して架橋領域を形成して，三次元網目構造の構築によりゲル形成が行われる．

ι-カラギーナン分子は図 5-13[35]に示すようにらせん構造を示す．

κ-，ι-タイプのカラギーナンの硫酸基は，図 5-13 からも分かるようにらせん構造の外側に向いているので互いにその鎖が絡み合い，らせん構造を形成しゲル化する．一方，それ以外のタイプのカラギーナンは内部に硫酸基が入ってしまうので，相互に反発し合うためにらせん構造を取れなくなりゲル化しない．

λ-カラギーナンの反発し合っている硫酸基の負電荷をたとえ中和しても，ピラノース環の立体配座が C1, C1 となるので鎖の相互接近が妨害され，らせん構造を形成しない．また ι-タイプのゲルは，κ-タイプに較べると非常に軟らかいのは，3,6-アンヒドロ α-D-ガラクトース基の C-2 位部に硫酸基があるためである．非常に保水性が高く離水の少ない弾力のあるゲルを形成する．図 5-14[1]に各成分のゲルの状態と性質を，図 5-15[1]にその比較を示した．

(4) タンパク質との反応性

カラギーナンの特異的な特徴の1つにタンパク質との反応がある．カラギーナンは全ての pH 領域で負の電荷を有するので，他の多価電解質，特に正の電解質

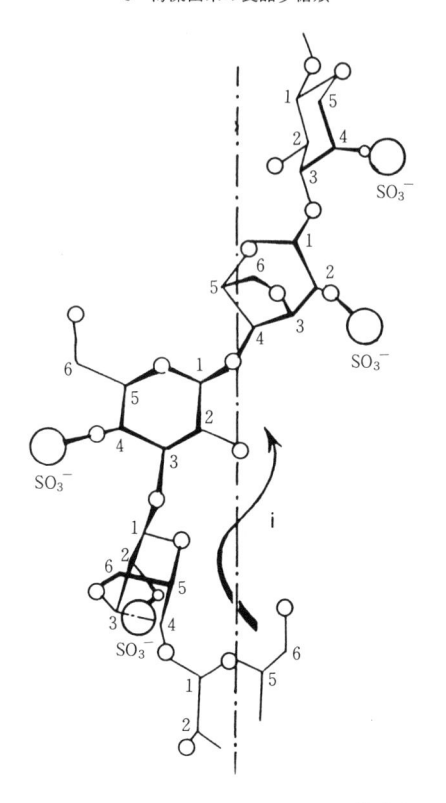

図 5-13 ι-カラギーナンのらせん構造[46]

と反応する．全てのタイプのカラギーナンがこの反応性をもつ．

　タンパク質は両性電解質であるので，系の pH がタンパク質の等電点以下の場合にはカラギーナンと反応して沈殿する．等電点以上でのタンパク質との反応には多価カチオン(例えばカルシウムイオン)が必要である．それは次のように説明できる．

　　・カルシウムイオンが負に帯電した高分子電解質(タンパク質など)の架橋剤として働く．

　　・カルシウムイオンがタンパク質の全ての電荷を負から正へ転換し，その結果，負に帯電したカラギーナンと反応する．

　カラギーナンとタンパク質の反応には，イオン結合，水素結合，ファンデルワールス力などが関与する．カラギーナンのタンパク質との反応を**図 5-16** に示す．

1. カラギーナン

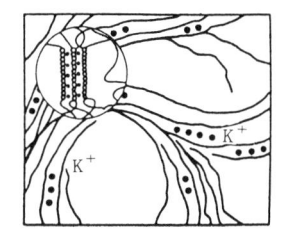

カッパー(κ)
・強く,硬いゲル.
 カリウム,カルシウムイオンで会合ができ,強くなるが脆い.
・わずかに不透明のゲル.
 砂糖により透明になる.
・ローカストビーンガムとの相乗効果がある.

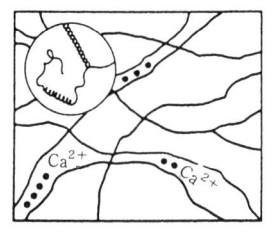

イオタ(ι)
・弾力のあるゲル.
 カルシウムとの相乗効果がある.
・離水が少ない.
・透明なゲル.
・ローカストビーンガムとの相乗効果がない.

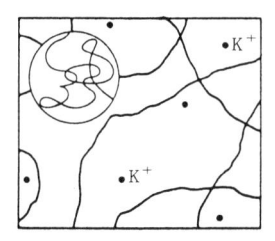

ラムダ(λ)
・ゲル化しない.
 ランダムコイル.
・高い粘度.
・ローカストビーンガムとの相乗効果がない.

図 5-14 各成分の特徴[1]

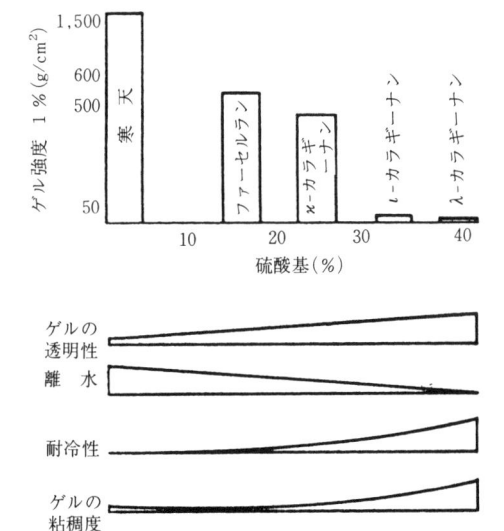

図 5-15 ゲル化性多種類の性質の比較[1]

等電点以上

$$\begin{array}{c} \text{H} \\ \text{R-C-COO}^- + \text{M}^{2+} + \text{R}'\text{OSO}_2\text{O}^- \\ \text{NH}_2 \end{array} \longrightarrow \begin{array}{c} \text{H} \\ \text{R-C-COO-M-OSO}_2\text{OR}' \\ \text{NH}_2 \end{array}$$

等 電 点

$$\begin{array}{c} \text{H} \\ \text{R-C-COO}^- + \text{M}^{2+} + 2\text{R}'\text{OSO}_2\text{O}^- \\ \text{NH}_3^+ \end{array} \longrightarrow \begin{array}{c} \text{H} \\ \text{R-C-COO-M-OSO}_2\text{OR}' \\ \text{NH}_3\text{-OSO}_2\text{OR}' \end{array}$$

等電点以下

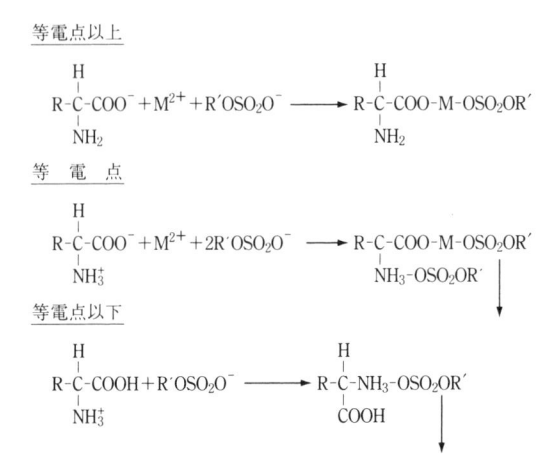

$$\begin{array}{c} \text{H} \\ \text{R-C-COOH} + \text{R}'\text{OSO}_2\text{O}^- \\ \text{NH}_3^+ \end{array} \longrightarrow \begin{array}{c} \text{H} \\ \text{R-C-NH}_3\text{-OSO}_2\text{OR}' \\ \text{COOH} \end{array}$$

図 5-16　カラギーナンのタンパク反応

a) 乳タンパク質との反応性

カラギーナンとカゼインタンパク質の反応は全てのタイプのカラギーナンで起きるが，κ-, ι-タイプに較べて λ-タイプの乳製品に対する安定度は低い．カラギーナンのタンパクとの反応性は図 5-5 の基本構造の α-D-ガラクトースの C-2 位と β-D-ガラクトースの C-4 位の硫酸基が静電気的相互作用を起こすものと推定できる．λ-タイプは α-D-ガラクトースの C-6 位の硫酸基がカゼインとの安定効果を妨げているのと，ゾル-ゲル転換を呈しないためである．同じ κ-カラギーナンでも Eucheuma cottonii から得られる水ゲル化性カラギーナンと Chondrus crispus から得られる乳反応性カラギーナンでは，β-D-ガラクトースの C-4 位の硫酸基の含量が，前者が低く，後者が高いため κ-カゼインとの反応性が強い．前者は水の中でも，乳溶液の中でもゲル強度はほとんど変わらないが，後者は，乳溶液中ではゲル強度は水の中でのゲル強度に比べ著しく高い．

b) グルテン類との反応性[36]

小麦粉にカラギーナンを添加すると，パンの品質を効果的にコントロールできることが知られている．すなわち変性したグルテンを含む小麦粉にカラギーナンを小麦粉の 0.2% 添加した．結果，カラギーナンはグルテンを強化する作用があり，弱いグルテンを正常なグルテンに転換させる効果があることが明らかになった．

c) 畜肉タンパクとの反応性

乳タンパク質と同じように塩溶性肉タンパクのミオシンとの反応性は κ-, ι-

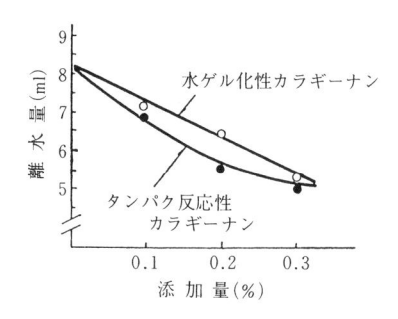

図 5-17　カラギーナンのタイプの
違いによる保水能

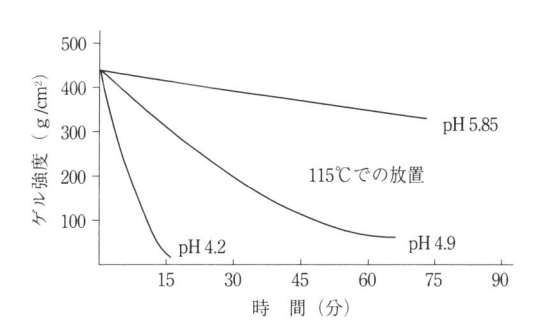

図 5-18　115℃でのカラギーナンゲルに
及ぼす酸の影響[37]

成分が強い．λ-成分はその反応が弱い．実際肉に添加してその保水性の試験をした場合，同じκ-タイプのカラギーナンでも *Eucheuma cottonii* から得られる水ゲル化性タイプと，*Chondrus crispus* から得られるタンパク反応性タイプのカラギーナンとはその効果が異なる（図 5-17）．この現象は乳タンパク質とカラギーナンの反応と非常に類似している．畜肉についての応用は 8 章 5. に記述した．

(5)　カラギーナンの安定性

カラギーナンの安定性は pH，温度，時間の 3 つの要素に影響される．

a)　pH

カラギーナンは酸によって分子中の 3,6-アンヒドロガラクトース結合が切れる．カラギーナンは pH 9 で最も安定している．pH を 9 以下に下げると安定性が悪くなる．特に pH 3.5 以下では極端に不安定になる．図 5-18 に酸の影響を示した．

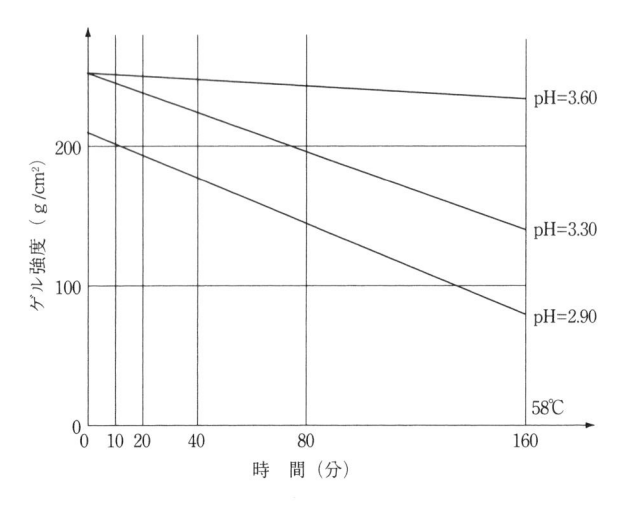

図 5-19 カラギーナンゲルの劣化(58℃保持)[36]

b) 温　　　度
pH 6 以上では 130℃まで加熱してもそのゲル強度はあまり損なわれない．

c) 時　　　間
ゼリー類を充填する場合，カラギーナンは凝固しない高い温度と低い pH が保たれる．しかし，最初に充填した製品と最後に充填した製品では，確実にそのゲル強度に違いが出てくる．それゆえに充填時間は生産管理上，重要な要因である．**図 5-19**[36]は 58℃で保持したゲルの劣化について異なる pH での変化を示した．この図から 1 時間以内で充填を終わらせることは大事なことであることが分かる．

1.4　ファーセルラン
Danish-agar と呼ばれ，カラギーナンと同じ紅藻類から得られる粘質物である．平均分子量 20,000～80,000 と推定されている．ファーセルランはゲル化する ϰ-成分とゲル化しない λ-成分とに分画でき，カラギーナンのそれに類似している．そのゲル強度は寒天よりも弱いが，カラギーナンよりも高い．タンパクとの反応が弱く，凝集しにくいのでミルクプリンの基材として用いられる．ヒパニアンと同様にカラギーナンの範ちゅうに入れていたが，現在はカラギーナンとは区別している．

表5-3 カラギーナンの食品への応用

分類	機能	効果	応用例
水	ゲル化性	ゲル形成, テクスチャー改善	デザートゼリー, チーズ様食品
	濃厚化	分散安定, ボディ感付与, フィルム形成	果汁飲料, コーヒークリーマー, グレーズ, みぞれ
タンパク質	ゲル化性	ゲル形成, テクスチャー改善	プリン, フラン, カスタード
	濃厚化	ホエー分離防止, 離水防止	アイスクリーム, 豆乳, ハム・ソーセージ, かまぼこ
デンプン	相互作用	分散, 懸濁安定, 老化防止, 離水防止	ソース, パン, バッターミックス, 麺
油脂	乳化性	油の均一性, 分散安定化	マヨネーズ, ドレッシング, アイスクリーム

1.5 食品への応用

カラギーナンは現在日本市場では1,500〜1,600tの消費量である．主な用途は各種デザートゼリー類が食品分野の約40%を占めている．次いでプリンなどの乳製品類がおよそ15%ぐらい，アイスクリーム，畜肉製品がそれぞれ10%，ソース類の10%が大口の需要である．食品分野以外に，歯磨き，芳香剤がカラギーナンの応用分野である．表5-3に食品の系(水，タンパク質，デンプン，油脂)に分けて，応用例をまとめてみた．

2. 寒　　天

寒天はわが国でゼリーの代表のように使われてきた．ところてん，みつ豆，羊かんなど日本の伝統食品に用いられている．

寒天の生産は第二次大戦前までは世界の95%を日本が占めていたが，現在ではチリが世界生産の8割を占めている．紅藻類のテングサ科，オゴノリ科から生産されるので，これらの採取国で作られるようになってきた．カラギーナンと同じ紅藻類から採れ，構造的にも類似している．大まかな違いと共通性についてはカラギーナンの項を参考にしながら比較してほしい．

2.1 原　　料

日本の周りでは24種のテングサ (*Gelidium*) がある．そのうち，マクサ (*Ge.*

amansii)が最も多く利用されている．オニクサ(*Ge. japonicum*)は最もゲル強度が高い．オゴノリ属(*Gracilaria*)は，劣等な配合原藻の一種であったが，「小島・舟木によるアルカリ処理法」の発明と「圧搾脱水法」の応用とにより，ゼリー強度の高い製品ができるようになり，世界的に作られるようになった．オゴノリ(*Gr. verrucosa*)は多分世界中で最も多い寒天原料である．その他にオバクサ属(*Pterocladia*)，イタニグサ(*Ahnfeltia*)などがある．

2.2 製造方法
(1) 基本的な製造方法

基本的には原藻を煮沸し，微酸性(0.01～0.02％硫酸あるいは0.05％酢酸)にして寒天質を抽出する．乾燥原料から25～45％の寒天が得られる．それぞれの種類に合わせた製造方法が採用されている．**図 5-20**[6)]に代表的な製造方法を示した．

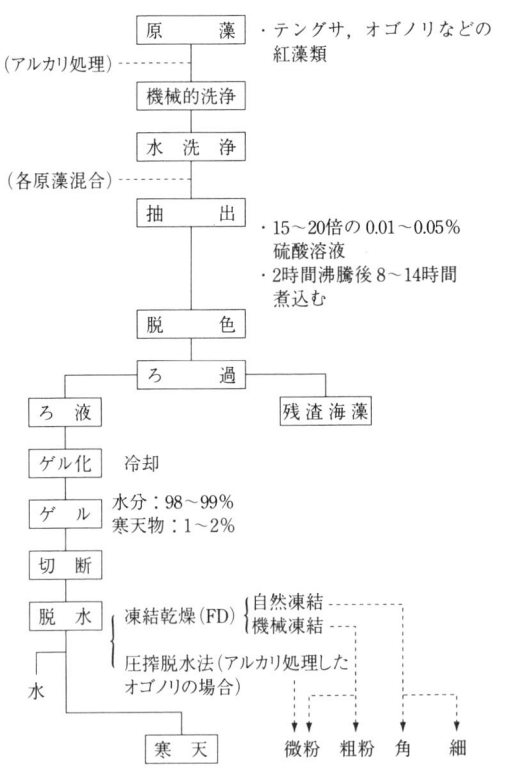

```
                    ┌─────┐   ・テングサ，オゴノリなどの
                    │原 藻│     紅藻類
      (アルカリ処理)└──┬──┘
                    ┌─────┐
                    │機械的洗浄│
                    └──┬──┘
                    ┌─────┐
                    │水 洗 浄│
                    └──┬──┘
      (各原藻混合)
                    ┌─────┐   ・15～20倍の0.01～0.05％
                    │抽 出│     硫酸溶液
                    └──┬──┘   ・2時間沸騰後8～14時間
                    ┌─────┐     煮込む
                    │脱 色│
                    └──┬──┘
                    ┌─────┐
                    │ろ 過│
                    └──┬──┘
              ┌────┴────┐
           ┌─────┐  ┌─────┐
           │ろ 液│   │残渣海藻│
           └──┬──┘  └─────┘
           ┌─────┐ 冷却
           │ゲル化│
           └──┬──┘
           ┌─────┐ 水分：98～99％
           │ ゲル │ 寒天物：1～2％
           └──┬──┘
           ┌─────┐
           │切 断│
           └──┬──┘
           ┌─────┐ 凍結乾燥(FD)  自然凍結
           │脱 水│                機械凍結
           └──┬──┘ 圧搾脱水法(アルカリ処理した
            水              オゴノリの場合)
           ┌─────┐      微粉 粗粉 角 細
           │寒 天│
           └─────┘
```

図 5-20 従来一般的な寒天の製造方法[6),11)]

原藻を配合すること（ノウハウ）を草割という．原藻の混合は長い間のノウハウである．収量を上げることと時間を短縮する目的で，高温高圧で抽出する方法が採られている．一般的には $1\sim2\mathrm{kg/cm^2}$ の圧，$120℃$ で $2\sim4$ 時間である．

(2) アルカリ処理

寒天のアルカリ処理はカラギーナンのそれとよく似ている．オゴノリ属のゼリー強度の弱い海藻が，小島ら[7)14)]によって開発されたアルカリ処理方法で強度の高いものになった．

$$R\begin{matrix}O \cdot SO_2 \cdot O\\ O \cdot SO_2 \cdot O\end{matrix}R' + CaCl_2 + 2NaOH \longrightarrow R\begin{matrix}O \cdot SO_2 \cdot O\\ O \cdot SO_2 \cdot O\end{matrix}Ca + 2NaCl + H_2O$$
$$\text{(II)} \hspace{6cm} \text{(I)}$$

ここで R と R' はオゴノリ中の多糖を表している．テングサ属の寒天は(I)の形で存在している．一方オゴノリは(II)の形で存在している．精製していないオゴノリを $85\sim90℃$ の水酸化ナトリウムと塩化カルシウムを用いて処理をすると寒天の分解が押さえられ，ゲル強度は高くなる．

オゴノリの場合は硫酸根が 9.62% である．4% 以上含まれていると凝固しない．水酸化ナトリウムを用いて処理すると，この硫酸基が減少する．一例として，3.72%，3.42%，3.07%，2.18% の硫酸基の含量のとき，ゲル強度が 143，173，293，$306\mathrm{g/cm^2}$ と高くなる．Tagawa[9)]によれば，アルカリ処理によってアガロースが増え，アガロペクチンが減った．そしてアガロース部の硫酸基は減少しているので，カラギーナンのように L-ガラクトース-6-硫酸が 3,6-アンヒドロ-L-ガラクトースに変換したものと推察している．

(3) 松橋の海藻低温酸処理法[11)]

寒天は $15℃$ 以下の低温においては pH 1.0 の強い酸性状態に置かれていても安定している．これは寒天が寒天以外の多糖類と結合しているためである．**図 5-21**[11)] に酸抽出処理の概念を示した．

酸処理の式は次のように表すことができる．Ra は寒天を表している．Rn は寒天以外のものを表している．

$$Ra-O-SO_2-O-Ca-O-SO_2-O-Rn + 2HCl \longrightarrow$$
$$Ra-O-SO_2-OH + Rn-O-SO_2-OH + CaCl_2$$

硬い海藻の場合，カルシウムの量の問題かどうかは分からないが，メタリン酸

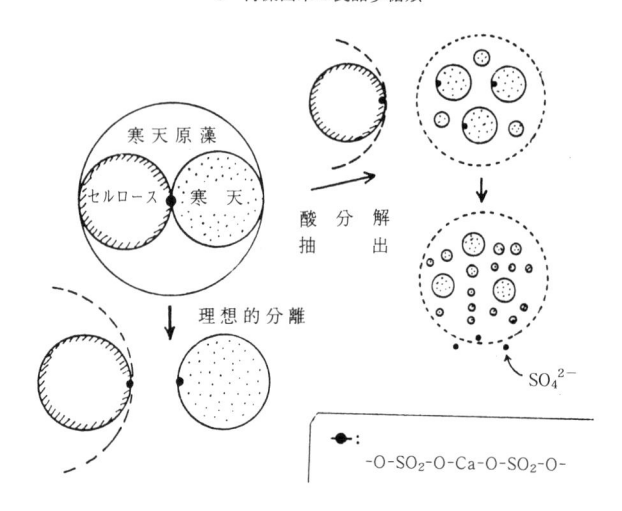

図 5-21 松橋による寒天抽出の概念[11]

表 5-4 寒天の成分[10]

区　　分	硫酸根含量(%)	ウロン酸含量(%)	ピルビン酸	ゲル化能濃度(%)
アガロース(70%)	0.3	3.03	なし	0.35
アガロペクチン(30%)	5.51	6.86	あり	1.10
寒　　天	3.85	4.11	あり	0.35

塩のような高分子のリン酸塩を使用すると抽出量が増え，同時に白っぽくなる．

2.3 化学構造

　寒天をアセチル化し，クロロホルムで抽出するとクロロホルムに溶けるものと，不溶部に分けられる．前者をアガロース，後者をアガロペクチンと呼んでいる．これらの成分などを**表 5-4**[10]に簡単にまとめた．

　寒天はアガロース(AG)とアガロペクチン(AP)から成り立っている．アガロースは寒天の力学的挙動の大部分を支配している．アガロースはゲル化するが，アガロペクチンは(−)電荷が強くゲル化しない．アガロースの構造は κ-カラギーナンとよく似ているが，3,6-アンヒドロ-L-ガラクトースの部分がカラギーナンとは異なる．D体とL体の違いである．そしてほとんど硫酸基を含まない中性ガラクタンである．アガロペクチンは寒天中のアガロース以外のイオン性の多糖類を全て含んだものの総称である．主としてD-ガラクトース，3,6-アンヒドロ-L-

2. 寒　天

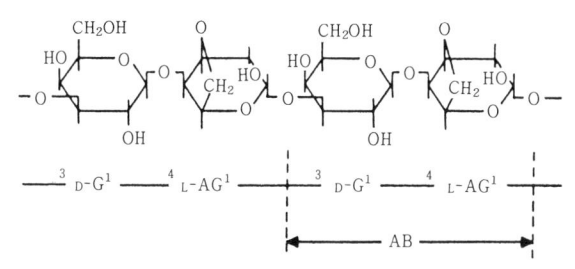

[構造式図]

- D-G＝β-D-ガラクトピラノース
- L-AG＝3,6-アンヒドロ-α-L-ガラクトピラノース
- AB＝アガロビオース

図 5-22　寒天(アガロース)の基本構造[8]

ガラクトースから成り，D-グルクロン酸，ピルビン酸，硫酸エステル，メトキシル基などを含んだ酸性ガラクタンである．寒天(アガロース)の基本構造を**図 5-22**[8]に示した．

市販の寒天を加水分解すると下記の物質が得られた．

硫　酸	1〜5％
D-グルクロン酸	4〜7％
ピルビン酸	1％
L-ガラクトース	1〜3％
3,6-アンヒドロ-L-ガラクトース	10〜25％
D-ガラクトース	40％

2.4　寒天の種類

寒天は食品以外にも医薬品，培地用と幅広く使われている．食品においてもそれぞれの特質を生かして使われている．商業的には次の種類がある(**表 5-5**[40])．

表 5-5　寒天および寒天製造法の大別[40]

天然寒天	……自然凍結乾燥法		角寒天
			細寒天
工業寒天*		機械凍結法…フレーク状寒天(粗粉)	
		圧搾脱水法…粉 末 状 寒 天 (微粉)	
精製寒天(二次的製造法)(粉末寒天)			

＊　工業寒天は自然状態で凍結乾燥した天然寒天に対比して用いられているので，工業用寒天の意味ではない．

- 角寒天：平均7.5gの重さでハチの巣のような形状である．長野県が世界唯一の産地である．600〜700tの生産量がある．ほとんどが国内で菓子関係に使われている．わずかであるが赤，緑に染色した商品もある．最近，フィリピンの一企業が機械冷凍・天日乾燥で作っている．日本製とは容易に見分けがつく．
- 細寒天（糸寒天）：一般的には長さ28〜36cmで，径は特に決められていない．日本では岐阜県が一番大きな産地である．韓国でもテングサを用いて日本と同じような作り方で生産している．韓国は世界第2位の生産国である．日本での生産量は500〜600tぐらいである．
- フレーク寒天：凍結法で作られている．一方，粉末状寒天は非凍結法で圧搾脱水法を用いて製造する．後者は工業寒天の中で主流を占めてきて，粉末寒天と呼んでいる．前者はテングサ属から作り，後者は一部の例外を除いてオゴノリ属から作る．日本の他，世界各国で生産されている．

2.5 寒天のゲル化性

(1) 溶解性

寒天は冷水には溶解しない．完全に溶解するためには一昼夜冷水で充分に浸漬した方がよい．粉末タイプでも5〜10分間ぐらい浸漬することは大事なことである．次いで沸騰後5〜10分間煮沸すると完全に溶解する．しかし，最近開発された即溶性寒天は80〜85℃で溶解する．これは従来の寒天が製造上いったんゲルに転移した状態のものを乾燥するのに対して，即溶性寒天はゾルのランダム状態で乾燥しているため従来の寒天とは溶解性が異なる．

寒天は3%が溶解限界なので使用濃度には充分注意する必要がある．高濃度で使用する場合は薄い溶液で調整して濃縮した方がよい．

低濃度での粘度を図5-23[13]に示した．抽出条件，原藻によって異なることが分かる．

(2) ゲル化の機構

寒天は冷水中では溶けず熱水中で溶解し，冷却により凝固してゲル化する．この機構はカラギーナンと同じなのでカラギーナンの項の図5-12を参考にしてほしい．80℃以上に熱すると寒天は溶解し始め，ランダムコイルとなる．そして沸騰させ完全に溶かし，冷却し始めると二重らせんへの転移が始まる．最初に同じ分子鎖内の隣りあわせたガラクトースとの間で水素結合の架橋が生じ，寒天分子鎖が棒状のコンホメーションをとる（図5-24[12]）．続いて異なる分子鎖間で，

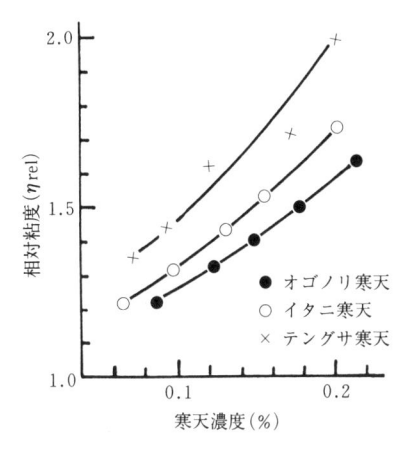

図 5-23 濃度と相対粘度の比較[13]

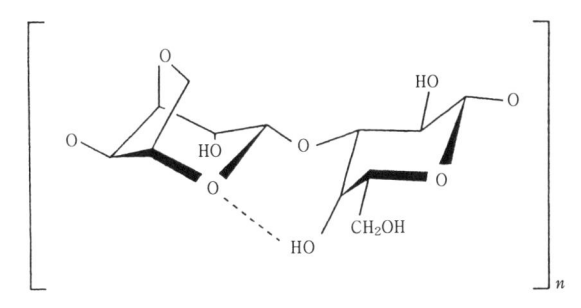

図 5-24 分子鎖内水素結合[12]

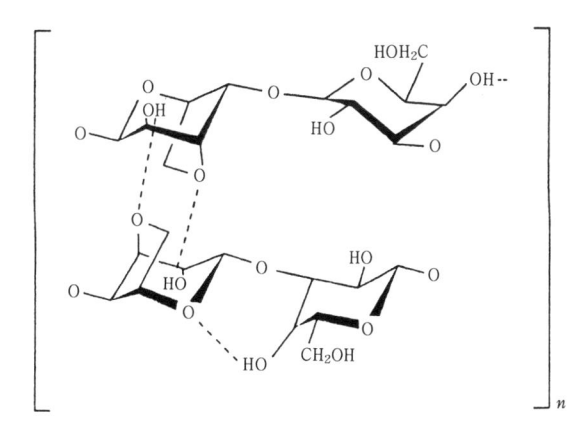

図 5-25 分子鎖内および分子鎖間水素結合[12]

3,6-アンヒドロ-L-ガラクトースの OH 基と環状酸素の間でカゴ状構造(カゴ効果)による水素結合が形成される(**図 5-25**[12]). その結果, 分子鎖間の内側は規則正しく水素結合を形成し, その逆に外側は疎水性の炭素や水素が並ぶことになりゲルに転移する. 現象としては寒天のゲルが白濁していることも上記の理由で説明できる[12]. 寒天は, 煮沸すると 80〜90℃で粘性のあるゾルになる. 温度を下げて 30〜40℃前後で凝固してゲル化する. アガロースは寒天の強度に関与し, アガロペクチンは寒天の粘弾性を左右する. pH 4 以下になるとゼリー強度が極度に低下する.

アガロースはゲル形成能が最も高いが, アガロース様の構造を有するものはゲル化性が弱い. 例えば**図 5-2** の紅藻類の分類で示したポルフィランは 3,6-アンヒドロ-L-ガラクトースがガラクトース-6-硫酸に変わっている. $\varkappa$-カラギーナンはアガロースよりも弱いゲルである. ファーセルランのゲルはカラギーナンとアガロースの中間の硬いゲルである.

2.6 寒天の物性
(1) ゼリー強度

寒天の凝固力を表す手段として, 日寒水式の方法が商業的に世界共通のやり方として広く採用されている. この方法の基本的な考え方は,「寒天の 1.5%溶液を調製し, 20℃で 15 時間放置, 凝固せしめたゲルについて, その表面 1cm^2 当たり 20 秒間耐え得る最大重量(g 数)をもってゼリー強度とする[19].」というものである. この方法により測定された市販のゼリー強度は, 糸寒天で 300〜400g/cm^2, 角寒天で 200〜400g/cm^2, 粉末寒天で 300〜2,000g/cm^2 であった. しかし最近新しいタイプの粉末寒天が開発され, 非常にゲル化力の弱い 30g/cm^2 の低強度寒天からゲル化力の強い 2,000g/cm^2 の高強度寒天まで, 幅広く製造されるようになった.

寒天濃度とゼリー強度は低濃度(0.3%以下)を除いてほぼ比例関係にある. 寒天のゲル化する最低濃度をゲル化能と呼ぶが, 約 0.1%である. 0.1〜0.3%の低濃度での寒天ゲルのゼリー強度はゲルの粘弾性と相関関係があり, 例えばトコロテン用の寒天のように粘弾性の強いものほど低濃度での強度が強い.

ゼリー強度は pH 4.5〜8.0 では影響が少ないが, pH 4.5 以下になると分解が生じ, ゼリー強度は低下する. 加熱殺菌により, さらに低下する.

(2) 凝固点と融点

商業的な品質管理における寒天のゲル化温度は, ゾルの流動性が失われ始めた

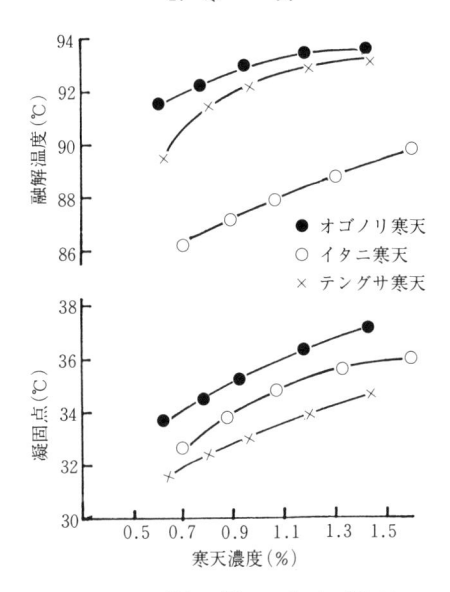

図 5-26　3種類の異なる寒天の凝固点と融解点[13]

温度であり，熱力学的に見た転移温度に較べ若干の曖昧さを持つ．しかし寒天が部分的にも固まりだせば作業ができなくなるので，実用的な数値といえよう．メトキシル基含有量が増すにつれてゲル化温度が上昇する．8%のメトキシル基の増加で12℃上昇する．寒天濃度に対する凝固点と融点をまとめて図 5-26[13]に示す．寒天のタイプによって異なるのは海藻の違いから来るものである．一方，寒天のゲルが加熱で溶液化するときの温度を融点として同様の指標としている．最近開発され，市販されている寒天の中には，分子量を大きくし，アガロース比率を高めることによって100℃に近い融点を持つものもある．

(3) 離　水（離漿）

寒天ゲルは，三次元構造の中で，網目構造の空隙を水が満たしている状態であるが，網目構造が徐々に収縮することにより，表面からミセル間隙間の水が出て来る現象を離水（離漿）という．他の多糖に比較して離水が生じやすい．この離水現象を寒天の場合は「泣き」，「汗」という表現を使っている．原藻の種類と，ゼリー強度によっても左右されやすい．次のような影響が考えられる．

　① 濃度の影響…寒天は少量で高いゼリー強度を有するために，使用する濃度が低い場合は，どうしても離水しやすくなる（図 5-27 ⓐ[13]）．

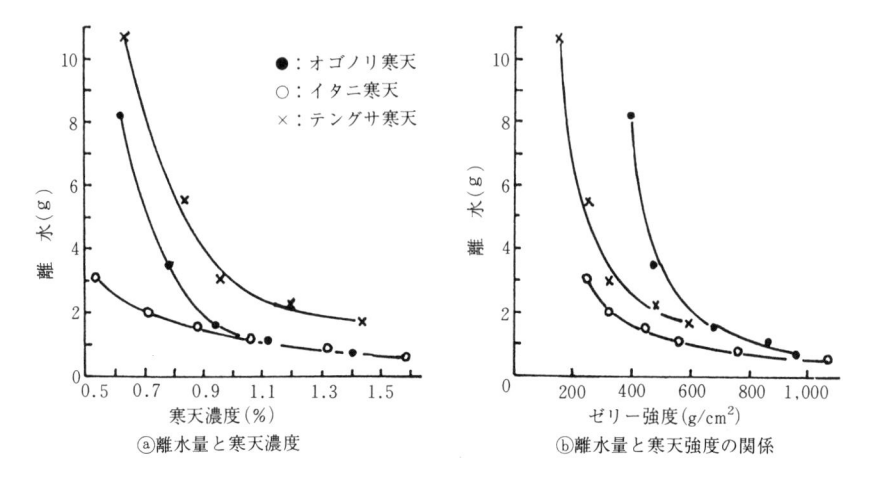

図 5-27 寒天の離水[13]

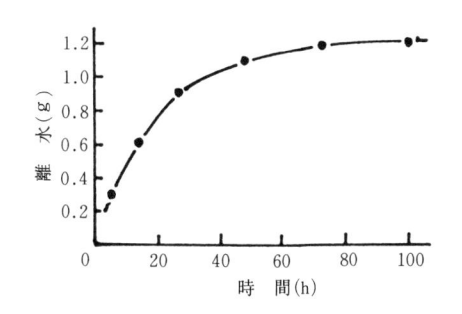

ⓐ離水量と寒天濃度

ⓑ離水量と寒天強度の関係

図 5-28 寒天の離水：時間の影響[13]

② ゲルの保持時間…オゴノリを用いての実験で，30℃で72時間でやっと離水が平衡に達した．実際には144時間で止まった(**図 5-28**[13])．
③ ゲル強度…ゲル強度の高いものは離水も少ないようである(**図 5-27 ⓑ**[13])．
④ 剛性率(ずり弾性率)…剛性率の高いもの，すなわち硬いものは離水しにくい．
⑤ 硫酸含有量…含有量が高くなれば離水量が多くなる．原藻の段階では硫酸含有量の高いものは品質が悪いとされていたが，アルカリ処理に伴い硫酸含有量が少なくなり，離水が少なくなってきた．硫酸基の減少に伴い，ゼリー強度が高くなる．

寒天濃度1％以上で砂糖濃度60％以上になると全く離水は起きない．

布施ら[15]の研究によると，分子量3,000〜100,000のアガロースは分子量(MW)の増加に伴い，3,6-アンヒドロガラクトース(aGal)の含有量も増加して保水性が高まった．一方，アガロペクチンの保水性は，硫酸基密度(DS)によって著しく影響されると報告している．保水性に対する数値としてG_1値 ＝ MW×aGal(％)/DS を提案している．

(4) 他の物質との相容性

寒天に砂糖を添加すると，ゲル強度は高くなる．中浜[16]によると，砂糖濃度が60％のときにゼリー強度の極大値が認められる．また砂糖添加により，ゲル構造が密に均一化しゲルの透明度が増加する．寒天ゲルは砂糖の添加によりしなやかで，粘りがあるこわれにくいゲルに変化した．寒天濃度1％以上で砂糖濃度60％以上になると，離水も止まる．

ゼリー強度を下げるものとしては，酸，脂肪，タンパク質，乳糖，牛乳，CMC，デンプンなどがある．とくに牛乳，餡などの添加量の多い場合は，寒天を前もって溶かして煮詰めて濃度を高めなければならない．果汁はpHが低いので寒天を分解するので，60℃以下に冷ましてから添加した方が良い．

食品多糖類ではローカストビーンガム(LBG)が例外的にわずかに効果がある．例えば10％LBGと90％寒天の配合品では，10％程度ゲル強度が上がる．しかしこの相容性も全ての種類の寒天にあてはまるわけではない．他の食品多糖類とはあまり相乗効果はないようである．

2.7 食品への応用

寒天利用の長所は，少量の添加量(0.03％でゲルを形成)で高いゲル強度が得られ，あっさりとした食べ口と，フレーバーリリースの良さである．欠点は酸に弱く溶解が大変であること，脆いテクスチャーである．最近は草割と製造技術の進歩でこれらの欠点が改良され，次のように従来の寒天のイメージが大きく変えるものが登場している[18]．

① ゲルの融点が高い(沸騰20分)**高融点寒天**
② 低分子で曳糸性がなく，チキソトロピックな**ウルトラ寒天**
③ 70〜90℃で完全溶解する**即溶性寒天**
④ 低強度で高粘性を持つ**超高粘性寒天**

特徴としては，
① は，みつ豆用寒天に代表される殺菌に耐えられるタイプで，高融点，耐酸

表 5-6 寒天の食品への応用とその特長[18]

主な用途		ゼリー強度 (1.5%濃度)	特長
一般用	餡 佃煮 ペースト状食品 ダイエットフード コンビーフ 魚介畜肉缶詰 人工飼料 半生菓子 ゼリービーンズ	530〜930g/cm²	●原料は主にオゴノリ ●溶解性が良い ●ゾル粘度が低く,泡立ちが少なく作業性が良い ●糖を添加すると強度が他の寒天に比べて上がる ●加圧脱水方式
和菓子用	練り羊かん 和風ゼリー ゼリー菓子 錦玉 水羊かん	420〜580g/cm²	●原料は主にマクサ(テングサ) ●離水量が少なく泣きがない ●糖を添加しても固くならないため,ソフトでなめらかな口あたりの良い製品を作る
和菓子用 (フレークタイプ)	高級和菓子	400〜500g/cm²	●原料のマクサ(テングサ)を特に吟味した高級品●離水量が最も少なく泣きがない●糖を添加しても固くならないため,ソフトでなめらかな口あたりの良い製品を作る●冷凍脱水方式
高粘弾性寒天	トコロテン 海藻色トコロテン	900g/cm²	●特殊製法により作られた高粘弾性でトコロテンに最適な寒天●さらしテングサのようにカスを処分する必要がなく,作業性もきわめて良い●海藻臭がない
即溶性寒天	製菓 乳製品	600〜700g/cm²	●溶解温度が低く熱湯溶解が可能 ●高濃度溶解が可能
ウルトラ寒天 (低凝固性ゼリー)	乳製品 ドレッシング マヨネーズ 飲料 カプセル	30〜200g/cm²	●低凝固力のソフトなテクスチャーを持つ●増粘作用を持つが曳糸性がない ●他の糊料と違い糊状感のないフレーバーリリースに優れた製品に仕上がる ●チキソトロピックな粘性を持ちスプレッド状製品に適している
乳業用	ヨーグルト デザートゼリー プリン	400〜800g/cm²	●溶解性が特に優れている ●菌数保証製品(1g中1,000以下) ●低い凝固温度 [35℃以下(ヨーグルト使用時)]
高融点寒天 (殺菌タイプ)	みつ豆缶詰 杏仁豆腐(缶詰) カップあんみつ (殺菌)	730〜1,300g/cm²	●ゲルの融解温度が高い ●耐熱性に優れている ●耐酸性に優れている ●ゲルの経時変化が少ない
ペレット (固形寒天)	1錠当たり特優角寒天1本分 1錠当たり特等角寒天1本分	480〜570g/cm²	画期的な錠剤型,計量不要の角寒天に代わる製品●溶解性が良い ●うらごし不要●かさばらない●ソフトな出来上がり●均一な品質と重量●1錠で角寒天1本分

性である．②は，いわゆる「固まらない寒天」で糊感のない，保水性が高いことが特徴である．中性域の耐熱性，耐酸性にも優れている．③は，餅粉との共存下でも溶解が可能なために，餅，求肥(ぎゅうひ)に用い保水の高いボディーを形成する．④のタイプは，非常にソフト感があるゼラチン様の食感である．しかも低濃度の使用のため口溶けが良い．

主な応用例を**表 5-6**[18]にまとめた．その用途に合った寒天の特長を同時に記載した．

3. アルギン酸類

アルギン酸は，褐藻類の細胞間物質の主成分である．1883 年に英国の Stanford[44]がコンブ類を希薄なアルカリ液にて処理して得た粘稠な水溶液をろ過し，ろ液に酸を添加したときに生じた析出物をアルギン酸(alginic acid)と命名した．海藻酸(中国)，昆布酸，Tang 酸ともいわれている(Tang は英語でコンブの意)．

褐藻類でのアルギン酸の含有量は種類によって異なり，性質も異なる．一般的には褐藻類におけるその含有量は 3 月頃が最大であって 30％ぐらいになり，10～12 月頃が最小になる．アルギン酸は褐藻類以外にも 1964 年に Linker[45]が囊胞性腺維症の患者の痰から分離した *Pseudomonas aeuginosa* などの菌からも発見されている．アルギン酸は褐藻類独特のものとはいえなくなってきた．褐藻類には他にラミナラン，水や希酸で抽出されるフコイダン(fucoidan)などの粘質物がある．なお，褐藻類を好んで食べるアワビはアルギン酸分解酵素(アルギナーゼ)を持っている．

日本ではアルギン酸，アルギン酸ナトリウム，アルギン酸プロピレングリコールエステル(PGA)の 3 品目が食品添加物に認められている．

3.1 製造方法
(1) アルギン酸，アルギン酸ナトリウム

アルギン酸は藻体中では海水に含まれる様々な金属イオンと塩を形成し，水に不溶の状態で存在している．この場合はカルシウムイオンで代表される二価以上の陽イオンによって架橋構造をとっている．まずこの架橋構造を解くために，希酸で藻体を膨潤させ軟化させる．次にアルカリ下で加熱すると，アルギン酸の塩として抽出されてくる．これを分離，精製するとアルギン酸ナトリウム水溶液が得られる．酸を加えるとアルギン酸となり凝固析出してくる(**図 5-29**[20])．

日本が輸入している南アフリカの *Ecklonia maxima* は，茎部を乾燥・粉砕したものである．葉状部と異なり，アルギン酸の抽出は容易でないので前処理として炭酸ナトリウムを用いて膨潤軟化を行う抽出方法を西出ら[41]は提案している．

(2) アルギン酸プロピレングリコールエステル

湿潤したアルギン酸にプロピレンオキシドをカルボキシル基が90％エステル化されるまで反応をさせる．残りはそのまま酸の状態にするかカルシウムかナトリウムで中性にする．構造を**図 5-30**[20]に示した．

3.2 化 学 構 造

アルギン酸は C-6 位が COOH になったいわゆるウロン酸から構成される直鎖状の酸性多糖類である．β-D-マンヌロン酸(β-D-mannuronic acid) (M) と α-L-グルロン酸(α-L-guluronic acid) (G) のウロン酸からなる 1,4 結合のブロック共重合体である(**図 5-31**)．M からなる M ブロックと G からなる G ブロック，両残基が交互に入り混じって MMM，GGG，GMGM からなる 3 つの型のセグメントから成り立っている．M/G 比は藻種，部位，季節によって変動する．最近の商品には M の含有量の多いもの，G の含有量の多いものとして区別しているものがある．これらの比率によってゲルの性質が異

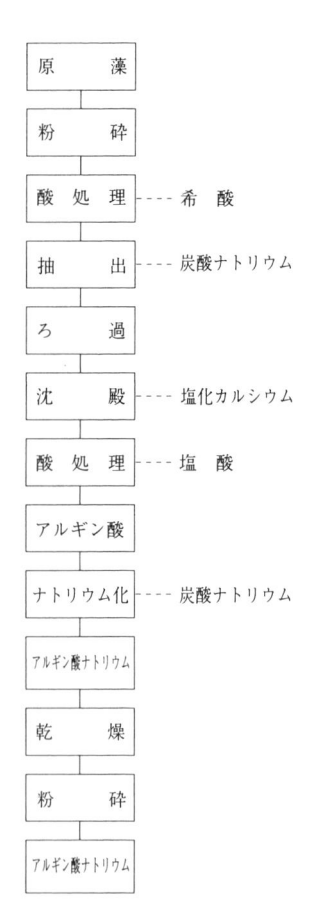

図 5-29 アルギン酸ナトリウムの製造方法[20]

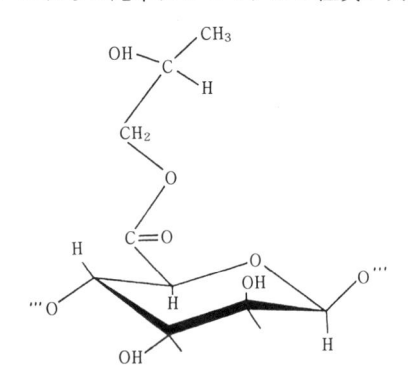

図 5-30 アルギン酸プロピレングリコールエステルの構造式[20]

図 5-31 アルギン酸の構成残基：D-マンヌロン酸と L-グルロン酸

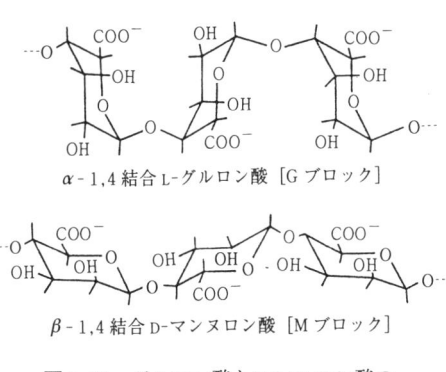

図 5-32 グルロン酸とマンヌロン酸のブロックの状態[20]

なる．図 5-32[20] の G ブロックのグルコシッド結合は *axial-axial* 構造をとり，その結合の形をバックル型，*equatorial-equatorial* で結合している M ブロックの形を平たんなリボン型と呼んでいる．それぞれ金属イオンの取り込み方が異なる．

3.3 原料海藻
(1) 原　　料

アルギン酸の原料はコンブ，ワカメ，ヒジキなどの褐藻類である．実際の工業原料としてはアルギン酸の含有量が高く，大量に繁茂していなければならない．

原料としては，
- 南米チリのレッソニア属（Lessonia）
- 米国西海岸のマクロシスティス（通称ジャイアントケルプ）（Macrocystis pyrifera）
- 南アフリカのカジメ属（Ecklonia）
- 豪タスマニアのダービリア（Durvillea）
- 北欧・カナダのアスコフィラム（Ascophyllum nodosum）

などが主なものである[22]．その採集方法もジャイアントケルプのように機械を用いて行う場合，北欧のアスコフィラムのように干潮を利用して手作業で取る場合と様々である．ここ数年チリ産のレッソニアへの依存度が高い．乾物換算でアルギン酸が20～30％含まれている．

(2) M/G 比

アルギン酸を3つのタイプに分けている．すなわちハイMタイプ，中間タイプ，ハイGタイプで，M/Gの比にすると1～1.5，1前後，0.5～1に大きく分類できる．

最近の分析技術の発展に伴い，核磁気共鳴NMRを用いて各ブロックを分析することができるようになった．表5-7[25]に原藻による各々の成分の違いを分析した結果をまとめた．Macrocystis pyrifera と Ascophyllum nodosum からはハイMタイプ，一方 Laminaria hyperborea からはハイGタイプのアルギン酸を採ることができる．

ハイGタイプのアルギン酸塩のゲルはバックル型のコンホメーションを取り，カルシウムをとり込みやすいので，ゲル強度が高いが，脆く熱安定性に優れたゲルを形成する．一方ハイMタイプはカルボキシル基にカルシウムがイオン結合しているためにハイGタイプほどゲル強度は高くはないが，凍結解凍安定性のある弾力あるゲルを形成する．M/G比を調整することによりゲル特性を変える

表5-7 代表的な褐藻類の成分例[25]

	Macrocystis pyrifera	Ascophyllum nodosum	Laminaria hyperborea	Lessonid nigrescens
マンヌロン酸(M)(％)	60	65	30	60
グルロン酸(G)(％)	40	35	70	40
％ MM	40	56	18	43
％ MG + GM	40	18	24	34
％ GG	20	26	58	23
M/G	1.50	1.85	0.45	1.50
アルギン酸Na含量(乾物)(％)	26	26～28	25～27	35

3.4 アルギン酸の性質

アルギン酸塩の水溶液は，熱の変化によるゲル化ではなく，金属塩によるゲル化である．側鎖のないウロン酸の重合体として他の食品多糖類では見られない特徴を有している．それは下記のファクターに起因するものと思われる[39]．

- 主鎖が完全に直鎖で，分岐がない．
- 各ウロン酸ユニット1個ずつにカルボキシル基があり，アニオン電荷が均一である．
- カルボキシル基が C-5 位に直結しており，解離しやすくイオン交換能が高い．

アルギン酸は水に不溶であるので，その特性は塩類の形である．添加物としてはナトリウム塩あるいはプロピレングリコールエステルである．

a) 流動特性

直鎖状の多糖類なので，前述したように比較的ニュートン流動には近いが，基本的には擬塑性流動である．特に塩類の影響，分子量と濃度が大きく影響する．**図 5-33**[38] に中間的粘度アルギン酸ナトリウムのずり応力に対する粘度の変化を示した．

b) 濃度の影響

表 5-8[21] に代表的なアルギン酸ナトリウムのグレードによる粘度の違いを示した．

c) 温度の影響[20]

アルギン酸塩は他の多糖類と同じように温度の上昇と共に粘度が低下する．温度が 5.5℃ 上昇すると粘度が 12% 低下する．しかし高温で長時間おくと分解し粘度低下をきたす．もちろん pH が低ければ分解は促進される．しかしカルシウムイオンがあると熱に対して安定である．アルギン酸ナトリウム溶液は凍結解凍によっても粘度や外観は変化しない．

d) アルコールの影響[20]

アルコールやグリコールを添加するとアルギン酸塩の溶液は粘度が上昇する．濃度が高くなると沈殿する．1% のアルギン酸ナトリウム溶液はアルコールで 20% まで，グリセリンで 70% までは沈殿しない．

e) pH の影響

pH の影響は強く受ける．pH が 4 以下ではアルギン酸塩類がアルギン酸に変化

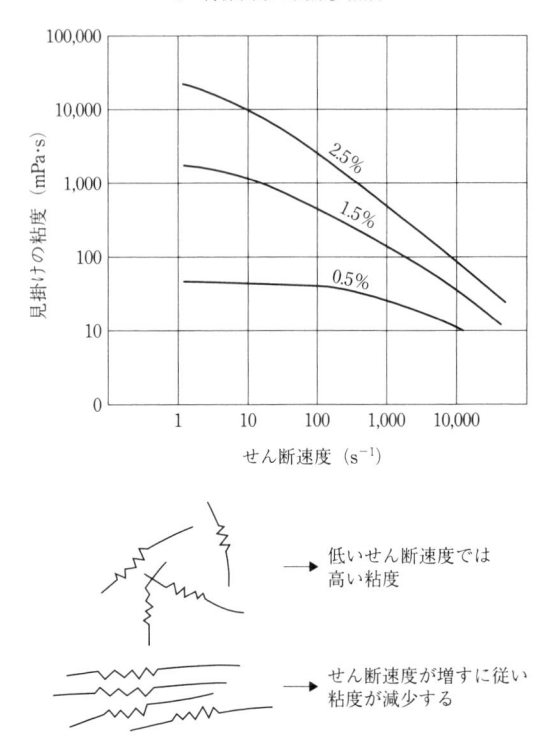

図 5-33 中間的粘度のアルギン酸ナトリウムの粘度とせん断の関係[38]

表 5-8 アルギン酸ナトリウムの粘度[21] (mPa・s)

濃度	アルギン酸ナトリウムのタイプ			
(%)	低粘度品	中間粘度品	高粘度品	超粘度品
0.25	9	15	21	27
0.5	17	41	75	110
0.75	33	93	245	355
1.0	58	230	540	800
1.5	160	810	1,950	3,550
2.0	375	2,100	5,200	8,750

B型RVT, 20rpm, 20℃.

する．ゲル化または沈殿する．pH が 10 以上になると β 脱離と分解が生じて粘度低下が起きる．アルギン酸プロピレングリコールエステルは pH が 5 以下の酸性領域で安定している．

f) 金属キレート剤の影響

金属キレート剤は溶液中にある多価イオンの働きを封鎖してしまう．特にアルギン酸塩類の中のカルシウムや水の硬度成分をキレートするのでアルギン酸塩類の安定化には有効である．カルシウム成分を利用しているときは使用に注意を要する．

g) 塩の影響

食塩，炭酸ナトリウムなど一価の塩があると粘度が低下する．多価イオンの影響については，詳しくは次の項で述べる．

(1) カルボキシル基の機能

アルギン酸は水に不溶であるが水酸化ナトリウム，炭酸ナトリウム溶液にはよく溶ける．この性質は C-6 位の COOH に起因することが多い．

ナトリウム塩に無機酸(鉱酸)を添加すると遊離の状態のアルギン酸を得ることができる．

$$\text{①} \ COOH \xrightarrow{NaOH} COONa \xrightarrow{\text{酸}} COOH(\text{水に溶けずに沈殿})$$

直接ナトリウム塩の溶液にアルコールを加えると，アルギン酸ナトリウムを得ることができる．

$$\text{②} \ COOH \xrightarrow{NaOH} COONa \xrightarrow{\text{アルコール}} COONa(\text{沈殿する})$$

塩化カルシウムのような多価の金属塩で処理すると，不溶性のアルギン酸カルシウム塩が沈殿する．

$$\text{③} \ COOH \xrightarrow{NaOH} COONa \xrightarrow{CaCl_2} COOCa_{1/2}$$

(2) 水溶液の流動

アルギン酸は，直鎖状の多糖類であるので，繊維およびフィルムの形成能がある．またそのナトリウム溶液の粘度は，重合度と濃度により変わるが食品多糖類の中ではニュートン流体に近いので，繊維業界では，浸透性と脱糊性(糊落ち)が

表5-9 各種増粘安定剤のPVI値の比較[22]

アルギン酸ナトリウム	
キミツアルギン ULV-1	0.92
I-1	0.83
I-5	0.74
HMペクチン	0.68
CMC (高 DS)	0.66
LMペクチン	0.43
ローカストビーンガム	0.37
CMC (低 DS)	0.34
カラギーナン	0.22
グァーガム	0.21
キサンタンガム	0.15

粘度を10,000mPa·s (20℃, 20rpm)に調製した水溶液をBH型粘度計で測定.

抜群に良い糊料として,綿,ウール,シルクなどの天然繊維のプリントには欠かせないものである.表5-9に捺染(printing)用糊料の評価方法での粘度測定値を示した[22].

表5-9のPVI (Printing Viscosity Index)とは,20rpmでの粘度測定値/2rpmでの粘度測定値のことである.

したがって,PVI値が1に等しいとき,それはニュートン流体であり,この値が減少するにしたがって非ニュートン性が増大する.

少量のカルシウムイオンが存在するとチキソトロピックな挙動を示す.その流動性はカルシウムの量の調整によりコントロールが可能である.増粘,分散安定,保形,ゼリー形成,フィルム形成,凝集剤として優れた効果がある.

(3) イオン交換性

カルボキシル基はカドミウム,ストロンチウムなどの重金属と結合するので生体内にこれらの金属が蓄積されるのを防止することも可能である.

3.5 アルギン酸ゼリー

アルギン酸ゼリーは他のゲル化剤と異なる性質を持っている.

① 耐熱性である.
　加熱によって融解しないので,煮沸殺菌が可能である.
② 冷水でできる.
　加熱を必要としないので,非常に簡単にできる.
③ 耐凍結性がある.
　ナトリウムとカルシウムとの比率により凍結,解凍しても離水の少ないゼリーができる.

全ての基本的考え方は,次の反応式によって表すことができる[22].

$$2Na アルギン酸 + Ca^{2+} \longrightarrow Ca アルギン酸 + 2Na$$

この反応式を図5-34[23]によって説明すると,カルシウムイオンが反応系中に徐々に入っていくにつれて,アルギン酸塩重合体鎖が配列を始める.このことは

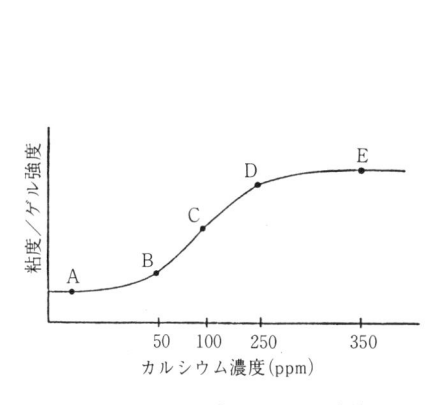

図 5-34 アルギン酸ナトリウム溶液の
　　　　　カルシウムによる影響[23]

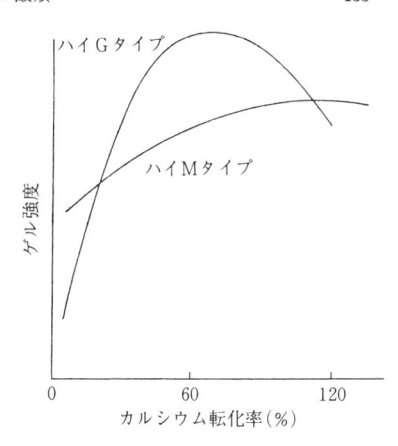

図 5-35 ハイGタイプ，ハイMタイプの
　　　　　ゲル強度とカルシウム転化率[20]

溶液の粘度が上昇したB点で分かる．さらにカルシウムイオンを添加するとC点に至り，ここではゲル構造が若干存在する．事実，この段階では溶液がチキソトロピー性を示す．さらにD点まで添加するとゲル化する．これはアルギン酸塩の約70％以上がアルギン酸カルシウムに変換したときに起こる．さらにカルシウムを添加するとゲル強度が上昇し，最後には沈殿する．この一連のカルシウムイオンの影響をカルシウム転化率という．

ハイGタイプとハイMタイプでは，カルシウム転化率によってそのゲル形成が異なる（**図 5-35**[20]）．バックル型のGブロックはちょうど卵のケースの形をした状態でカルシウムイオンを取り込み，いわゆる，"Egg Box Junction"を形成する（**図 5-36**[21]）．ハイGタイプは固いゲルを形成するのに対して，ハイMタイプは比較的弾性のあるゲルを形成する．ここまでの溶液の変化を**図 5-37**にまとめた[23]．

3.6　アルギン酸ゲルの作り方

アルギン酸のゲルは，温度，カルシウムの種類，キレート剤とpHによって影響されやすく（**図 5-38**[21]），高い温度ではアルギン酸はゲル化しにくい．アルギン酸のゲルは加熱を要さないゲル形成である．逆にゲルの形成を遅らせるにはキレート剤を使用するか，高い温度で調整するのも方法である．アルギン酸ゲルは熱によって形成するのではないので，いったんゲルしたものは熱的な可逆を起こさない．

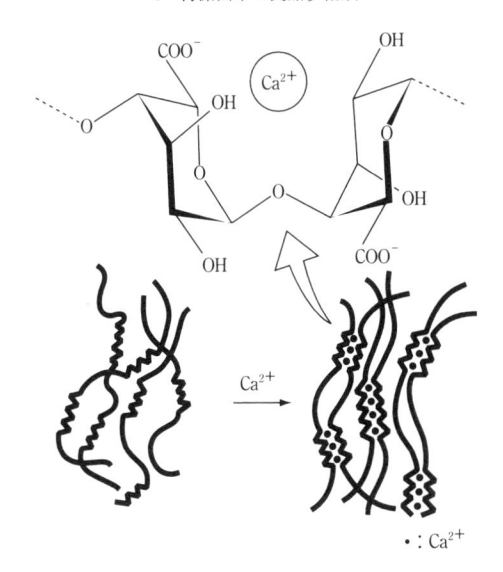

図 5-36　G ブロックアルギン酸ゲル「エッグボックス」[21]

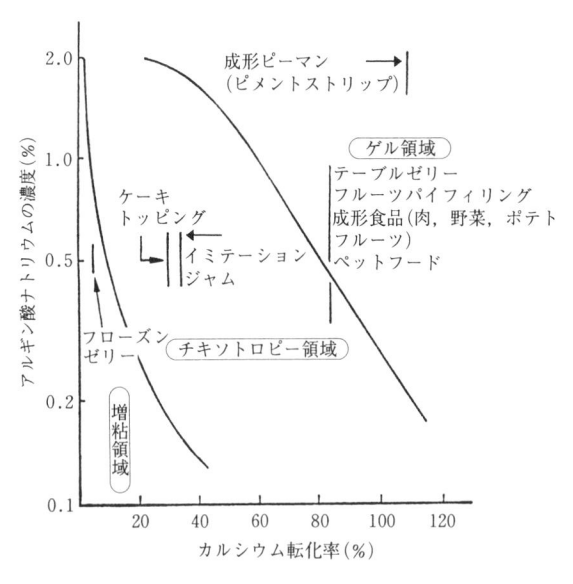

図 5-37　アルギン酸ナトリウムの濃度とカルシウム転化率から見た食品への応用[23]

(1) pHの影響

アルギン酸はpH 3.5以下でゲル化するが、塩で形成したゲルよりも弱い。カルシウムを併用すると良好なゲルが得られる。例えばpH 4でゲルを作る場合，pH 6で必要なカルシウムの半分で同じゲルができる。一方，炭酸カルシウムのように水に不溶性の塩は酸性にするとカルシウムイオンを放出しゲル化しやすくなる。

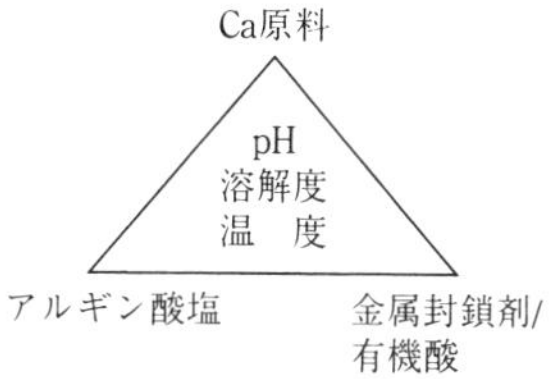

図5-38 ゲル生成と性質に及ぼす因子[21]

(2) カルシウム塩の選択

カルシウムの種類により，溶解性，味などが異なる。表5-10に各カルシウムの溶解度とアルギン酸との反応性をまとめた。最近では表以外のカルシウム塩としてグルコン酸カルシウムがある。使用するカルシウム塩によってゲルの性質が異なる。Shioyaら[43]は900MPaの静水圧下でアルギン酸カルシウムのゲルを調べた。塩化カルシウムは，非常に硬く，濁ったゲルである。乳酸カルシウムを用いるとゲルは硬く，透明性がある。グルコン酸カルシウムは，透明性が高く弾力性のあるゲルが得られる。一方，炭酸カルシウムは白く濁った非常に軟らかいゲルであった。

(3) 遅延剤としてのキレート剤の利用

表5-10からも分かるようにアルギン酸塩はカルシウムとの反応が速いものが多い。アルギン酸塩の溶解が不完全のうちゲル化が起き，均一性に欠ける。メタ

表5-10 使用されるカルシウム塩の性質とゼリー作成の手法[22]

	溶解度 g/100ml pH 7.0	アルギン酸ナトリウムとの中性での反応性	ゼリー作成の手法
易溶性(中性可溶)			**直接溶液法による**
塩化カルシウム・$2H_2O$	97.7(20℃)	瞬時にゲル化	瞬時に接触面が局部的にゲル化する。
乳酸カルシウム・$0\sim 5H_2O$	5 (常温)	瞬時にゲル化	例)人工イクラ，オニオンリング
難溶性(中性難溶・酸性可溶)			**イオン化コントロール法による**
硫酸カルシウム・$2H_2O$	0.241(0℃)	瞬時にゲル化	促進剤や遅延剤を併用し，カルシウム
クエン酸カルシウム・$4H_2O$	0.095(25℃)	徐々にゲル化	のイオン化をコントロールし，均質なゲルを得る。
不溶性(中性不溶・酸性可溶)			**イオン化コントロール法による**
リン酸一水素カルシウム・$2H_2O$ (第二リン酸カルシウム)	0.02 (25℃)	変化なし	中性ではゲル化を起こさず，促進剤として酸を加えpHを下げるとカルシ
炭酸カルシウム	0.0014(25℃)	変化なし	ウム$^{2+}$イオンを放出し，徐々にゲル化する。

リン酸ナトリウムのようなキレート剤を用いてカルシウム塩をキレートして反応を調整する．

(4) ペクチンの利用[24]

酸性下(pH4以下，特にpH3.4が良い)，アルギン酸ナトリウムとHMペクチンを併用すると熱安定性の高いゲルができる．しかも，可逆性ゲルを作ることもできる．HMペクチン単品でゲルを作るとき，高い砂糖固形分と限られたpHでなければならないが，アルギン酸を併用することによりこの問題は解決される．そしてテクスチャーはハイMタイプのアルギン酸ナトリウムを使用すると軟らかいゲルが，ハイGタイプを用いると硬いゲルが得られる．

(5) ゲル化の方法[23]

これまで，種々のタイプのアルギン酸塩およびそのゲル系に使用される他の成分について見てきた．どのように使用するか，説明する．

a) 拡散セット法

最も単純な方法である．この言葉が示すように，アルギン酸塩をカルシウムイオン溶液中に流し込む(拡散)ことにより，瞬時にアルギン酸カルシウムに変換され，ゲル化する．球状ゼリー，ひも状ゼリーなどが得られる．中性拡散セット系により作られた製品の例としては，カクテルオリーブに詰めるのに用いられる成形食品のピーマン片およびオニオンリング，人工イクラ，フカヒレ，クラゲなどが知られている．人工イクラなどを醤油に保存すると醤油中のNaイオンがアルギン酸カルシウムのCaイオンと徐々に置換し，ゲルが弱くなる恐れがある．

オニオンリングの製造方法を図5-39[22]に示した．

b) 内部セット法

内部セットには，中性系と酸性系の2つのセット法がある．中性系ではアルギン酸塩と難溶性カルシウム塩は異なる相に入れる．2つの相を混合すると，アルギン酸塩相の過剰の水がより多くのカルシウム塩を溶かし，その結果，系中にカルシウムイオンが遊離してアルギン塩と反応し，ゲルを形成する(図5-40[23])．

酸性系では不溶性カルシウム塩およびアルギン酸塩を同一の相に入れる．このカルシウム塩はアルギン酸塩溶液のpH(中性)では不溶性であるため，アルギン酸塩と反応するカルシウムは存在しない．次いでトリガー(ゲル化の引き金となる物質)を含む2つ目の相をアルギン酸塩相と充分に混ぜ合わせる．トリガーによってカルシウム塩が溶解し，その結果，カルシウムイオンが遊離し，これがアルギン酸塩と反応する(図5-41[23])．

3. アルギン酸類

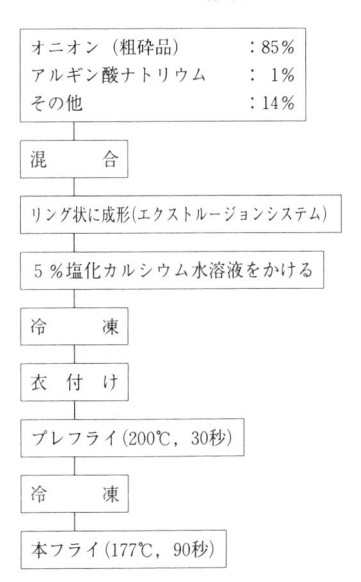

```
オニオン（粗砕品）    ：85%
アルギン酸ナトリウム  ： 1%
その他              ：14%
         ↓
       混  合
         ↓
  リング状に成形(エクストルージョンシステム)
         ↓
   5%塩化カルシウム水溶液をかける
         ↓
       冷  凍
         ↓
       衣 付 け
         ↓
   プレフライ(200℃, 30秒)
         ↓
       冷  凍
         ↓
    本フライ(177℃, 90秒)
```

図 5-39 オニオンリングの製造方法[22]

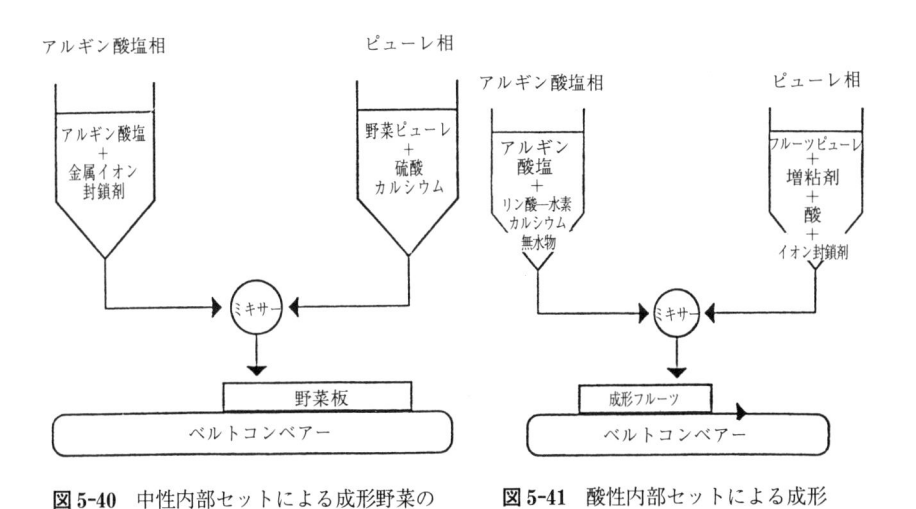

図 5-40 中性内部セットによる成形野菜の基本的な製造法[23]

アルギン酸塩相：アルギン酸塩＋金属イオン封鎖剤
ピューレ相：野菜ピューレ＋硫酸カルシウム
→ ミキサー → 野菜板 → ベルトコンベアー

図 5-41 酸性内部セットによる成形フルーツの基本的な製造法[23]

アルギン酸塩相：アルギン酸塩＋リン酸一水素カルシウム無水物
ピューレ相：フルーツピューレ＋増粘剤＋酸＋イオン封鎖剤
→ ミキサー → 成形フルーツ → ベルトコンベアー

この応用は「成形食品」としてさまざまな原料(野菜，魚介類，フルーツ，ジャガイモ，肉など)を好きな形に幅広くゲル化できるシステムである．

表 5-11 アルギン酸類の食品への応用[22]

性質	製品	効能
保水	冷食	凍結,解凍サイクルでテクスチャーを維持する.
	ペーストリーフィリング	なめらかで軟らかいテクスチャーとボディを与える.
	シロップ	固体を懸濁させ注ぎ出すときの流動性を改善し,ボディを付与する.
	ベーカリーアイシング	べたつきやヒビ割れを防止する.
	ドライミックス	速やかに水またはミルクに溶解する.
	メレンゲ	メレンゲのテクスチャーを安定にし,離水を防止する.
	冷凍デザート	ヒートショック耐性を与え,フレーバーリリースを改善し優れたメルトダウンを与える.
ゲル	漬物	塩水に安定で,均一なフィリングができる.
	インスタントプリン	優れたボディとテクスチャーを持つプリンを作ることができ,フレーバーリリースも良好.
	プリン	プリン全体を安定にし,ボディをしっかりさせ,泣きを防止する.
	シフォン	インスタントシフォン(冷凍メーキャップ)を安定化する軟らかいゲルを与える.
	パイ,ペーストリーフィリング	冷水に溶けるドライミックスフィリングができる.広い温度領域で安定な軟らかいゲルを与え,フレーバーリリースも良好.
	デザートゲル	澄明な,固いゲルを与え,冷水でも熱水でも速やかにセットする.
	成形食品	幅広い条件でゲル化する特長のあるシステムを与える.
	ベーカリーゼリーと果実フィリング	ボイルアウトを防ぎフレーバーや色を強めデポジット性を改良し,熱時または冷時調製,固形含量,ゲルテクスチャー,果実含量の違いに応じた製品の多様化が可能.
	人工イクラ,フカヒレ	コピー食品,カード食品.
乳化	サラダドレッシング	注ぎ出しタイプのドレッシングの流動性の改善と乳化および安定化.
	ミートソース	油の乳化と固形分の懸濁.
	フレーバーソース	
増粘安定	ビール	グラスの汚れなどの悪い条件でも泡持ちが良い.
	フルーツジュース	濃厚ストレートジュースのパルプを安定化する.
	ホイップトッピング	オーバーランを改良し,脂肪を分散,安定化し,凍結・解凍耐性を付与する.
	グレービーソース	幅広い応用範囲で濃厚化,安定化する.
	麺	食感改良,復元性の向上(インスタントラーメン).

3.7 食品への応用

アルギン酸類の食品への応用例を**表 5-11**[22]にまとめた.

日本でのアルギン酸類は歴史のある添加物にもかかわらず,その使用状況は低調である.それは「合成糊料」という表示義務を負わされてきたためである.食品衛生法の改正に伴い広範に利用されることを願う.欧米はサラダドレッシング,ビール用泡沫安定剤として膨大な需要がある.50年間以上の利用にもかかわらず,新しい分野にも利用されている.エクストルーダによるタンパク質のテクスチャーの改善[26],ジャガイモの発芽防止[27],アルギン酸カルシウムによるバ

ナナのデンプン分解酵素の不活性化[28]，魚のパティのテクスチャーの改善[29]，生肉への利用[30]など活発に開発されている．中華麺のかんすいの働きを応用してアルギン酸/アルギン酸ナトリウムが麺表面の荒れ防止，弾力増強に使われている．ハイGの方が効果がある[42]．

食品以外の分野ではアルギン酸繊維としてスピーカーのコーン紙として利用されている[31]．アルギン酸の持つ繊維形成能がいろいろなタンパク質(魚肉，畜肉，大豆，小麦，乳)と混合することにより新しい繊維タンパク質が作られる可能性も十分ある．応用研究が望まれる．肥料，飼料用としてノルウェー，カナダからアルギン酸原藻のアスコフィラム，ノドサムが広く使用されている．

引用文献

1) W. R. Thomas (Alan Imeson ed.): "Thickening and Gelling Agents for Food", Blackie Academic & Professional, London (1994), p. 25
2) S. Hirase and K. Watanabe : "Bull, Inst, Chem. Res. Kyoto Univ." **50**, 332-6 (1972)
3) R. L. Davidson (ed.) : "Handbook of Water-Souble Gums", McGraw-Hill, New York (1980)
4) D. A. Rees : Pure & Appl., *Chem.*, **53**, 1 (1981)
5) O. Smidsrød & H. Grasdalen : *Carbohydrate polym.*, **2** (1982), p. 270
6) T. Matsuhasi, (P. Harris ed.): "Food Gels", Elsevier Applied Science (1990), p. 14
7) Kojima, Y., Funaki, K.: *Bull. Jap. Soc. Sci. Fish.*, **16**, 405 (1951)
8) C. Araki : *Bull. Chem. Soc. Japan*, **29**, 543 (1956)
9) Tagawa, S.: *J. Shimonoseki Univ. Fish*, **17**(2), 15 (1968)
10) 佐野，勝井：食品工業，**16**(12), 20 (1973)
11) T. Matsuhasi, : *J. Food Sci.*, **42**, 1396 (1977)
12) 埋橋祐二(阿部正彦他)："ゲルテクノロジー"，サイエンスフォーラム(1997), p. 332
13) Kojima, Y., Tagawa, S., Kono, M.: *J. Shimonoseki Univ. Fish.*, **10**, 43 (1960)
14) Funai, K., Kojima, Y.: *Bull. Jap. Soc. Sci. Fish.*, **16**, 401 (1951)
15) Fuse, T., Susuki, T. : *Agr. Biol. Chem.*, **39**(1), 119 (1975)
16) 中浜信子：家政学雑誌，**17**, 201 (1966)
17) 井上　修：藻類，日本藻類学会誌，**46**, 3 (1998)
18) 松島雅美：別冊フードケミカル-**8**, 145 (1996)
19) 林　金雄，岡崎彰夫："寒天ハンドブック", (1970), p. 333
20) W. J. Sime (P. Harris ed.): "Food Gels", Elsevier Applied Science (1990), p. 53
21) E. Onsøyen (A. Imeson ed.) : "Thickening and Gelling Agents for Food", Blackie Academic & Professional, London (1994)
22) 笠原文善：別冊フードケミカル-**8**, 82 (1996)
23) 杉本眞一：フードケミカル-**83**(3), 85 (1992)
24) K. Toft : *Prog. Food Nutr. Sci.*, **6**, 89-96 (1982)
25) Protan Biopolymer A/S Technical Information-Alginates (1990)

26) C. G. Oates, D. A. Ledward and J. R. Mitchell : "7th World Congress on Food Science and Technology", Singapore (1987)
27) An-qi, Xu : "7th World Congress on Food Science and Tecnology", Singapore (1987)
28) R. W. Glass & A. G. Jr. Rand : *J. Food. Sci.*, **47**, 1836 (1982)
29) E. M. Ahmed *et al.* : *J. Food Sci.*, **48**, 1078 (1983)
30) W. J. Means & G. R. Schmidt : U. S. Pat. 4603054 (1986)
31) 小林良生(大野正夫編著)："21世紀の海藻資源—生態機構と利用の可能性—", 緑書房(1996), p. 125
32) Smith, D. B. and Cook, W. H. : *Arch. Biochem.*, *Biophys.*, **45**, 232-3 (1953)
33) PIERREFITTE-AUBY 社：CARRAGHENANES カタログ
34) Glicksman, M. : "Gam Technology in the Food Industry", Academic Press (1969)
35) 川岸舜朗 他："現代の食品化学", 三共出版(1996), p. 15
36) 大橋司郎：食品と科学, **5**, 113 (1981)
37) 佐野征男：調理科学, **15** (3), 139 (1982)
38) Cottrell, I. W. and Kovas, P. (R. L. Davidson ed.) : Handbook of Water-soluble Gums and Resins, McGraw-Hill, New York (1980)
39) 笠原文善：アルギン酸の利用と産業の国際的展望, 1998年度秋季シンポジウム(日本藻類学会 他), pp. 1-6
40) 松橋鉄治郎(大石圭一編)："海藻の科学", 朝倉書店(1993), p. 94
41) 西出英一, 古川　正：日本大学農獣医学部学術研究報告, 37 (1980), pp. 289-294
42) 笠原文善, 宮島千尋 等：食品と科学, **10**, 87 (2000)
43) T. Shioya, R. Hirano, A. Tobitani (K. Nishinari and E. Doi ed.) : "Food Hydrocolloids ; Structures, Properties and Functions", Plenum Press New York (1994), p. 265
44) C. C. Stanford : *Chem. New*, **47**, 254 (1883)
45) A. Linker, L. R. Jones : *Nature*, **204**, 187 (1964)
    Linker, A. and Jones, L. R. : *J. Biol. Chem.*, **291**, 3845-51 (1966)
46) D. A. Rees : "In Advances in Carbohydrate chemistry", Vol. 24 (1969), p.284

6 微生物産生食品多糖類

　微生物の代謝過程で生じた老廃物，あるいは自己防衛の目的で細胞外に産出したものである．微生物産生多糖類の出現した1964年以前の天然多糖類の応用技術は，個々の性質をいかに利用して目的とする課題を解決するかであった．1969年，大日本製薬(株)が，米国ケルコ社よりキサンタンガムの輸入を開始してからは，多くの難しい問題が解決され，キサンタンガムを利用した多数の特許が出願された．一方，天然多糖類は，天候，地域の事情で生産性に影響がでる．微生物産生多糖類は，工場生産であるので，天候などの影響を受けないが，生産会社の戦略，市場競争により価格が変動する．実際，今日市場競争の激しいキサンタンガムの価格は低下してきたものの，独占販売している製品には大きな変動がないのが特徴である．

1. キサンタンガム

　キサンタンガムは，キサントモナス・キャンペストリス(*Xanthomonas campestris*)が菌体外に生産する多糖類である．1960年代初期，米国農務省北部研究所で，B-1459多糖として開発されたものである．

　このガムは今日ほとんどの国で使用されており，安定剤，増粘剤として万能的な働きがある．

　産生菌のキサントモナス・キャンペストリスはキャベツの葉焼病の原因菌でもある．この多糖類が植物体中の導管をふさぎ，作物を枯死させてしまう．

1.1 キサンタンガムの製造[1]

　キサンタンガムはヘテロ多糖類である．その製造工程は菌株の培養，ガムの分離，脱水，乾燥，粉砕と比較的簡単な工程であるが，① 菌株のガムの生産性と変異のしやすさ，② ガムが高粘度なるがゆえの培養上ならびに精製の課題がある．基本的培地の組成を**表6-1**[2]に示した．窒素源としてはペプトン，カゼイン，大豆タンパク，CSL(コーンスチープリカー)などの他に尿素やリン酸アンモニウム

表 6-1 キサンタンガム生産の基本的培地の組成[2]

D-グルコース	5%
DDS*	0.4%
K_2HPO_4	0.5%
$MgSO_4 \cdot 7H_2O$	0.01%

*distiller dried solubles.

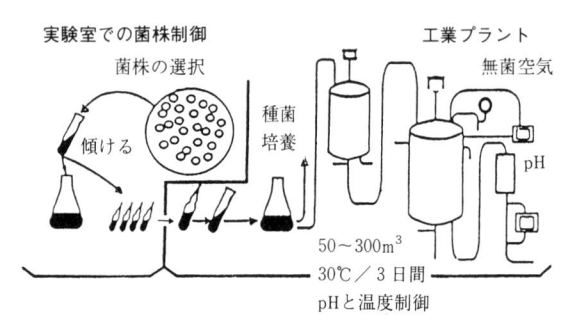

図 6-1 工業規模でのキサンタンガムの生産[1]：発酵工程

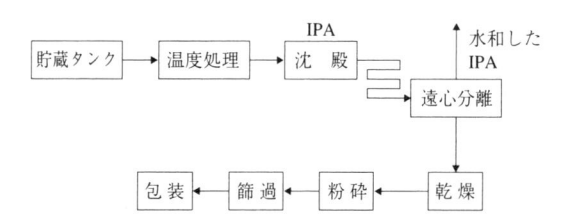

図 6-2 工業規模でのキサンタンガムの生産[1]：精製工程

も一部用いられている．

　培養にあたっては炭素源と窒素源の割合が重要である．最適比率は目標とするキサンタンガム濃度や撹拌条件，通気条件などの培養条件との関係で決定される．菌株の変異を防ぐために長期保存をするには凍結乾燥を用いる．小さな培養タンクで最初培養を行った後，30℃で3日間培養する（図 6-1[1]）．

　生成物は貯蔵タンクに移し，殺菌の目的で熱処理を行い，菌体の除去を行い，イソプロピルアルコール（IPA）でキサンタンガムを沈殿させ，遠心分離でIPAを除去し，乾燥，粉砕され製品となる（図 6-2[1]）．

　現在生産しているキサンタンガムの種類には次のようなものがある．

　　○標準品…粒度の大きさが平均80メッシュ（175μm）．

　　○粒度の細かいタイプ…平均200メッシュ（75μm）．水和性が高いが，溶解

が難しく，ダマになりやすい．他のものと混合して使用するときは便利である．
○顆粒タイプ…食塩が入った溶液，ダマになりやすい工程のときは便利である．
○透明度の高い溶液が得られるタイプ…デザートゼリー，透明性の高い飲料などには最適である．
○標準よりも粘性の高いタイプ．

いずれの商品も衛生環境の良い設備と高度の分離技術によって作られているので，非常に低い菌数の商品である．

1.2 化学構造

キサンタンガムの主鎖はセルロースと同様 β-D-グルコースが(1→4)結合したもので，この主鎖のアンヒドログルコースにD-マンノース，D-グルクロン酸，D-マンノースからなる側鎖が結合している．主鎖に付くD-マンノースの6位はアセチル化され，末端のD-マンノースがピルビン酸とアセタール結合している非常に枝分けの多い構造である．ピルビン酸の結合量は培養条件により，1/2〜1/3で X. oryzae の産生する多糖は0.3%のピルビン酸を含んでいる[29]．分子量は約250万の酸性多糖類である(**図 6-3**[3])．

立体構造は二重らせん構造をとり，さらに二重らせん構造が会合し高次構造を

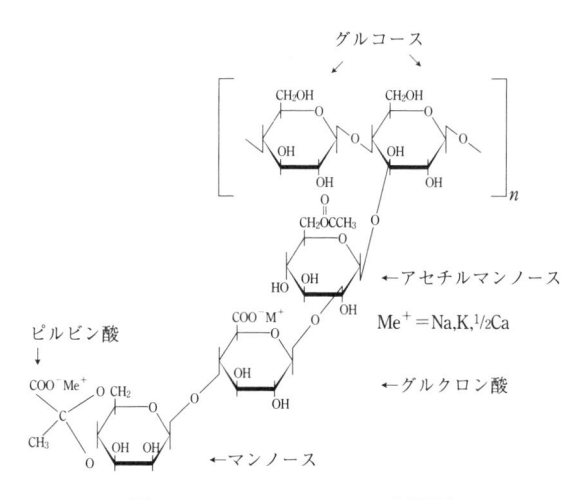

図 6-3 キサンタンガムの一次構造[3]

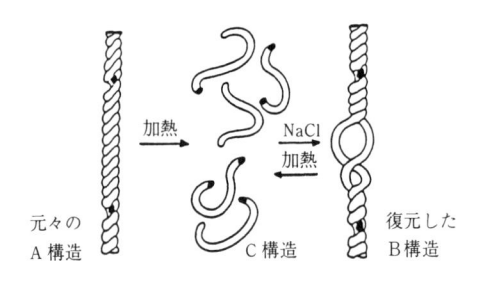

図 6-4 キサンタンガムの溶液中での
コンフォメーションの変化[5]

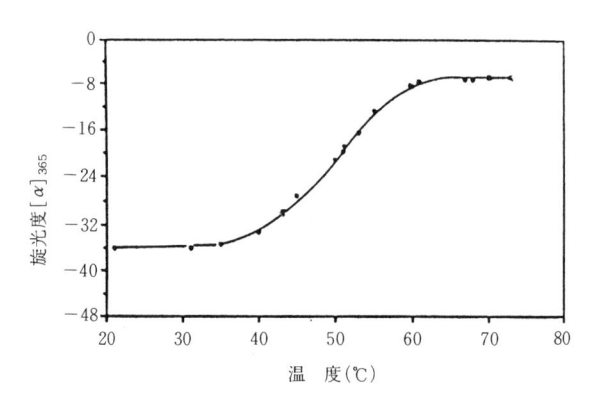

図 6-5 キサンタンガムの熱的構造
変化の測定[1] (0.25%)

とると推測されている．キサンタンガムの特異な性質はこれらの側鎖によるものと考えられる．長い側鎖のために，冷水でも容易に溶ける．溶液中では側鎖が水素結合を介して主鎖を包み，固い棒状の剛直構造であるとMoorhouseら[4]は提案している．しかし，この構造は温度により変化する．キサンタンガムは2つのコンホメーションがある．元々のA構造は加熱により自由なC状態となる（**図 6-4**[5]）．塩濃度を0.15モル以上に上げると，帯電している側鎖間の静電的反発力が最低となり，分子鎖間の会合がほぐれる．その固い分子構造は100℃まで安定である[6]（B構造）．しかし両者の分子量は変わらないが，粘度はB構造の方が高い．熱変化した柔軟なC状態と元々のA構造とは不可逆であるが，柔軟なC状態と較べ，復元したB構造は可逆変化を起こす．この変化は旋光度，カロリー計，粘度計などでも測定できる．最も実際的な方法として旋光度での結果を

図 6-5[1]に示した．低濃度(0.1～0.3%)の場合，構造の変化温度は約 40℃ である．少量の食塩が入った食品の場合は一般にこの変化は 90℃ 以上の高い温度で起きる．

1.3 キサンタンガムの特性
(1) 粘度特性

キサンタンガムは，冷水にも熱水にも溶解し親水コロイドを作る．他のガムに比べてダマになりやすいのが欠点である．最近は顆粒の製品ができて溶かすのが容易になってきた．また低濃度で他のガムに比較して高い粘度を有する．粘度特性は典型的な擬塑性流動を示す．これはキサンタンガムの固い剛直な構造によるもので，せん断力に応じて分子鎖間の絡み合いがほぐれ，粘度が低下する．せん断力を取り除いた場合，再び絡み合いが生じて粘度が復元する(図 6-7)．このように，撹拌により粘度が低下する挙動はいろいろの面で役に立つ．例えば，製品を容易に充填することができる．また，製造工程での輸送が容易である．食べ物を口に入れたときべたつきを感じないのもこの特性による．

(2) 濃度と粘度

キサンタンガムは低い濃度で他のガムに比較して非常に高い粘度が出る．表 6-2[7]，図 6-6[8]に濃度と粘度の関係を示した．図 6-6 から高い擬塑性流動であることが分かる．キサンタンガムが溶解しているときは，前述したように棒状の剛直構造どうしが会合して高分子のネットワークを形成している(図 6-7[1])．ゲルの網目構造に似ているので静置状態では粘度が高くなる．撹拌をする(せん断力を与える)とそれがほぐれ棒状の剛直構造が一列に並んだ状態になり，粘度は低下する．静置すると，再び二重らせん分子が絡み合い粘度が高くなり復元する．このような性質は他のガムではあまり見られない現象で，その比較を図 6-8[1]に示した．この性質はランダムコイルの状態よりもセミ剛直状態の構造の方が強く出てくる．図 6-9[12]は一般的に高粘度を呈するグァーガムと比較した粘度のグラフである．低濃度でのキサンタンガムはグァーガムに比較して高い粘度を示すこと

表 6-2 キサンタンガムの濃度と粘度[7] (30rpm 25℃)

濃度(%)	粘度(mPa·s)	濃度(%)	粘度(mPa·s)
0.05	55.4	0.50	477.0
0.10	103.8	0.75	643.0
0.20	206.0	1.0	936.0
0.30	323.0	1.5	1,850.0

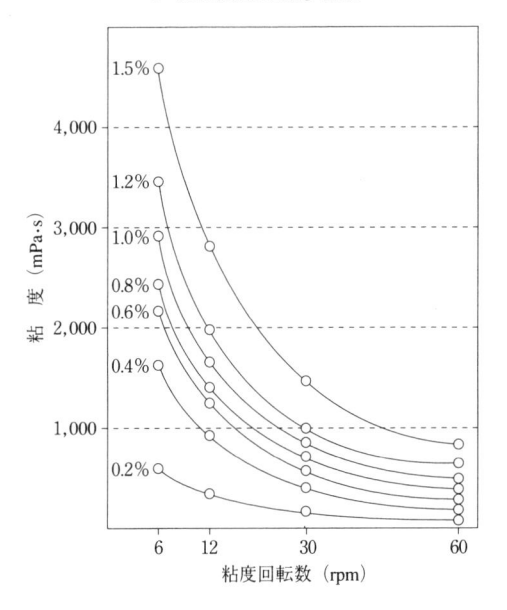

図 6-6 各濃度のキサンタンガム水溶液の粘性[8]
（測定温度 20℃）

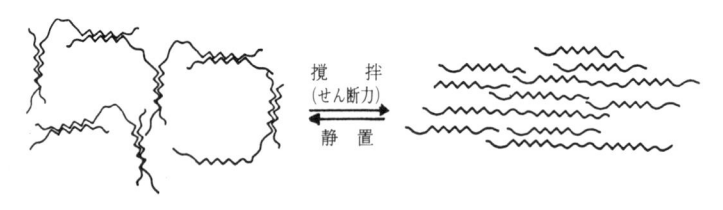

図 6-7 キサンタンガム溶液での弱いネットワーク[1]

が分かる．食品への利用は，使用する濃度あるいは，目的とする粘性での比較が大切である．

(3) 耐 熱 性

キサンタンガムは 10℃ から 90℃ の間では，一般的なガムの性質とは異なり塩があっても加熱による粘度変化はあまり見られない．分子構造上，側鎖が多いためである．そのために高温短時間殺菌（HTST）などの高温で殺菌する場合，キサンタンガムは有効なガムである．**図 6-10**[11]はキサンタンガムの 0.5% での温度による粘度の変化を回転数を変えて測定したものである．大きなせん断力を与えた

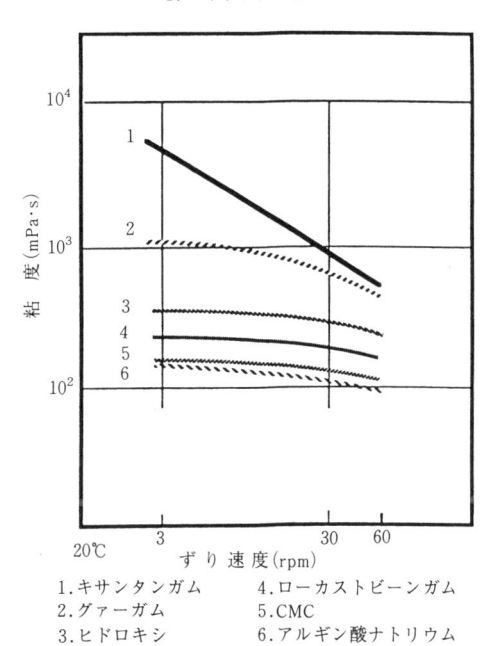

1. キサンタンガム

図 6-8 各種ガムのずり速度に対する影響[1]
(濃度 0.5%)

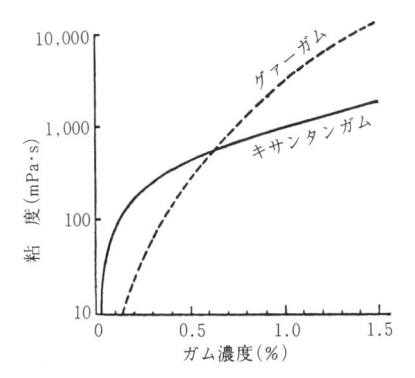

1. キサンタンガム
2. グァーガム
3. ヒドロキシエチルセルロース
4. ローカストビーンガム
5. CMC
6. アルギン酸ナトリウム

図 6-9 キサンタンガム水溶液の粘度[12]
(B 型粘度計, 30rpm, 25°C)

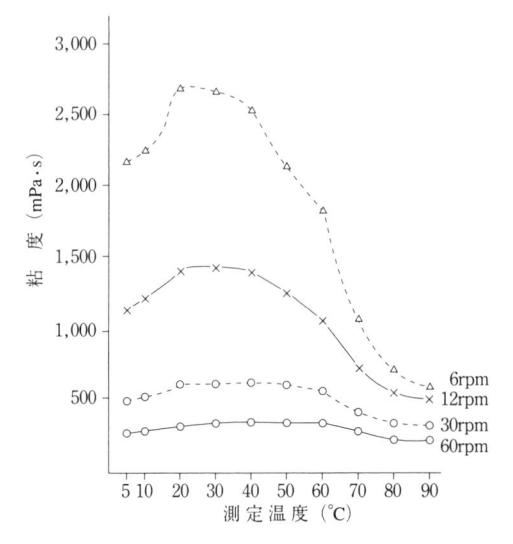

図 6-10 温度-粘度関係[11]

場合の変化は少ないが,小さいせん断力の場合はその変化が大きい.20～40℃付近で粘度が一番高いのは,絡み合いが最高に達し,三次元の網目構造を形成するからである.10℃以下では二重らせん自体が剛直構造を形成して,らせん相互の作用が緩和されているので粘度が低くなる.回転数を変えて測定すると分子どうしの絡み合いの状態が想像できる.同じく,0.5%濃度での加熱殺菌による粘度の変化を調べた(**図 6-11**[8]).一般に天然多糖類の水溶液は酸の存在下で加熱すると加水分解により粘度低下するが,キサンタンガムは安定している.**図 6-12**[1]に食品多糖類の耐熱性を比較した.キサンタンガムは最初の90%の粘度を保持したが,他のガムは著しく粘度が低下する.

(4) 耐 塩 性

一般的にガム類は塩類の存在下で粘度が低下するが,キサンタンガムは逆に食塩の添加で1.3～1.6倍粘度が上昇する(**図 6-13**[8]).食塩以外の塩化カリウム,塩化マグネシウムでも同様な現象が見られる.

(5) pH による粘度変化

キサンタンガム溶液は広範囲の pH で安定している.pH 2 以下,pH 12 以上でわずかに粘度が変化する.ガム濃度が高いほど pH 2～12 で安定性を増す.

(6) 耐 酵 素 性

キサンタンガムは酵素によって分解されない.通常使用されるアミラーゼ,ペ

1. キサンタンガム

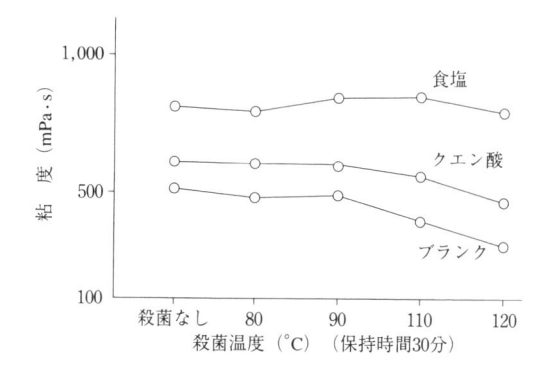

図 6-11 キサンタンガム水溶液に及ぼす温度の影響[8]（0.5%キサンタンガム溶液）

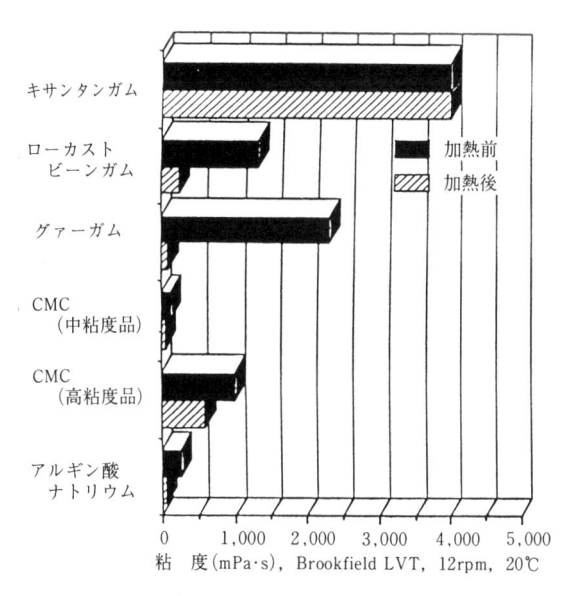

図 6-12 増粘多糖類の耐熱性[1]（濃度 0.6% 食塩 2.5%）
HT：120℃ 30 分

クチナーゼ，セルラーゼなどを添加しても分解して粘度低下が生じることはない．

(7) 凍結-解凍安定性と電子レンジ処理

電子レンジ処理は直接的で速く加熱できる．食品多糖類は一般的に電子レンジ処理を行うと水の分離が生じやすい．特に凍結―解凍を行うと離水が生じたり，

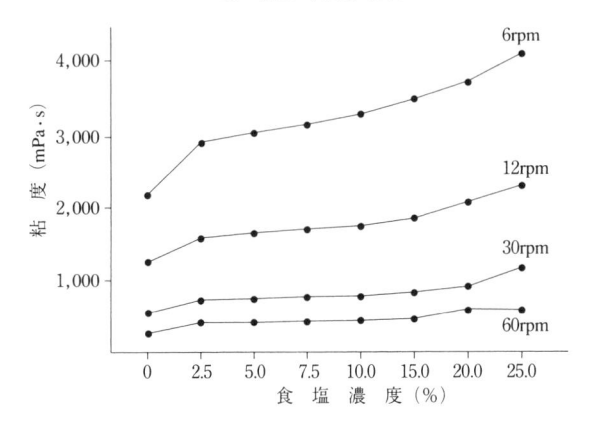

図 6-13 食塩濃度とキサンタンガムの粘度[8]

粘度低下が生じたりする．キサンタンガムの場合は，ほとんど粘度変化は見られない．0.1〜1％の濃度の範囲で電子レンジでの解凍による粘度変化を調べた結果食塩 1％以下でも粘度変化が見られない．また他の食品多糖類との比較を行ったがキサンタンガムの優位性が分かる（**図 6-14**[9]）．このような効果が現れるのはキサンタンガムの二重らせん分子およびその集合体の網目構造が凍結時の氷結晶の成長を防止し，氷結晶生成時も破壊されず，解凍時においても網目構造が安定化されているためである．

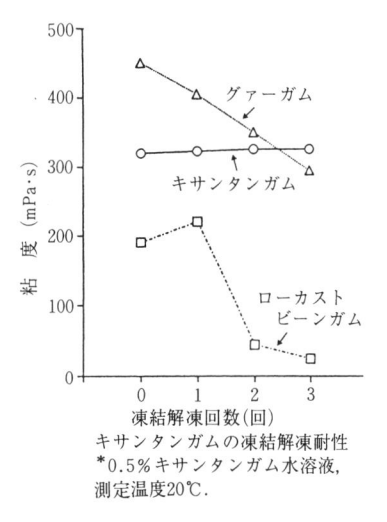

図 6-14 各種増粘多糖類の凍結—解凍に対する安定性[9]

キサンタンガムの凍結解凍耐性
＊0.5％キサンタンガム水溶液，測定温度20℃．

(8) 砂糖との相容性

砂糖が存在していてもキサンタンガムの水和時間にはほとんど影響を与えない．粘度はキサンタンガム単独よりも高い粘度が出てくる（**図 6-15**[12]）．しかし，砂糖濃度が50％以上になると最高粘度になるのに時間がかかる．

(9) 降 伏 値

降伏値とは粘質液が流動し始めるのに必要なずり応力のことである．**図 6-7**[1]で示したように，キサンタンガムは静置した状態では網目構造をしたネットワー

1. キサンタンガム

クを形成している．すなわち擬ゲル化状態である．降状値を超える外力(ずり応力)をかけることにより，この状態を壊し，構造破壊が生じ，流動し始める．キサンタンガムのもう1つの特徴はこの降伏値が高いことである．**表 6-3**[1)]に示すようにキサンタンガムのみが，ずば抜けて高い降伏値を持っていることが分かる．このことよりキサンタンガムは安定剤，乳化剤，起泡剤として応用されている．

1.4 キサンタンガム溶液の調製方法

キサンタンガムは非常に水和しやすいために，水に溶かすときに基本的なルールを守らないとダマになる．一度ダマになったキサンタンガムは非常に溶かしにくいので絶対に回避しなくてはならない．

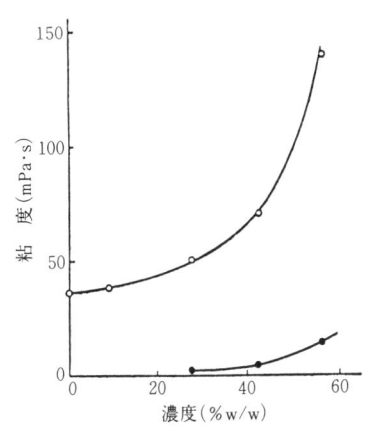

○：キサンタンガム 0.5%にショ糖を各濃度添加した粘度．
●：ショ糖の粘度．
ずり速度 $175.22 s^{-1}$, 30℃で測定．

図 6-15 キサンタンガムとショ糖との相乗作用[12)]

- 分散は粒度の粗い方が良い．いったん分散すれば最高粘度に達するまで時間がかかるが作業はしやすい．塩水などの場合は最高粘度に達するまで時間が非常にかかるので顆粒状のキサンタンガムを使用した方が便利である．
- 粒度の細かい方が膨潤が速く，最高粘度に達するのも速く，粘度の管理上好ましい．しかしダマになりやすいので十分注意しなくてはならない．

粘度の発現時間にはいろいろの因子が影響してくる．発現時間の例を**表 6-4** に示す．

表 6-3 各濃度での増粘安定剤の降状値(mPa)[1)](1 % KCl 溶液)

増粘安定剤	濃　度(%)		
	0.3	0.5	1
キサンタンガム	500	2,200	11,300
グァーガム	—	210	4,000
ヒドロキシセルロース	—	60	830
ローカストビーンガム	—	<50	360
CMC	—	<50	410
アルギン酸ナトリウム	—	<50	210

表 6-4 醬油中でのキサンタンガムの粘度の発現時間

時　間	通常品	顆粒品
10分後	75mPa·s	205mPa·s
30 〃	125 〃	320 〃
60 〃	203 〃	420 〃

キサンタンガム濃度(0.5%：蒸留水中では520mPa·sである)

〇分散の仕方(キサンタンガムのみ溶かす，キサンタンガムを砂糖と混ぜて溶かす)
〇溶液の状態(食塩，砂糖などが既に溶けているか)
〇キサンタンガムの粒度
ダマにならない溶解方法の例を図 6-16[1)]に示す．
1. 高速回転(1,500rpm)のミキサーを使用して，ゆっくりとキサンタンガムを添加していく．ちょうど，表面に渦を巻くように添加をする．
2. キサンタンガムを他の食品原料と混合して添加する．例えば，
   ・非水溶性の物質：植物油，エタノール．
   ・他の原料：砂糖，小麦粉など．(糖液も一部のガムには有効であるがキサンタンガムでは不適である)

例えばサラダドレッシングの場合，キサンタンガムを他の原料(砂糖，塩)と混ぜるか，サラダ油に分散させるかすると良い水和状態が得られる．

高速回転で混ぜる．
ブレンダーは必ず水中に入れる．

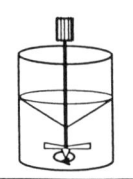

油の中に分散する．

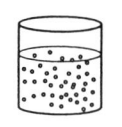

粉末どうし混合する．
(砂糖,香辛料,調味料など)

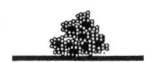

図 6-16　キサンタンガムの溶液の調製方法[1)]

1.5 応用
(1) ドレッシング

キサンタンガムをドレッシングに使う目的の1つはO/Wエマルションを1年間以上安定化させることである．この目的に合う理想的な増粘安定剤は，混合，輸送，充填を容易にするために乳化力が高く，擬塑性流動を有するガムである．ドレッシングのpHが3.5付近であるので，酸性に強くしかも超高温(UHT)殺菌などにも耐えられるのが条件になる．キサンタンガムはこの条件に合う理想的な添加剤である．添加量は食品中の油分の量によって変わってくる[1]．

- 油分50〜60％含有の高脂肪タイプは約0.2〜0.3％
- およそ30％含有の中間脂肪タイプは約0.3〜0.4％
- 10〜20％含有の低脂肪タイプは約0.4〜0.6％

セパレートドレッシングの処方例を示す．

[セパレートドレッシング] の配合1kg

砂糖	50g	コショウ	1g
キサンタンガム	10g	パプリカオレオレジン	0.4g
水	432g	オニオン	1g
食塩	30g		
原酢(酢酸8％)	125g		
サラダ油	350g		

原酢，サラダ油を除いた材料を水に80℃，5分間溶解させ，撹拌しながら原酢，サラダ油を加えて乳化する．

(2) アイスクリーム

アイスクリーム，シャーベット，ウォーターアイスなどに少量のキサンタンガム(0.02〜0.05％)が他の増粘安定剤と併用して使われる．アイスクリームでのキサンタンガムの役割は氷結晶の成長防止と一定の品質を保ち，口溶けの良い製品を作りだすことである．ミルクプリンにカラギーナンとの併用で，少量のキサンタンガム(0.05〜0.2％)が離水防止と割れ防止の目的で使用されている．

(3) ホイップクリーム

気泡の保持を目的に降伏値の高いキサンタンガムが安定剤として使われている．

(4) その他

キサンタンガムは漬物，特にたくあん漬，べったら漬，みそ漬，キムチなどに微生物による粘度低下の防止，離水防止に必須の添加物である．果実飲料のパル

表 6-5 キサンタンガムの食品への応用例[9]

用 途	効 果
佃煮類	保水性, つや出し, だれ防止
醤 油	コク味付け, 耐塩性
み そ	粘度付与, 保水性
ソース	固形物の分散, 乳化物の分散, 粘度付与
タ レ	つや出し, 粘度付与
ケチャップ	粘度付与, デンプンの減量
ドレッシング	粘度付与, 分離防止, 油脂の分散
缶 詰	油脂の分散, 耐熱性
冷凍食品	衣の付着性向上, 衣のはがれ防止, 凍結解凍耐性
スープ	油脂の分散, 耐熱性, 粘度付与
コーヒークリーム	乳化安定化, 粘度付与
ホイップクリーム	コシ付与
シロップ	粘度付与, コク味付け
漬 物	粘度付与,耐酸性,耐塩性,耐酸素性
飲 料	濃厚感付与
インスタント食品	冷水可溶性
バタークリーム	保水性, ヘラ切れ向上, 乳化安定性向上
フラワーペースト	保水性, ヘラ切れ向上, デンプン減量, デンプンの老化防止
フィリング	つや出し, だれ防止, 付着性向上
スポンジケーキ	老化防止, きめ向上
ビスケット	割れ防止
パ ン	老化防止, 保湿性向上
レトルト食品	耐熱性, 固形物などの分散安定
ゼリー	弾力向上, 離水防止

プ質の安定化, 各種焼肉のタレ, ミートボール, 米菓のタレにも応用されている. タレについては別項で詳しく述べる. スープ, マーボ豆腐の素などのレトルト食品では, 口あたりの良い粘性付与, 固形分の分散, 油脂の乳化, 品質劣化防止に役立っている. みその離水防止, 塩辛の離水防止と粘度付与にも使われている.

キサンタンガムの応用範囲は広くなってきている. **表 6-5**[9]にその例をまとめた. また, それぞれの要求に合わせたタイプのキサンタンガムがあるが, その中の透明タイプの用途について**表 6-6**[10]にまとめた.

2. ジェランガム

2.1 基原および化学構造

ジェランガム (gellan gum) はエロデア属の水草(北米原産のトチカガミ科の植物)から分離した *Sphingomonas elodea* 60 によって産生した微生物多糖類を脱アセチル化したものである. この多糖はグルコース, グルクロン酸, グルコースとL-ラムノースの4つの糖の反復ユニットで直鎖状に結合したものである. 元の多糖はグルコースのC-6位にアセチル基を1/2残基存在している(3~5%のアセチル基). そしてC-2位にグリセリル基が結合している. これをネイティブ型と呼んでいる (**図 6-17**[13]). 一般的にジェランガムと呼ぶのは脱アセチル化したものを指している (**図 6-18**[13]). ここでは特に区別しない場合は脱アセチル化して精製した

2. ジェランガム

表 6-6 透明タイプのキサンタンガムの用途[10]

対象食品	使用量	使用効果
分離型ドレッシング	0.01〜0.1%	水相が透明で振とう後しばらくは乳化状態が保たれる.
透明タイプのタレ類	0.01〜0.2%	耐塩性により長期間粘度が安定,擬塑性により固形物の分離,沈殿を防止し,透明感を必要とするタレ類に好適.
液体調味料(麺つゆ,みりん風味調味料,だし類)	0.01〜0.2%	耐塩性により長期間粘度が安定. 固形物の分離・沈殿を防止し,麺つゆなどの場合,麺への付着が良好でおいしくなる.
シロップ類	0.01〜0.1%	口あたりが良好な粘度を与え,流動性も良好. 糖類を少なくしても本品の粘度でボディ感を与える.
飲料	0.01〜0.05%	飲料に濃厚感を与える.
フルーツソース類	0.01〜0.1%	耐酸性に優れており,経時的に粘度が安定し,長期間離水を防止する.
透明タイプゼリー類	0.01〜0.1%	カラギーナンなどと併用し,食感を改善し,離水を防止する効果がある.

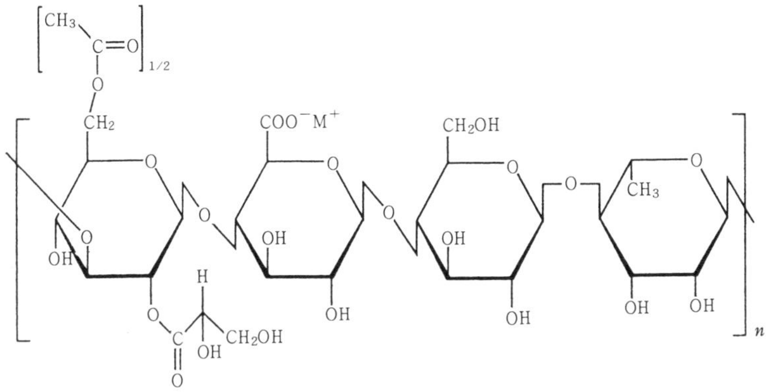

図 6-17 ネイティブ型のジェランガムの構造[13]

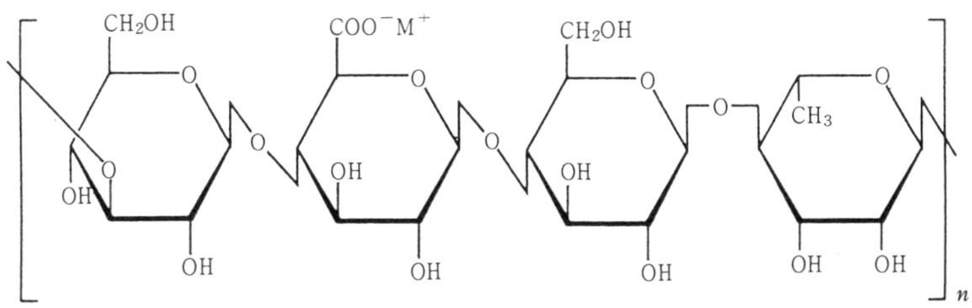

図 6-18 脱アセチル化ジェランガムの構造[13]

ものをジェランガムという．

構成糖の中にグルクロン酸が含まれ，その中のカルボキシル基の存在がジェランガムの物性を著しく特徴づけている．通常の場合はカリウム塩の形で製造している．結晶状態での分子状態は，X線回折によると，左巻きの二重らせんであることが確かめられている[30]．構造はカラギーナンとよく似ており，その分子対はカルボキシル基の水素結合により安定化している．ゲル化因子であるカチオンの働きは，カルボキシル基に配置し分子どうしの陰性の反発力を中和すると同時に，らせんどうしを凝集させる役割を持っている．

また二価のカチオンは一価のカチオンより電荷が大きいので効率良く中和できるのに加え，イオン結合により架橋を形成するために，熱不可逆なゲルを形成する．

平均分子量は88万〜92万と報告されている．単体ではゲル強度は弱いが，カルシウムなどのカチオンと反応して固いゲルを形成する．そのゲルは透明性に優れ，耐熱性を有するのがジェランガムの特徴である．

2.2 製造方法

ジェランガムの製造方法は米国 CP Kelco 社が特許を取得している．それによると培地成分としてはグルコース3％，K_2HPO_4 0.05％，$MgSO_4 \cdot 7H_2O$ 0.01％，NH_4NO_3 0.09％，窒素源として有機成分を少量含んだ水溶液を pH 6.5 に調整する．ここに *Pseudomonas elodea* 60 を接種し，好気的条件下で30℃，50時間の培養により製造する．培養液のpH調整に使用する緩衝塩としてカリウム塩を使用すれば，生産されるジェランガムはカリウム塩型になる．実際に生産されているのはこの型である．図 6-19[13] に代表的な製造方法を示した．脱アセチル化(脱アシル化とも呼ぶが，ここでは CH_3CO^- "アセチル"なので脱アセチル化と呼ぶ)は発酵工程後に行う．この工程はゲル化に与える影響が大きいので重要な工程である．

2.3 ジェランガムの特性

(1) 溶解性とその粘度

ジェランガムは非常にダマになりやすいので，溶解には充分に気をつけた方がよい．一度ダマになったガムは完全に溶解させることは非常に難しい．ジェランガムの水和にはゲル化性と相反するところがある．すなわちカルシウム，ナトリウムなどのカチオンはジェランガムのゲルを形成させる働きがあるので，これら

2. ジェランガム

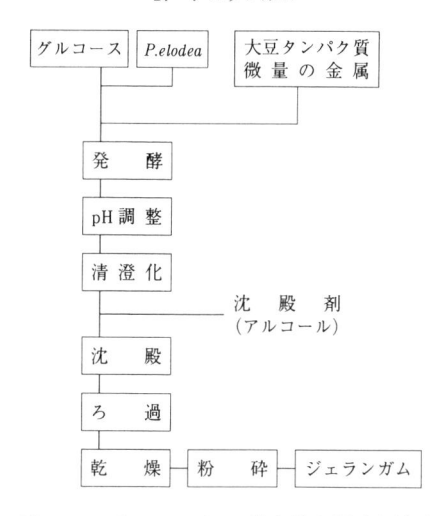

```
グルコース   P.elodea   大豆タンパク質
                       微量の金属
      ↓        ↓            ↓
         発 酵
          ↓
        pH調整
          ↓
        清澄化
          ↓           沈殿剤
          ←――――――  （アルコール）
        沈 殿
          ↓
        ろ 過
          ↓
        乾 燥 → 粉 砕 → ジェランガム
```

図 6-19 ジェランガムの代表的な製造方法[13]

の成分が水の中に含まれているとジェランガムの水和を妨げることになる．特に二価のカチオンは低い温度でのジェランガムの溶解を妨げることになる．水の硬度による水和温度の違いを**表 6-7**[13]に示した．かなりの違いがあるので水の硬度

表 6-7 硬水による水和温度の違い[13]

硬 度 (炭酸カルシウムの濃度 ppm)	水和温度 (℃)
0	75
100	90～95
200	>100

注) ジェランガム濃度0.25％

には充分に気をつける必要がある．硬度の高い水の場合はメタリン酸ナトリウム，クエン酸ナトリウムなどのキレート剤を使い，硬度成分の働きを押えることが大事である．キレート剤を使うときは，キレート剤によりカルシウムが奪われるので，ゲル化するときの通常の添加量よりも多いカルシウム量が必要になる．pHが低くなればキレートが外れ，ゲル強度は高くなる．90℃以上に加熱すると白濁していた分散溶液が透明になって溶解する．これは視覚的にもよく分かる現象である．冷却していくと30～35℃で急激に粘度が上昇する．これはジェランガムの弱いゲル化現象によるもので，透明のゲルである．この弱いゲルはカチオンが共存すると著しく固いゲルを形成する．一方，ネイティブ型ジェランの溶解にはカチオンの影響を受けない．

キレート剤を用いて1％のジェランガムを冷水で溶解した粘度は，キサンタンガムよりも擬塑性流動ではないがアルギン酸ナトリウムよりも擬塑性流動である（**図 6-20**[13]）．ジェランガム溶液は温度の影響を非常に顕著に受けやすい（**図**

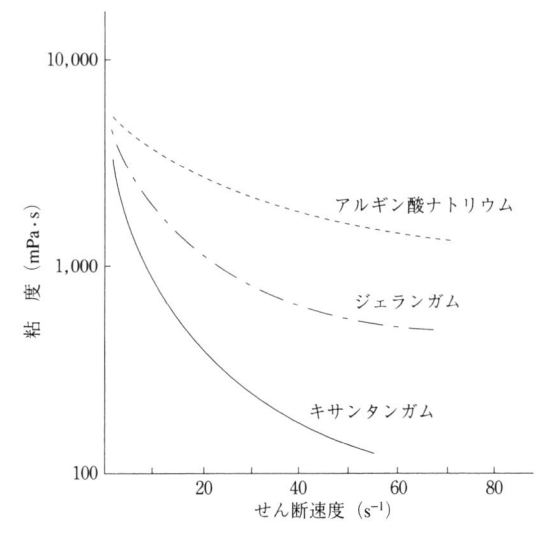

図 6-20 粘度の比較[13]

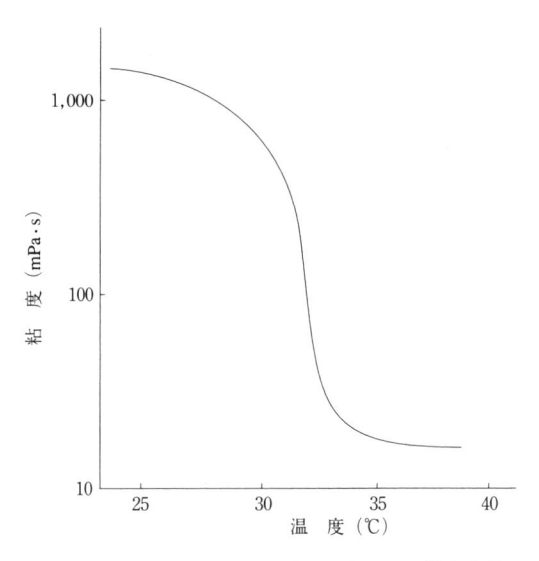

図 6-21 1%ジェランガム溶液の温度による粘度変化
（せん断応力 $20N/m^2$）[13]

6-21[13]).25～50℃で観察すると二重らせん構造が解け,加熱によるランダムコイルへの変化が顕著に分かる.

　一般的に多糖類は温度の上昇に伴い分解され粘度低下をきたす.特に酸性側では分解が促進され一層起きやすくなる.しかしジェランガムはpH 3.5, 80℃で1時間加熱してもゲル強度はさほど低下しない.中性領域であれば80℃で7時間加熱してもゲル強度はほとんど変化しない.ただしジェランガムをpH 4.0以下の溶液に溶かすことは難しいので,中性付近で溶解してpHを調整する必要がある.ネイティブ型ジェランガムはこの必要がない.

(2) ゲル化

　様々なカチオンによりそのゲル形成能が異なるが,二価のカチオンによる影響が非常に大きい.それはジェランガム内のカルボキシル基の間で分子間架橋を形成するためと考えられる.一価のカチオンでもジェランガムはゲル化するが二価イオンに比較すれば著しく弱いものである.ネイティブ型は硬いゲルを形成せず軟らかく弾力のあるゲルである.

　ゲル化の機構は,寒天やカラギーナンのゲルと同様に分子どうしが会合し,二重らせん構造をとり,三次元の網目構造をとるものと考えられている(**図 6-22**).

　ジェランガムは寒天の1/3から1/4の量で同等のゲル強度が得られる.添加量が少なく済むので口溶けが良く,フレーバーリリースが良いゲルが得られる.しかもジェランガムのゲル化力は酸性領域でも高いが,寒天はpH 4以下になるとゲル化力が弱くなる.**図 6-23**[14]にジェランガム0.2%の系に,乳酸カルシウムを添加したときのゲルの硬さと脆性を示した.カルシウムの添加に伴いゲルが硬く,脆くなることが分かる.二価のカチオンによってできたゲルは100℃で加熱してもゾルにならない.ゲル化能は一価のカチオンの3～7%の量で済む.

　ジェランガムの融点とセット温度(ゲル化温度)を**表 6-8**[19]に示した.ゲル化温度は糖度の影響も受ける.一般的に糖度が高くなればゲル化温度も高くなる.またpHを下げると透明度も増してくる.このようにジェランガムのゲル化にはカチオンの存在が重要な因子となる.特に食品でのゲルは酸性,耐熱性が要求されるのでpHとカチオンの添加には充分に注意を払う必要がある.

　効率良くゲル化をさせるための要領は下記の事項に注意することである.

・酸類および塩類はジェランガムの溶解後(90℃以上で加熱した後)に添加する.

　　カルシウムは溶解が悪いので加温しておくとよい.
・ジェランガムと塩類(カルシウム)のバランスを保つ.

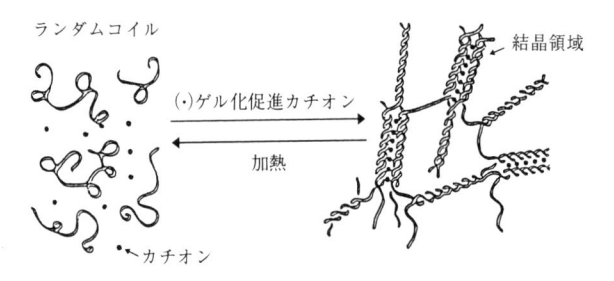

図 6-22 ジェランガムの構造とゲル化機構[28]

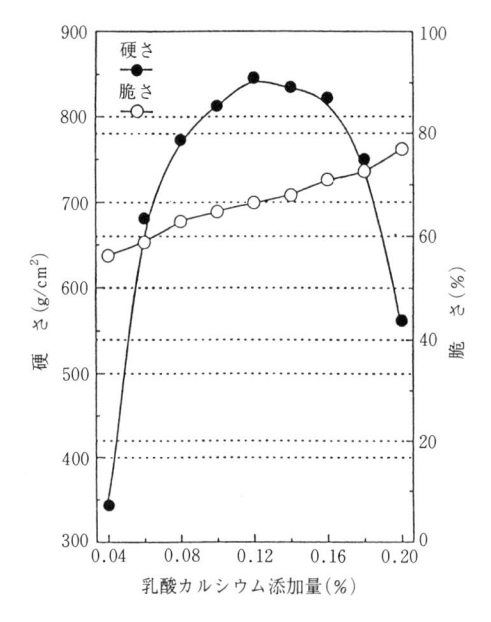

図 6-23 ジェランガムのカルシウムゲルの特性(濃度 0.2%)[14]

例えば 0.2% のジェランガムと乳酸カルシウム 0.09% が最高の硬さを出す。それ以上の乳酸カルシウムの添加はゲル強度を下げる(**図 6-23**).
- pH 3.7 付近が最高のゲル強度を示す。3.5 以下では急激にゲルは弱くなる(**図 6-24**[14]).
- ゲル化温度は塩類濃度と糖度に影響される。高濃度にすればするほどゲル化温度は高くなる。カルシウムなどの二価のカチオン場合で 25〜

2. ジェランガム

表6-8 ジェランガムと乳酸カルシウムとの関係[19]

	乳酸カルシウム	ゲル化強度	ゲル化温度	融解温度
0.2%のジェランガム	0.03 %	86 (g/cm^2)	26.5℃	100℃以上
	0.045	286	30.0	100℃以上
	0.06	429	31.0	100℃以上
	0.09	503	33.0	100℃以上
	0.12	457	35.0	100℃以上
	0.18	400	37.5	100℃以上
	0.3	286	40.5	100℃以上
	0.45	229	43.5	100℃以上
0.3% 〃	0.09	914	34.0	100℃以上
0.4% 〃	0.12	1,143	36.5	100℃以上
0.5% 〃	0.09	1,471	35.0	100℃以上
0.6% 〃	0.09	2,143	35.0	100℃以上

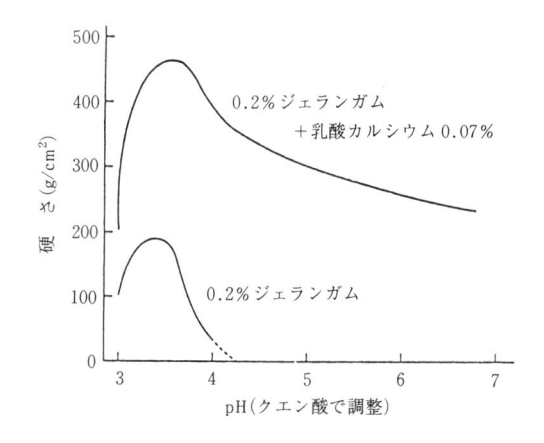

図6-24 ジェランガムのpHとゼリー強度の関係[14]

40℃,ナトリウムなどの一価カチオンの場合は30〜50℃である．糖度が高くなると80℃でもゲル化してしまう．

(3) ゲルの性質

ジェランガムは寒天，カラギーナン，ゼラチンと比較し，少量の添加量でゲル化する．各ゲル化剤との比較は混合系の食品多糖類の項の**図8-4**を参考にすると分かるように，ジェランガムは硬く，脆いのが特徴である．少量でゲル化することは非常に口溶けが良く，フレーバーリリースが良いことを意味する．**図6-23**に示したようにカルシウムの添加に伴い硬さが増強するが，脆さが増してくるのでカルシウムの適切な量を把握することは大事なことである．

しかし同じジェランガムでもネイティブ型は性質が異なる．これら二種類のジェランガムを混合することにより，硬さと脆さのテクスチャーの調整ができる（図 6-25[13]）．

ジェランガムのゲルは非常に透明性に優れ，ゼリー入り飲料を作るとゼリーと飲料の区別ができないぐらい透明度が高い．糖類の添加，pH の低下により透明度はさらに高まる．ショ糖濃度が 20％まではゲルに与える影響が少ないが，40％でわずかに影響が出る．60％になると著しく変化してくる．硬度は変わらないが，脆さが少なくなり弾力が増してくる（表 6-9[13]）．

ゲル化温度はカルシウムの濃度に依存するが，冷却の速さにもその安定性は影響される．また貯蔵状態によってもわずかにゲル強度に違いが出てくる．低温で貯蔵した方が，ゲル強度は高くなる．ジェランガムのゲルの離水は通常は少ないが，ガムの添加量が少ないのでゲル自身の重さで離水することがある．離水が多

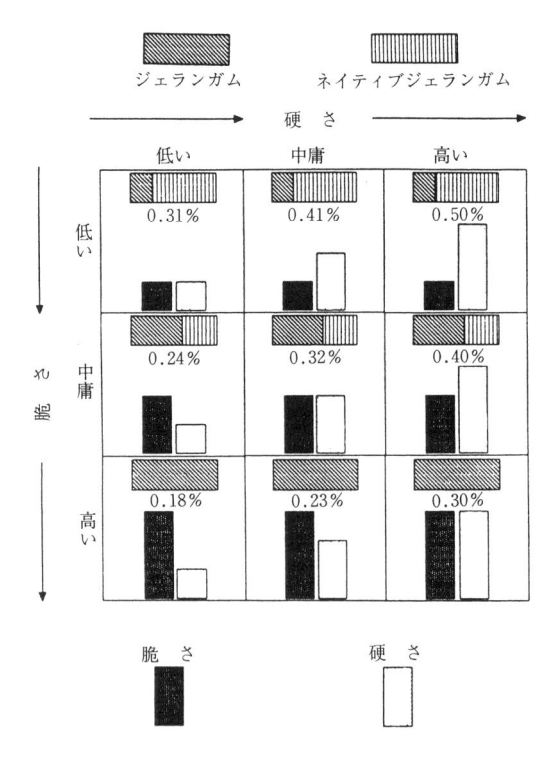

図 6-25　ジェランガムとネイティブジェランガムを用いてのテクスチャーの改善[13]

表6-9 ジェランガムのゲルテクスチャーに与えるショ糖の影響[13]

ショ糖濃度(%)	硬さ(kgf)	弾性率(N/cm²)	脆さ(%)	弾力性(%)
0	4.3	12	31.4	16.8
20	4.7	12.5	31.3	16.2
40	6.4	15	34.7	19.9
60	6.0	2.2	58.1	40.0

い場合は，0.2％以上の濃度で用いるか，あるいは他の増粘安定剤との併用を勧める．

(4) ネイティブジェランガムのゲル化特性

ジェランガムと同様にゲル化性を持っているが，その性質は全く異なり粘弾性の高い餅様である．これはグリセリル基により二重らせんの分子構造が緻密になるのを防ぐためと考えられている．そして溶解性についてもジェランガムのように90℃以上の温度は必要ない．例えば1％濃度で，約71℃程度である．しかしイオン濃度，pH，糖固形分の違いにより影響を受ける．高いブリックス度(°Bx)の食品では，ネイティブジェランガムを溶解してから，糖を添加するのが望ましい．高濃度のBx中では水和が遅くなる．ネイティブジェランガムのゲルは，熱可逆性である．ゲル強度はジェランガムと同一添加量では低いがその弾力性は非常に高い．**図6-26**[35]に従来のジェランガムと比較した．0.5％以下ではゼラチン様であり，0.5～1％程度では餅様になり，さらに添加量が多くなるとコンニャクやカマボコ様の食感になる．

2.4 他の多糖類との相容性

(1) ジェランガムと多糖類

ジェランガムのテクスチャーの改良に，他の多糖類の併用が考えられるが，ジェランガムの基本的な脆性と硬さを変えるのは難しい．キサンタンガムとの併用ではジェランガムの脆さはほとんど変わらない．しかしこれにローカストビーンガムを併用すると脆性は改良され，また弾力性も出てくる．ジェランガムに弾力性を出すためにはジェランガム／キサンタンガム／ローカストビーンガムの併用が効果がある(**図6-27**[16])．しかし，著しい効果ではない．添加した分だけテクスチャーが変わった感じである．

このようなテクスチャーの改良はキサンタンガム／ローカストビーンガムを併用することによってできるが，ローカストビーンガムの代わりにカシアガム，コンニャクマンナンでも改良できる．

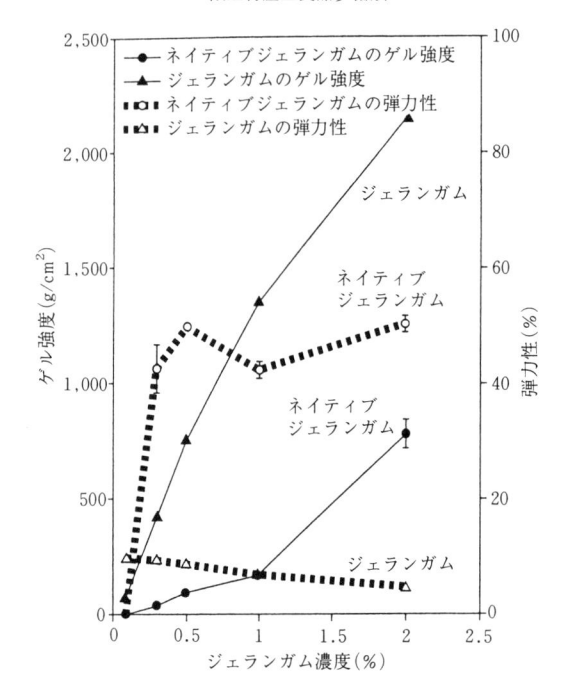

図 6-26　ネイティブジェランガムとジェランガムの
　　　　ゲル特性[35]（乳酸カルシウム 0.1％含）

(2) 他のゲル化剤との併用

ジェランガムは寒天，カラギーナンとテクスチャーは似ている．寒天とはセット温度，融解点などに類似点がある．κ-カラギーナンのゲル化性がイオンに依存しているのはジェランガムと共通している．アルギン酸はカルシウムイオン，酸性によりゲル化するのもジェランガムの性質と似ているが，これらのゲル化剤と併用してもゲル強度は弱くなり，脆さは変わらない．耐熱性，耐酸性，セット温度に改善がある．

デンプンとの組み合わせで耐熱性向上，老化防止，テクスチャー改良ができる（混合系の食品多糖類：8章3.参照）．

2.5　食品への応用
(1)　ジェランガムの用途

ジェランガムの特徴は耐熱性，耐酸性，フレーバーリリース，ゲルの透明性な

2. ジェランガム

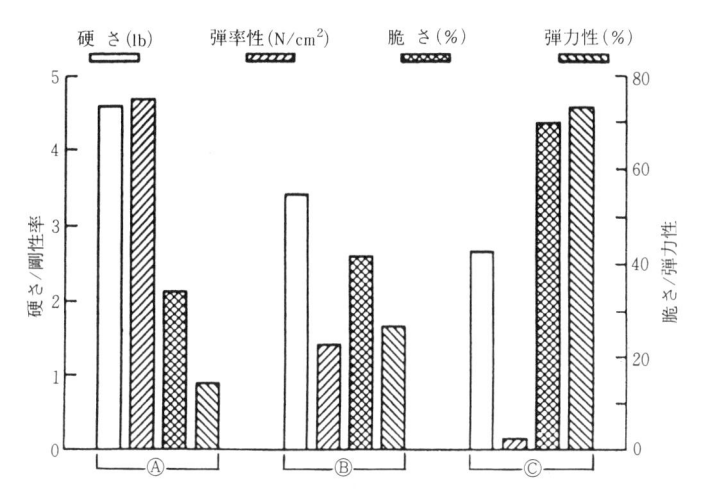

図 6-27 Ⓐ：ジェランガム，Ⓑ：ジェラン(60)/キサンタン-ローカスト(40)，Ⓒ：キサンタン-ローカスト(50/50)，3者のテクスチャーの比較[16]

どである．これらの特徴を生かしてさまざまな食品に応用されている．その主な応用例を**表 6-10**[13]に示す．その代表的な処方例を**表 6-11~14**[13]に示した．プリンのようにタンパク質が入っている場合は2つのタイプともゲル強度が高くなる．

(2) 新しい応用例
a) マイクロゲル

ジェランガムの特徴を生かした応用例にマイクロゲルがある．マイクロゲルとは細かなゲルの集合体である．ジェランガムを溶解した熱い溶液を，冷却時に撹拌などの力を加えることによって，ゲルの形成を壊して，あたかも水溶液のような流動性のあるゲルをいう．このマイクロゲルの特徴は，細かなゲルとゲルの隙間に様々なものを分散させることもできる．この細かいゲルは，流動性ゲル (fluid gels)[32]とも呼ばれている．ずり速度が高くなるほど細かいゲルが得られる．例えば，飲料に果肉を入れると沈殿したり，浮いたりするが，このマイクロゲルを応用すればきれいに分散した果肉入りの飲料となる．またドレッシングなどにおいても油やハーブなどの調味料をきれいに分散させることができる．簡単な作り方を**図 6-28**[14]に示した．ただし，加熱溶解した後に冷却することができない場合は，予め高濃度に溶解し，果汁や果肉，酸，カルシウムの添加順序が重要に

表 6-10 ジェランガムの応用例[13]

用途	代表的な例	添加量(%)
水ゼリータイプ	フルーツデザート，アスピック，コーヒーゼリー，ゼリー飲料	0.15〜0.2
ジャム，フィリング	低カロリー・イミテーションジャム，パン・パイ用フィリング	0.12〜0.3
菓子	錠剤タイプの菓子，マシュマロ	0.8〜1.0
惣菜ゼリー	果物，野菜，肉などのゼリー	0.2〜0.3
酪農製品	プリン，ミルクゼリー，ババロア，杏仁豆腐	0.1〜0.2

表 6-11 錠剤タイプの菓子の例[13]

原料	固形分76%中の割合
砂糖	40.4(%)
コーンシロップ(DE：42)	32.2
ジェランガム	0.8
クエン酸ナトリウム	1.4
クエン酸	1.4
色素/フレーバー	適量

表 6-12 低固形分の果実スプレッド[13]

原料	含有量
果実	55.0(%)
砂糖	26.3
水	17.35
クエン酸	0.8
ジェランガム	0.5
ソルビン酸カリウム	0.05

表 6-13 デザートゼリーの基本[13]

原料	含有量
水	84.18(%)
砂糖	15.01
無水クエン酸	0.40
クエン酸ナトリウム	0.25
ジェランガム	0.16
色素/フレーバー	適量

表 6-14 ミルクゼリーの処方[13]

原料	含有量
牛乳	86.43(%)
砂糖	13.10
リン酸二ナトリウム	0.28
ジェランガム	0.11
食塩	0.08
色素/フレーバー	適量

なる．寒天でも応用できる．

マイクロゲルの pH と転移温度(ゲル化点)の関係を図 6-29[14] に示したが，pH 3.5 よりも低くなるとゲル化点が急激に低くなる．これはジェランガムの pK_a が約 3.5 であり，pH がこれより下がるとカルシウムゲルではなく酸によるゲルになるためである．このために果肉分散飲料を作る場合，高濃度溶液の調製，水による希釈，カルシウム添加，果汁，酸，果肉などの添加の順にすることで，仕込みタンク中でも分散し，容器への充填が容易になり，また分散性のあるマイクロゲルができる[14]．

b) コーティング

ジェランガムは，カチオンの存在で瞬間的にゲル化するので，その性質を利用してコーティングを行うことができる．

ジェランガムの溶液をあられ，クラッカー，ポテトチップスなどの菓子の表面にスプレーし，そこへシーズニングをかけると，そのシーズニング中の塩類によりジェランガムのコーティングゲルができ，シーズニングを付着させることができる．この結果，従来使用している油脂が全く不要となり，カロリー，酸化などの問題から開放されるのである．

冷凍食品などに衣をつける際に，前もってジェランガムで表面をコーティングすることによって，具からの離水や衣の品質保持(パリッと感)ができる．

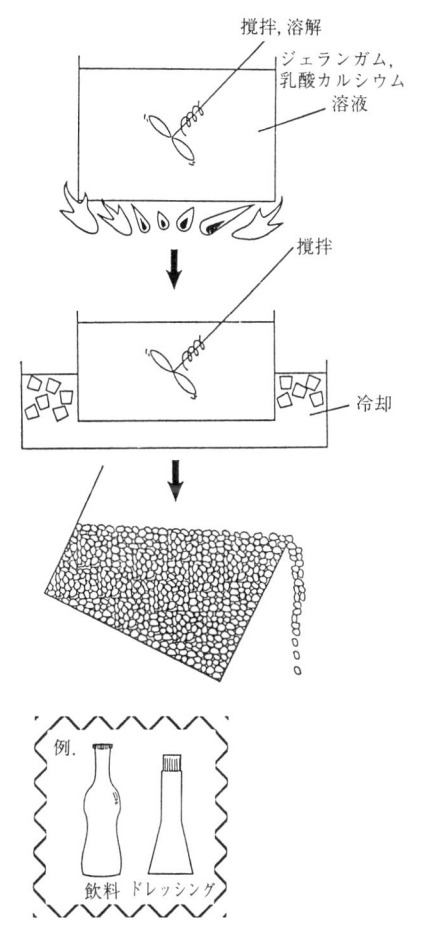

図 6-28 マイクロゲルの製造方法[14]

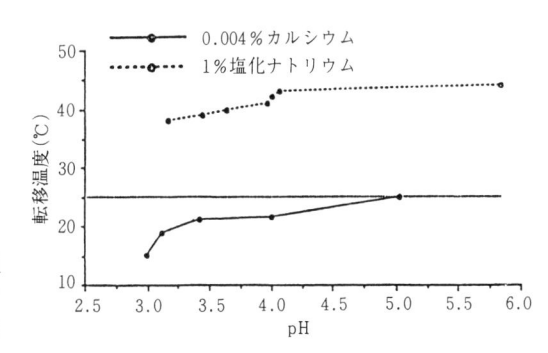

図 6-29 マイクロゲルの転移温度に対するpHの影響[14]
（ジェランガム 0.125%）

3. カードラン

3.1 基原および化学構造

カードラン(curdlan)は土壌菌の一種 *Agrobacterium biovar* I によって産生される微生物多糖類で，加熱すると固まるという特異的な性質から curdle(凝固する)にちなんで，1966年に発見者の原田が命名した[20]．この多糖類はグルコースが β-1,3-グルコシド結合した直鎖状のグルカンである．その変異株である *Alcaligenes faecalis* var. *myxogenes* NTK-u., IFO 13140 などからも同種の多糖類が産生する．D-グルコース残基が450個結合したものである[36]．

その後 *Agrobacterium* 属の多くからカードラン様多糖類が発見された．β-1,3-グルカンはカードランの他にラミナリン，単細胞藻類 *Euglena gracilis* の貯蔵多糖類として知られているパラミロンなどがあるが，そこの中でもカードランは純粋な β-1,3-グルカンに近いといえる．カードランの化学構造を**図6-30**に示す．

3.2 製造方法

カードランは培養液中からアルカリで抽出され，菌体との分離が行われる．次いで塩酸液で中和，脱塩処理をし，さらに懸濁液は濃縮し乾燥される．乾燥方法はいろいろあるが，カードランが80℃ぐらいで加熱凝固するのであまり高い温度での乾燥は不適切である．

3.3 性 質

カードランは流動性の良い白色粉末である．一般分析例を**表6-15**[21]に示す．寒天同様，栄養的には不活性の食物繊維である．

(1) 溶 解 性

カードランは水，アルコールには不溶であるが，アルカリあるいは一般の水素結合を切断する化合物(尿素など)の水溶液には溶解する．カードランを利用する

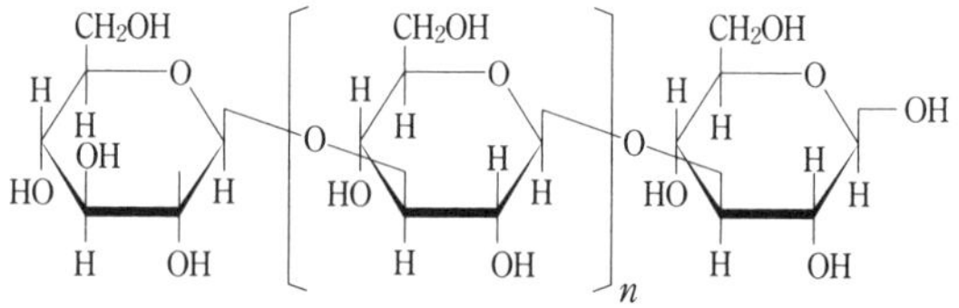

図6-30 カードランの化学構造

表 6-15 カードランの一般分析値例[21]

水　　　分	7.7%	(減圧加熱乾燥法)
タンパク質	0.7%	(ケルダール法)
脂　　　質	0.2%	(ソックスレー抽出法)
繊　　　維	9.8%	(ヘンネルベグストーン改良法)
灰　　　分	2.8%	(直接灰化法)
糖　　　質	78.8%	
食 物 繊 維	98.6%	(無水物として，酸素―重量法)

ときはミキサーまたはホモジナイザーで分散処理し，懸濁液とする．懸濁液の粘度は54℃付近で急激に増加し，透明な溶液となり溶解し始める．そして62℃でその上昇が収まり78℃付近で再び上昇する．最初の粘度増加は水素結合の切断で，後の粘度増加は三次元の網目構造の形成によるものと考えられる[31]．

(2) ゲルの性質

a) ハイセットゲルとローセットゲル

図 6-31 はカードラン懸濁液を50～100℃の種々の温度で10分間加熱後，流水中で冷却しゲル化させ，室温で2時間放置後，そのゲルの破断強度と破断ひずみを測定した結果である．カードラン懸濁液の加熱温度によって，ゲルの破断強度は大きく変化した[22]．

カードランゲルは75℃を境に大きく変化している．この温度以上の加熱では急激に破断強度が増加している．すなわち図 6-31 は約70℃程度の加熱後，冷却して形成されるゲルと80℃以上で形成されるゲルとではゲル形成機構が異なることを暗示している．

この現象を模式図に表したのが図 6-32[23]である．80℃以上に加熱すると硬い弾力のあるゲル(ハイセットゲルと呼ぶ)を形成する．一方，約60～80℃に加熱し40℃以下に冷却するとゲル(ローセットゲルと呼ぶ)を形成する．このゲルは再び加熱すると溶解してしまう．80℃以上で溶解したハイセットゲルは熱不可逆性のゲルとなり，加熱温度の上昇に伴いゲル強度が増加する．このゲルを再度加熱(約130℃まで)しても溶けない．

カードランゲルはpH 3～10の広い範囲でゲルを形成する．図 6-33 にカードランゲルのpH 3～10の間での安定性について示した[24]．テクスチャー的には酸性下では硬く，脆いゲルを形成するのに対して，アルカリ性下では弾力に富む，軟らかなゲルを形成するのが特徴である．一般的には寒天とゼラチンとの中間のテクスチャーである．このようにpHによって変化するのは，カードラン分子が酸性下では膨潤が抑制され，アルカリ下では膨潤が促進されることによるものと考

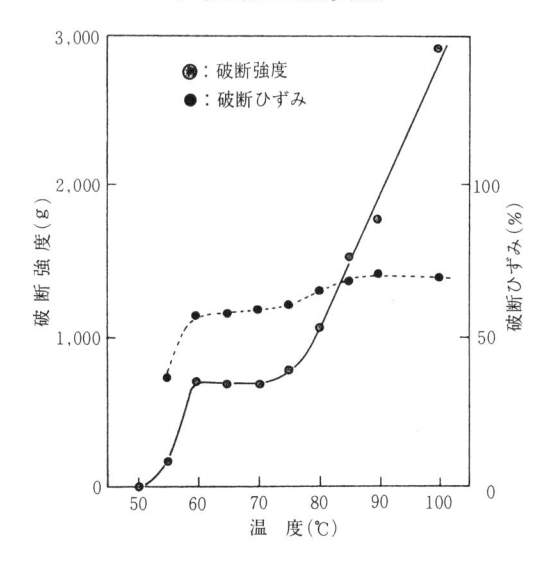

図 6-31 カードランゲル(2%)の物理的
性質に及ぼす加熱温度の影響[22]

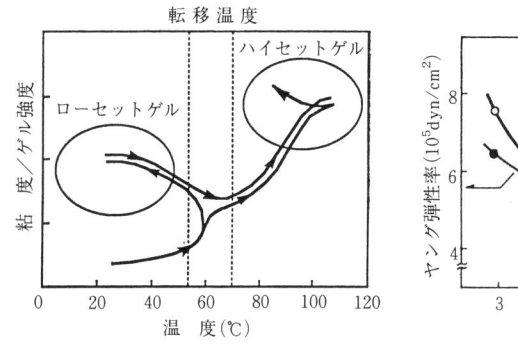

図 6-32 ハイセットゲルおよび
ローセットゲル形成[23]（模式図）

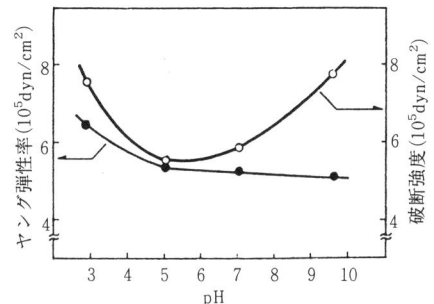

図 6-33 カードランゲルのテクスチャーに
及ぼす pH の影響[24]

えられる．

b) カードランゲルの離水

カードランゲルは離水が多いのが特徴である．これはゲルの調製方法および保存条件に深く関係している．**図 6-34** はローセットゲル形成後 80℃ と 100℃ で 30 分間加熱殺菌後の保存温度での影響を示した[23]．

冷却保存はかえって離水を引き起こす原因となる．その対策として pH を酸性

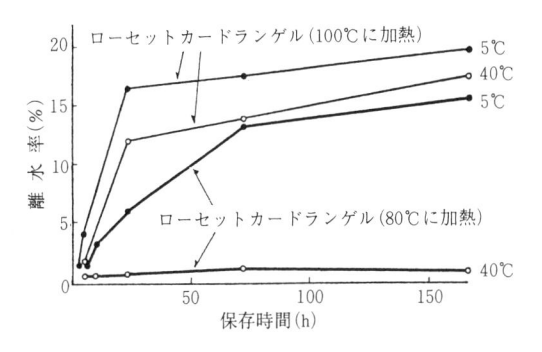

図 6-34　2種類のカードランゲルの離水に及ぼす保存温度の影響[23]

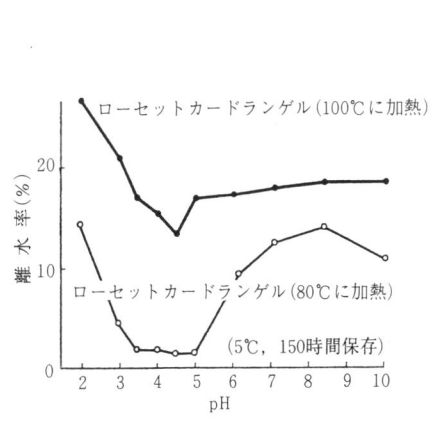

図 6-35　2種類のカードランゲルの離水に及ぼす pH の影響[23]

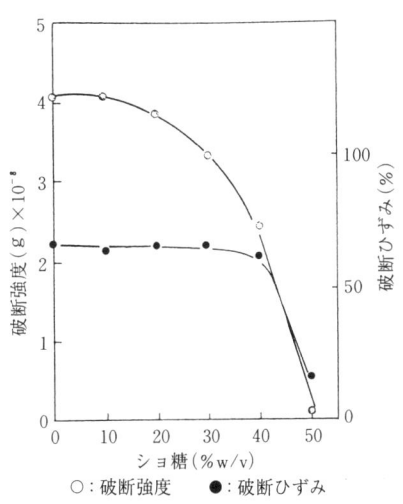

図 6-36　ショ糖添加によるカードランゲル（2%）の破断強度と破断ひずみへの影響[22]

に保つことが一つの有効な方法である．一般にゲル調製時の加熱温度が高いほど離水はしやすく，カードラン濃度が高いほど減少する．pH の変化に伴う影響を図 6-35 に示した[23]．加熱ゲルの離水を防止するには砂糖，デンプン（加工デンプン），タンニン，リン酸三ナトリウムなどを加えるとよい．

c）ショ糖の影響[22]

図 6-36 はカードランを水または種々の濃度のショ糖水溶液に懸濁させ，沸騰

水で10分間加熱した時のゲルの破断強度と破断ひずみのショ糖濃度依存性を示した．ショ糖添加濃度が低いときは，カードランゲルの破断強度は穏やかに減少したが，ショ糖添加濃度が30％以上では破断強度の減少は急激であった．そして膨潤開始温度が高温側へ移行していく．これはカードラン分子が膨潤するのに必要な水をショ糖分子が結合水として取り込み，ショ糖濃度が高くなるとカードランの膨潤に必要な自由水がますます減少するためである．そして，カードラン懸濁液の系を昇温していくことにより自由水が増加してカードラン分子の膨潤が始まる．また，さらに加熱するとカードラン分子の疎水性基間にショ糖分子が入って疎水性結合の阻害をしてゲルを弱める．

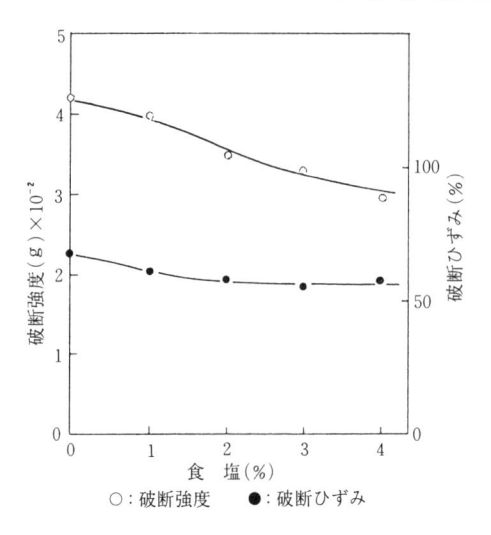

図 6-37 食塩添加によるカードランゲル（2％）の破断強度と破断ひずみへの影響[22]

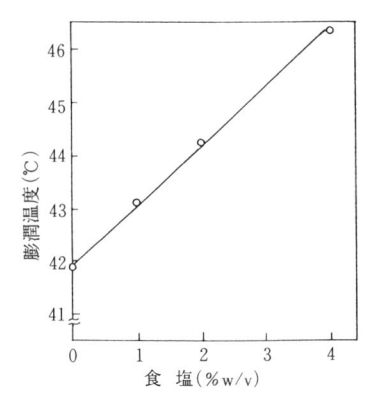

図 6-38 食塩添加によるカードランの膨潤温度[22]

d) 食塩の影響[22]

ショ糖と同様の調製を行ったときの食塩濃度依存性を**図 6-37**に示した．

カードランゲルの破断強度は食塩添加濃度の増加に伴い減少した．またカードランゲルの破断ひずみは2％食塩添加濃度まで徐々に減少したが，それ以上の食塩添加濃度では一定になった．これはカードランゲルが食塩の添加で脆いゲルとなっていることを示している．ショ糖の場合と同様に膨潤温度が高温側に移動している（**図 6-38**[22]）．

e) 油との相互作用

カードランのゲルはゲル中に20〜30％の油や脂溶性物質を含むことができる．

表6-16 カードランおよび製剤の食品への用途例[25]

食　　　品	機　　能	使用量(％)	
●品質改良剤として使用			
中華麺, そば	食感改良, 湯のび抑制	CD*-1	0.3～1
うどん	食感改良, 湯のび抑制	CD-3	0.3～1
水産練り製品	弾力増強	CD-10	0.5～1
	すり身代替	CD-300	1～3
ロースハム, ベーコン, 惣菜用食肉	保水性向上, 食感改良	カードラン	0.1～0.5
調理加工食品	食感改良, 結着剤, 歩留り向上	カードラン	0.2～2
バッター(チキン唐揚げなど)	食感改良, 歩留り向上	カードラン	0.2～0.7
レトルト調理ソース	さらっとした粘性, ボディ感付与	カードラン	0.2～0.7
乾燥魚畜肉加工品(乾燥カマボコなど)	湯もどり向上, 食感改良	カードラン	0.5～1
加工用餅(餅粉使用)	煮崩れ抑制	カードラン	4～6
スポンジケーキ	冷蔵, 冷凍時のしっとりさ保持	カードラン	0.1～0.3
●主要成分として使用			
ホットゼリー, 冷凍ゼリー	ゼリー化剤, 耐熱性, 耐冷凍性	カードラン	1～5
スターチゼリー	ゼリー化剤, 耐熱性, 耐冷凍性	カードラン	1～2
成型加工食品	ゲル化剤, 耐熱性, 耐冷凍性	カードラン	1～10
ゼリー寄せ, 豆腐麺, レトルト用豆腐, 冷凍豆腐, 凍結乾燥豆腐, 冷凍糸コンニャク様食品, シート状成型品など			
食用フィルム	フィルム形成性, 耐熱性	カードラン	30～100
ローカロリー, ダイエット食品	非消化性, 食物繊維		

* CDはカードラン製剤を意味している.

このゲルを圧搾すると水のみ除かれ, 乾燥物となり油の含量は80％以上までになる. この乾燥物を水に浸漬するとゲルが再生される.

3.4 食品への応用

　カードランの用途は食品をはじめ種々の工業用途に及んでいる. カードランの食品への利用法は, ①品質改良を目的として使用する場合と, ②カードランの成形性を利用して新しい食品を作る場合とに大別される. **表6-16**にその用途例を示した[25]. 特に相性の良い食品について述べると, まず中華麺, 即席麺, そばなどである. カードランを原料粉に対して約0.3～1％添加すると, 麺のコシが強くなる. また, 湯もどしした麺にスープを入れ放置したときの麺の伸びを抑える. 冷凍うどんでは解凍による煮崩れを防ぐなどの効果が認められた.

　生タイプゆで中華麺は麺を三層構造にして内層にカードランを添加すると弾力のある麺が得られる. ケーキ類は, 容積が大きくて内相のきめや食感にすぐれ, しかも経時変化の少ない製品が望まれる. オーブン中で, ふくらんでいたケーキが, 冷却中に上部に生ずるへこみ(窯落ち, 沈みともいわれ, ケーキの剛性率の低下に

表 6-17　カードランの実用的調製方法[21]

分散法	必要機械	カードラン濃度	調製法
高速撹拌法	カッターミキサー ホモジナイザー	8％以下	カードラン + 水 →(混合)→(脱気)→ 粘稠な液またはペースト
熱水添加・粉末分散法	手作業 プロペラ撹拌機	10％以下	カードラン(1部)〔水(32部) 約25℃〕 →(混合) 45〜50℃ ←熱湯(17部) 90〜100℃ →(混合) 40℃以下 ←水(50部) → 粘稠な液またはペースト →(脱気)→ 1％水分散液 ※1 ※1 30℃以下 カードラン粉末
熱水添加法	プロペラ撹拌機	3％以下	カードラン + 水(40部) →(混合)→(脱気)→ 約60℃ ←熱湯(60部) →(混合)→ 粘稠な液またはペースト (注)分散液は40℃以上で20分以内に処理することが必要
熱水添加・冷却・ペースト化(高粘度化)	カッターミキサー	5％以下	カードラン + 水(35部) →(混合) ←熱湯(45部) 約60℃ → ローセットゲル ←水(20部) →(冷却) 40℃以下 →(混合ペースト化)→(脱気)→ ペースト

よる)を防ぐのに，カードランは効果がある．多孔質構造が均一になっており，手作り感がないともとらえられる．食肉加工にも保水剤としてカラギーナンの代替として用いることができる．鶏肉の唐揚げのバッター液に使用すると，肉からの離水を防ぎ，ふっくらとしたジューシー感のある製品が得られる．

熱凝固性を利用してホットゼリー，ヌードル様豆乳ゲル，冷凍コンニャク様ゲルなどの新しい食品も製造されている．

3.5 カードランの実用的調製方法

カードランは冷水では溶けないのでその使用の仕方が難しい．まずカードランを均一に添加することが大事である．水に分散液を作ることがカードランの性質をうまく引き出し，使いこなす秘訣である．**表 6-17** にその調製方法をまとめた[21]．

4. プルラン

4.1 基原および化学構造

プルラン(pullulan)は 1938 年に，R. Bauer[33]によりその存在が報告され，その構造は 1947 年に Magev がデンプン状多糖類であることを提唱した．黒酵母の一種である *Aureobasidium pullulans*(糸状菌)によって生産される α-グルカンである．その構造はマルトトリオース(グルコース 3 分子が α-1,4 結合)が規則正しく α-1,6-グルコシド結合を繰り返した直鎖状の中性多糖類である(**図 6-39**[34])．

4.2 製造方法

Aureobasidium pullulans 菌をデンプンの部分分解物を炭素源とし，少量の窒素源，無機塩を入れて通気撹拌培養を数日間行うとプルランが菌体外に生産される．現在，林原(株)が生産している．イオン交換で脱塩したタイプとしないものの 2 種類が生産されている(**図 6-40**[27])．生産されているものは平均分子量 20 万である．

4.3 プルランの特性

(1) 溶解性とその粘度

プルランは冷水，温水いずれにも速やかに溶解するが，ジメチルホルムアルデヒド，ジメチルスルホキシド以外の一般的な有機溶媒には不溶である．しかしプ

ルランのエーテル化合物あるいはエステル化物は，その置換度に応じて水不溶性となり，有機溶媒に可溶となる．

(2) 粘　　性

プルランはニュートン流体である．その粘度は分子量によって異なる．アラビアガムのように低粘度である．**図 6-41**[26)]に分子量による粘度の違いを示した．もちろんゲル化することはない．しかし低粘度にもかかわらず潤滑性に優れてい

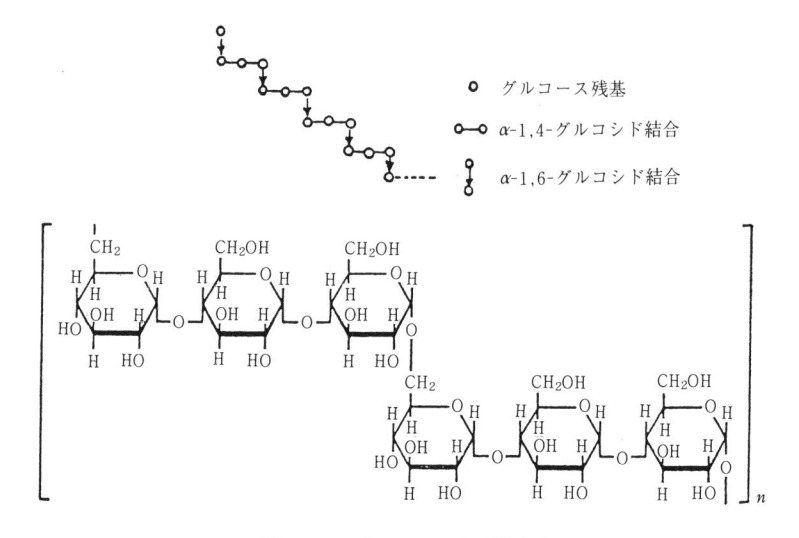

図 6-39 プルランの分子構造[34)]

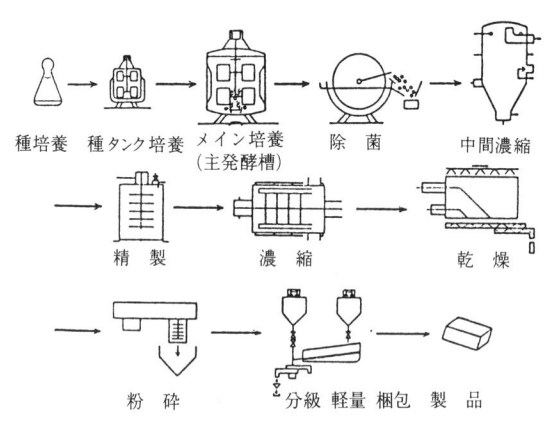

図 6-40 プルランの製造工程[27)]

るので，食品に使用した場合は，トロ味を付与する．耐塩性があり，pHの変化にも安定した粘性である．他の多糖類と同様に低pHで長時間高温にさらすと加水分解が生じて粘度は低下する．

(3) 皮膜性・造膜性

プルラン水溶液を乾燥すると透明で光沢のある強靭なフィルムが得られる．このフィルムは可食性で酸素不透過性，耐油性に優れている．プルランは非常に水に溶けやすいフィルムなので，寒天などの食品素材などを練り込みフィルムの改良をして使いやすい状態にしている．また香料，みそ，チーズ，梅などの食品を入れたブレンドフィルムが作られている．

(4) 接着性

他の多糖類と異なり，**表 6-18**[27]に示すように接着力が非常に強く，噴霧，塗布して乾燥することにより，簡単に接着することができる．デンプン糊のように老化が起きないのが特徴である．とろろ昆布の接着，糖衣のバインダーなどに使われている．

(5) 付着性・粘着性

付着性が強く，単独，または他の増粘剤やゲル化剤と併用することで，浸透性が少なくなめらかで付着性の強い製品に仕上がる．タレ，調味液，グレーズへの

表 6-18 木材接着試験[27]

被験品	接着強度 (kg/cm^2)
プルラン	40
酸化デンプン	19
コーンスターチ	20
セルロース系接着剤	11
フェノール樹脂接着剤	29

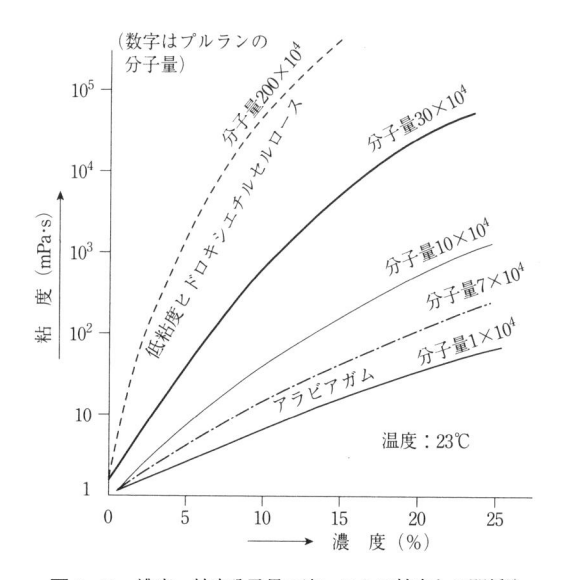

図 6-41 濃度〜粘度分子量の違いによる粘度との関係[26]

(6) 保 水 性

粘性が低い割には少量の添加で高い保水性がある．食感改良，老化防止などにも利用できる．畜肉製品にはカラギーナンとの併用が望ましい．ピックス液の分散剤としても効果がある．タンパク質との反応がなく安定したピックス液が得られる．

4.4 食品への応用例

他の増粘安定剤には見られないプルランの特異性的機能は接着効果である．古くからはとろろ昆布の接着に用いられ，また可食フィルムの応用として絵付けしたフィルム，香料などを混ぜた香りのフィルムなどアイディア的なものも多い．付着性の高いこともあり，タレに他の増粘安定剤と併用されている．

引 用 文 献

1) B. Urlacher, B. Dalbe (A. Imeson ed.): "Thickening and Gelling Agents for Food", Blackie Academic & Professional, London (1994), p. 202
2) S. P. Rogovin, et al.: *J. Biochem. Microbiol. Technol. Eng.*, **3**, 51 (1961)
3) P. E. Jansson, L. Kennon, B. Lindberg: *Carbohydy. Res.*, **45**, 275-282 (1975)
4) Moorhouse, R., M. D. Walkinshaw, and S. Arnott.: Acs' Symposium Series, **45**, 93 (1977)
5) G. Holztwarth, E. B. Prestrige: *Science*, **197**, 757-759 (1977)
6) Eric Dickinson (西成勝好監訳): "食品コロイド入門", 幸書房 (1998), pp. 78-79
7) 佐野征男: *New Food Ind.*, **20** (9), 20 (1978)
8) 大橋司郎: *SAN-EI NEWS*, No. 137 (1977)
9) 足立典史: 別冊フードケミカル-**8**, 96-101 (1997)
10) 近藤和夫: フードケミカル, **12**, 73-77 (1986)
11) 大橋司郎, 越智敬志, 奥野 董: フードケミカル, **6**, 150-111 (1985)
12) 紺野 昭: "食品の物性" 第7集, 食品資材研究会 (1981), p. 41
13) W. Gibson, (A. Imeson ed.): "Thickening and Gelling Agents for Food", Blackie Academic & Professional, London (1992), pp. 227-249
14) 森田康幸: 別冊フードケミカル-**8**, 101 (1996)
15) 越智敬志: フードケミカル, **3**, 119 (1992)
16) P. Harris, G. R. Sanderson (Peter Harris ed.): "Food Gells", Elsever Applied Science (1990), p. 201
17) 杉本真一: フードケミカル, **6**, 67 (1994)
18) 浅野広和, 大本俊郎: 食品と科学, **1**, 104 (1997)
19) 中尾欣樹, 宝川厚司: フードケミカル-**8**, 40 (1995)
20) T. Harada, M. Masada, K. Fujimori, I. Maeda: *Agri. Bio. Chem.*, **30**, 196 (1966)

引用文献

21) 中尾行宏, 片桐 清：フードケミカル, **2**, 72 (1990)
22) 紺野 昭：*SOFT・HARD & HUMAN*, 1, 武田薬品工業株式会社 (1996)
23) 佐藤重彦, 奥村健吾, 原田篤也：*New Food Industry*, **20** (10), 49 (1978)
24) H. Kimura, S. Moritaka, M. Misaki：*J. Food Sci.*, **38**, 688 (1973)
25) 中尾行宏：別冊フードケミカル-8, 107 (1996)
26) 林原商事天然多糖類プルランカタログ.
27) 尾崎善英：別冊フードケミカル-8, 112 (1996)
28) A. P. Gunning and V. J. Morris：*Int. J. Biol. Macromol.*, 12, 338-341 (1990)
29) A. Misaki, *et al.*：*Can. J. Chem.*, 40, 2204 (1962)
30) V. Carroll, M. J. Miles and V. J. Morris：*Int. J. Biol. Macromol.*, 4, 432 (1982)
31) 紺野 昭, 木村 博, 中川鶴太郎, 原田篤也：農化, **52**, 247 (1978)
32) I. Norton：第8回食品ハイドロコロイドシンポジウム講演要旨, The Science and Technology of Fluid Gels (1997), p. 40
33) R. Bauer：*Znter. Bacteril. Parasitenk. Abt.* II., 98, 138 (1938)
34) S. Ueda, *et al.*：*Appl. Microbiol.*, **11**, 211 (1963)
35) 三栄源 F. F. I.：食品添加物ジェランガム説明書, p. 6
36) A. Konno et al (K. Nishinari and E. Doi ed)："Food Hydrocolloids". Plenum (1994) p. 114.

7 その他の食品多糖類

1. セルロースとその誘導体

　セルロースは，植物の細胞壁の重要な構成成分である．天然の高分子物質であり，木綿，麻，木材などの構成主成分として広く自然界に分布している．海藻，一部の動物・微生物にも存在する．衣や住の面でも深くかかわっている．

　セルロースは食感が悪く食べにくいので食品素材としての利用が非常に遅れていた．しかし，最近はこの水には溶けず，食べても消化されない多糖類が，食物繊維としてその生理作用が注目を浴びてきた．

　セルロースはグルコースを構成単位に持つ高分子多糖類で，植物の種類に関係なくその分子構造は同じである．しかし植物の種類によってそのセルロースの分子どうしの集合の仕方が異なる．

　ピラノース環が β-1,4 結合した線状高分子であるために強固な結晶配向をしており，この分子間水素結合は通常の熱や溶媒では開裂せず水に不溶性の高分子であるが，カルボキシル基，メトキシル基などを導入することにより可溶性に変化する．

　現在，食品添加物として利用されている形は，セルロースを細かく砕いた粉末セルロース，セルロースの結晶部分を取り出した結晶セルロースとセルロースを数万本に引き裂いた微小繊維状のセルロース，誘導体としてカルボキシメチルセルロースカルシウム(CMC・Ca)，カルボキシメチルセルロースナトリウム(CMC・Na)，メチルセルロース(MC)がある．

1.1　天然系セルロース

　粉末セルロース，結晶セルロースと微小繊維状のタイプがある．結晶セルロースは，パルプを原料にし，加水分解によって一定の重合度の結晶の部分だけを取り出したもので，1961 年に O. A. Battista によってその製法が確立された．その後，旭化成工業が商品化した結晶セルロース(商品名「アビセル」，「セオラス」)は，現在までに，医薬品，食品，化粧品，一般工業用の多目的食品改良剤として広く

利用されている[1].

一方,微小繊維状セルロースは,高度に精製した木材パルプを原料とし,これを超高圧ホモジナイザー処理による強力な機械的せん断力を加えて微小繊維状にしたものである.米国 ITT Rayoniers(レオニア)社が発明し,日本ではダイセル化学工業が製品化している.固形分20%に調整されたケーキ状で,微細な直径に引き裂かれたミクロフィブリルは,歯で噛み切れるので食べやすくなっている.

(1) 原料の基原

セルロースにはグルコースからなる鎖状分子が平行に並んで部分的に集合した結晶化部分の繊維束(フィブリルと呼ばれている)と非結晶部分がある.これらのフィブリルが整列して天然セルロースの繊維を形成している.図 7-1[5]に示すように密接に平行して結晶質的に配列された結晶領域と分子が無秩序に任意の方向に向いて,まばらに存在する非結晶部分とから成り立っている様子が分かる.セルロースの分子は1本の長い線で示してある.結晶領域に配列している部分は太い線で示してある.しかし,非結晶性あるいは配列性の低い領域と結晶領域とは明確な境界があるわけではない.

結晶セルロースは高純度の木材パルプを酸分解し,非結晶領域を除去して純粋な結晶部分だけを取り出して精製,乾燥したものである.

天然セルロースの分解は最初に非結晶領域で起こりやすく,およそ10%ぐらいこの部分が存在している.このことから天然セルロースの70～90%が結晶領域ではないかといわれている[19].この結晶領域部分を取り出したものを結晶セルロースと呼んでいる.微細なセルロース結晶体(微結晶セルロース:micro crystalline cellulose:MCC)が水素結合により二次凝集したものである.

一方,強力な機械的せん断力を加えて切断し微小繊維状にしたものを,繊維状

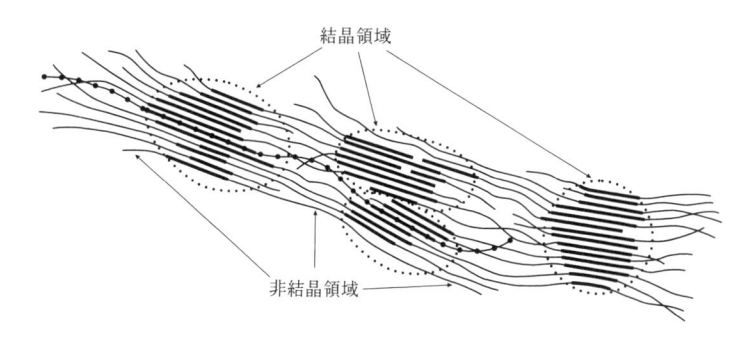

図 7-1 ふさ状ミセル構造説の考える微細構造[5]

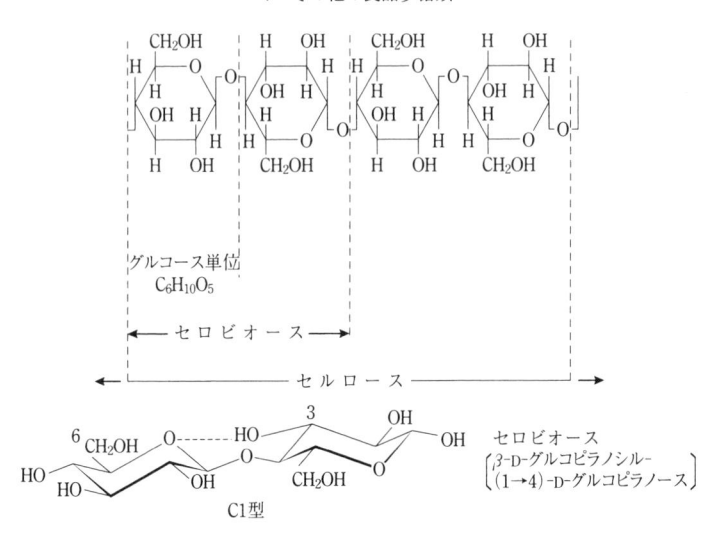

図 7-2 セルロースとセロビオースの分子構造式[5)16)]

セルロースと呼んで区別している．1本の原料セルロースが，数万本に引き裂かれている．

そして，セルロースを軽度に加水分解したセルロース粉末がある．いずれも化学構造は天然セルロースそのものである．D-グルコースがβ-1,4結合した直鎖状の構造を持つ．その分子式は一般に$(C_6H_{10}O_5)_n$で表される．

この分子式は，デンプン中のアミロースと同じである．異なる点は結合様式でアミロースはα-1,4結合でらせん状の構造を示す．一方，セルロースは直鎖状で多くの水酸基があるにもかかわらず水に不溶である．

セルロースの構造を**図 7-2**[5)]に示した．基本構造であるグルコースと二糖類のセロビオースを示した[16)]．セロビオースは安定したC1構造をとっている．そしてC-6位とC-3位のOH基が隣接したO原子と水素結合をして結晶性を示しセルロースの鎖の剛直性を形成している[15)]．その結果，結晶構造が発達して細胞壁中でミクロフィブリルとして存在し，形態的にセルロースが細胞壁の骨格物質となる[18)]．

(2) 微結晶セルロース (MCC)

結晶セルロースのみの粉体グレードと，水溶性多糖類を結晶セルロースの表面にコーティングしたタイプで分散，乳化，懸濁，耐熱性などの安定剤としての機能を持ったコロイダルグレードがある．セオラスはアビセルをさらに微細結晶し

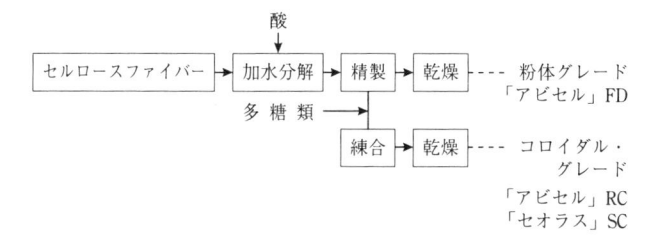

図 7-3 結晶セルロースの製法[17]

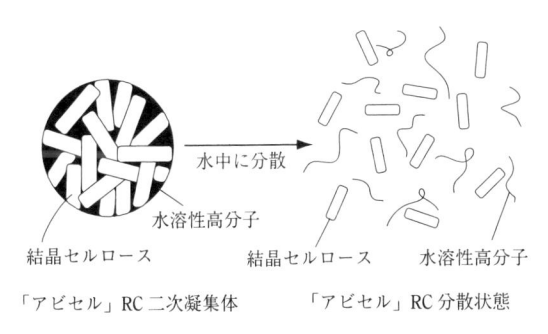

図 7-4 アビセル RC の分散模式図[17]

たセルロースの製剤である．製法を**図 7-3**[17]に示した．

粉体グレードは賦形剤としての要件を持っているので錠剤，粉体の流動性の改善に応用されている．食品への応用は分散性を高めたコロイダルグレードが利用されている．これは，水不溶性の微細なセルロース粒子(平均粒子径 10 μm)の表面を多糖類でコーティングしたもので，他の増粘安定剤には見られない特異的な機能を有している．利用されている多糖類はカラヤガム，キサンタンガム，CMCなどで，製剤中 5〜15％含まれている．その分散模式図を**図 7-4**[17]に示した．

セルロースを超微粒子にすると，基本的な特性は変らないが微粒子としての特性がでてくる[3]．

- 口の中でのざらつき感が減少していき，3 μm を切るころからほとんど感じなくなる．
- 6 μm を切るあたりから急激に粘度が上昇し，3〜4 μm で極大値をとる．粘度上昇に伴って，流動性のないなめらかなクリーム状となる．さらに粒子径を細かくしていくと，粘度は少しずつ下がり始める．
- 100℃ 以上に加熱しても，粘性や流動性に目立った変化が現れず，なめら

かなクリーム状を保ち続ける.
- 水希釈すると,6 μm を切るあたりから沈降せずに安定して存在する.1 μm 以下にすると,急激に沈降が見られる.
- 強い構造粘性を示す.曳糸性は見られず,液切れは非常に良い.
- 強力な遠心力によっても脱水されにくい.キサンタンガム,CMC のように負電荷を持った多糖類を少量添加すると全く脱水されなくなる.
- 長期保存しても腐敗現象が見られない.
- 無味無臭で何の味もしない.

などの特徴がある.

a) 懸濁安定化

結晶セルロースは水に溶けず懸濁状態にある.これは粒子が弱い力で引き合い,ひも状に長くなったり,また枝分けとなり特異な網目構造を形成する.水和によって生じたその表面電荷(弱いマイナスに帯電している)によって相互に反発し合いながらブラウン運動を続け,コロイド状態になっている.このブラウン運動が生じるのは 10 μm くらいの粒子からである.この網目の中に微小な固形分を捕らえ,沈降,離水のない安定な懸濁液を形成することができる.図 7-4 に示すようにセルロースに他の多糖類をコーティングすると網目構造は膨れ,粘度も上昇して安定性を増す.

b) 乳化安定性

コロイド分散し,油・水界面に吸着された結晶セルロースと,同時に連続相である水相中に存在する結晶セルロースとがその表面電荷によって反発し合うことにより,油滴の合一が抑制され,安定な乳化状態を維持することができる.

c) 耐熱性

セルロースは水に不溶な固体であるために熱の影響をほとんど受けない.粘度もほとんど低下せず,乳化・分散能も低下することはない.20°C の粘度を基準とした温度の上昇に伴う粘度の変化を,図 7-5 に示した[4].

d) 流動性の改良

結晶セルロースは降伏値を持つチキソトロピー性を有する.すなわちある一定以上のせん断力をかけると網目構造が解けてせん断方向に並び,見掛け粘度は低下する.せん断力を解くと粒子は再び元の網目構造を形成する.そして粘度は回復する.さっぱりしたテクスチャー,「たれおちない」タレなどに応用できる.

e) 食品への応用例

これらの機能を応用して食物繊維,固形食品,粉末油脂,香料,粉末製品の固

1. セルロースとその誘導体

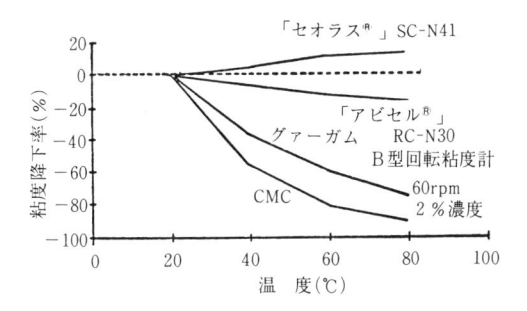

図 7-5 粘度に及ぼす温度の影響[4]

表 7-1 アビセル®のグレードとその機能[2]

用　途	機　　能	最適グレード	標準添加量(％)
アイスクリーム類 ミルクセーキ ソフトクリーム	・ミックス粘度を高めず，ホエー分離を防止． ・さっぱりした食感を与える． ・氷晶の成長を抑制する． ・噛み心地のある生地を与える． ・押出し性の改良． ・耐ヒートショック性を改良，泡安定．	RC-N81 RC-591	0.4
ジャム， 　　ペースト類 フィリング プリン	・チキソトロピー性を与え，伸展性を改良する． ・耐熱性の向上． ・保形性の改善． ・クラウディー効果．	RC-N81	0.5〜1.5
ホイッピング 　　クリーム コーヒー 　ホワイトナー	・ミックス液のクリーミング防止． ・より高いオーバーランを与える． ・保形性の改善． ・貯蔵・輸送中の安定性を高める． ・殺菌時の乳化安定性を改善．	RC-N81	0.2〜0.5
ココア飲料 栄養強化飲料 液状スープ 豆乳飲料	・粘度を高めず，懸濁粒子の沈降を防止． ・ベトつきのないさっぱりしたテクスチャー． ・ホエーおよびオイルの分離を抑制．	RC-N81	0.4
マヨネーズ ドレッシング・ タレ	・乳化・懸濁安定性． ・耐熱安定性． ・さらっとしたテクスチャー．	RC-N30 RC-N81	1.0〜3.0
粉末スープ チーズ	・吸着担体． ・固結防止．	FD-101	1.0〜2.0
タブレット	・成形性賦与．	FD-101	5.0〜30.0

結防止，顆粒食品・球形食品，パン・ケーキ，練りワサビ・カラシ，クリーム類，飲料，ソース類，ゼリー・ジャム・フィリング類，レトルト食品，冷凍食品などに幅広く使用されている．**表 7-1** にその機能とグレードを示した[2]．

(3) 微小繊維状セルロース (MFC)[20]

微小繊維状セルロースは，セルロースの持つ性質を保持し，元の繊維を約 40,000～80,000 本に引き裂き，直径が約 $0.1～0.01\mu$ にまで微細化したものである．MCC に較べ直径は小さいが繊維長が長い．微細なフィブリルが無数に絡み合って，網状構造を形成している．その結果，表面積が飛躍的に増大するため，水産ねり製品，水産加工品の保水剤，保形剤として利用されている．その他にバッター液，マヨネーズ，ホワイトソース，タレなどの粘質改良としてフライ製品の吸油低減の目的にも利用されている．

(4) 粉末セルロース[21]

セルロースを軽度に加水分解したタイプで，工業用途として各種ジュース，ビールなどのろ材にも用いられている．

1.2 カルボキシメチルセルロースナトリウム(CMC・Na)

繊維素グリコール酸ナトリウムともいわれ，一般には CMC という名称で親しまれている．セルロースは水に溶けないのでエーテル化で水溶性にしたタイプである．1918 年ドイツのヤンゼンらによって発表され，その後ホイザーによって正式に繊維素グリコール酸ナトリウムと名付けられた．

1972 年 7 月に実施された合成糊料の表示が義務付けられるまで，糊料としてその役割は非常に大きなものであった．今日 CMC の生産量は約 3 万 t あるが食品用に使用されているのはわずか 1,000t で，医薬・化粧品，土木，養殖，紙パルプなどと多岐に渡って用いられている．食品向けには精製度の高い，いわゆる「A 粉」を使用している．

「合成糊料」の表示がネックになり食品用の需要が減ったが，1991 年の全面表示に伴い例えば安定の目的であれば「安定剤(CMC)」となる．ここでは特に区別しない限り CMC・Na を単に CMC と略する．

(1) 製造方法

CMC の製造方法はパルプ(セルロース)を水酸化ナトリウム溶液で溶かし，モノクロロ酢酸(あるいはナトリウム塩)でエーテル化する．セルロースには 3 個の水酸基があり，モノクロロ酢酸ナトリウムの量を調整することにより置換度の異なる CMC ができる．グルコール酸ナトリウム，食塩などの副産物を除去して精製す

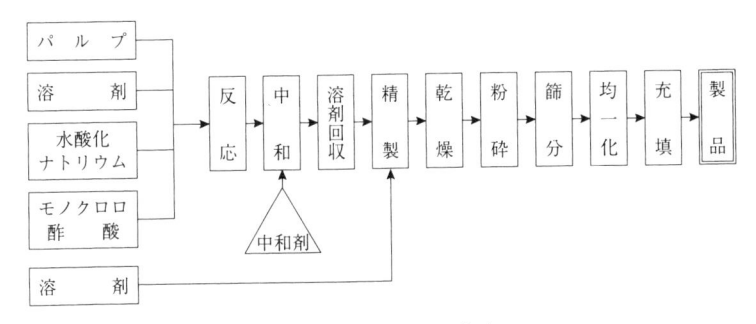

図 7-6　CMC の製造法[26]

る(**図 7-6**[26]).精製度によって A 粉(精製度 95% 以上),P 粉(精製度 85〜95%),S 粉(精製度 60〜85%),B 粉(精製度 60% 以下)に分類されている[7].

(2) 構造と性質

化学構造はセルロースの -OH(水酸基)がモノクロロ酢酸と置換されたもので,D-グルコースが β-1,4 結合した直鎖状の構造を持つ.無水グルコース単位(anhydroglucose unit：AGU)の中の 3 個の -OH に対して,カルボキシメチル基何個がエーテル結合しているかを示す置換度を DS(Degree of Substitution)といいエーテル化度とも呼ぶ.CMC の性質を左右する重要な数値である.AGU に対する平均置換度を DS と定義している.理論的には最大 3 のものまで得られるが,一般的には,0.6〜2.0 の範囲のものが販売されている.

エーテル化度による性質の違いを**表 7-2**[7]にまとめた.DS が 0.4 以下であれば水に溶けない.代表的な食品グレードとしては 0.65〜0.95 である.**図 7-7**[6]に示した CMC の構造式は DS が 1.0 のものである.またグルコースの平均重合度(Degree of Polymerization：DP)も水溶液の性質に大きな影響を与える因子で,平均重合度が高いほどその水溶液の粘度は高くなる.したがってエーテル化度と平均重合度を調整することにより,広範囲の物性を得ることができる.

(3) 基本的性質

a) 溶解性

冷水または温水に溶けて粘稠な親水性コロイドとなる.油,グリース,有機溶媒には溶けない.ダマになりやすいので充分注意して溶解しなくてはならない.

b) 吸湿性

エーテル化度が高いほど吸湿性が高くなる.また湿度の増加と共に吸湿性が増し,温度の上昇と共に減少する.

表7-2 CMCの性質に及ぼすエーテル化度の影響[7]

	高エーテル化度 CMC	低エーテル化度 CMC
チキソトロピック性	○	◎
流　　動　　性	◎	○
耐　　塩　　性	◎	○
耐　　酸　　性	○	○
耐アルカリ性	◎	○
溶液透明性	◎	○
溶　　解　　性	◎	○
粉末吸湿性	◎	○
粉末流動性	◎	○
粉末見掛け比重	大(約0.6)	小(0.4〜0.5)

注) 1. 高エーテル化度　0.9以上
　　　低エーテル化度　0.5〜0.8
　　2. ◎：各性質が大きい(高い)ことを示す
　　3. ○：各性質が小さい(低い)ことを示す

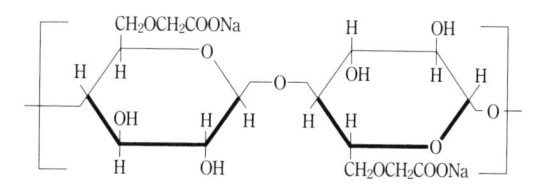

図7-7　CMCの構造式[6] (DS 1.0)

c) 粘　　度

　重合度に比例してその粘度は大きくなる．市販のCMCは各種用途に合わせてDPを調整して低粘度品，中粘度品，高粘度品がある(**図7-8**[6])．大きな特徴はチキソトロピー性を有することである．粘弾性流体でもある．回転棒を伝わって這い上がってくる，いわゆるワイセンベルク効果が見られる．その水溶液はpH 5〜10の間は安定するが，酸性側はNa型→H型に変化するためにpH 3程度の強い酸溶液では部分的に不溶解になり，ゲル状を帯び粘性は高くなるがpH 1〜3では完全に沈殿する．pH 10以上でもわずかに粘度は減少するが，pH 12以上になるとCMCの結合が切れるので急激に粘度低下する(**図7-9**[7])．

　塩の影響についても，その塩の持っている親水性の程度に影響される．二価以上の金属塩の場合，その金属イオンがナトリウムイオンと置換して溶液がゲル化したり，沈殿したりする．

1. セルロースとその誘導体

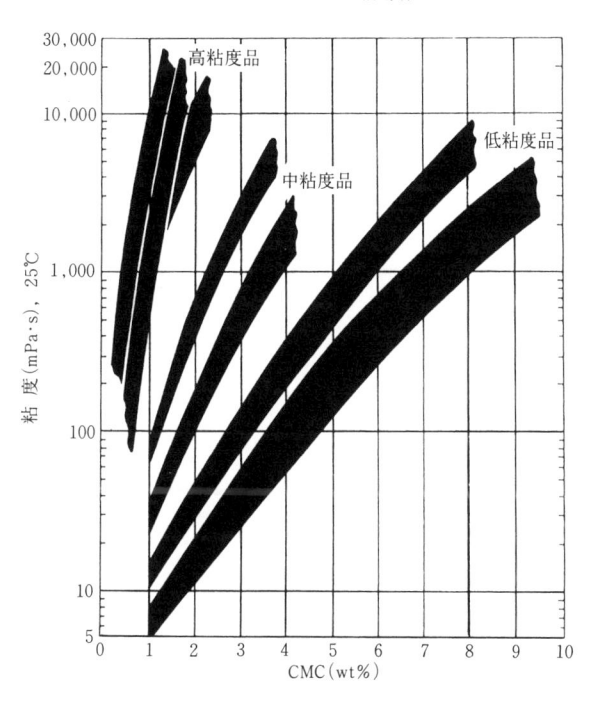

図 7-8 0.7DS CMC の濃度と粘度の関係[6]

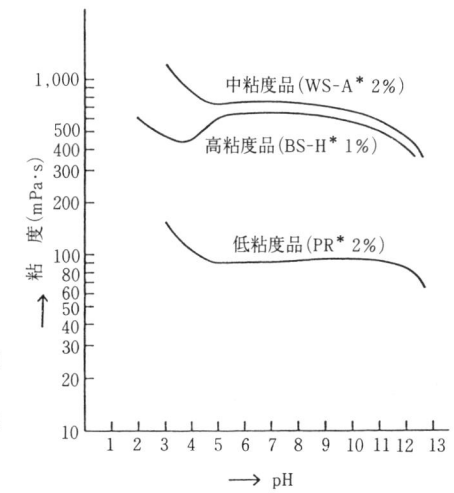

図 7-9 CMC 水溶液の粘度に及ぼす pH の影響[7]
使用している CMC は第一工業製薬㈱製（商品名「セロゲン」）
＊は商品の型番を示す．

CMC 溶液は，微生物の産生するセルラーゼによって分解される．80℃で30分あるいは100℃で1分間の殺菌を行うと比較的安定するが，さらに長く保存するためにはソルビン酸，安息香酸ナトリウムなどを利用した方がよい．

(4) 用　途

CMC の持つ特性は低粘性，耐 pH，保存性の良さである．特に DS の高い製品は低い製品よりも大きな機能を有する(図 7-2)．しかし数多くの安定剤が開発されている現在，CMC の機能が優位にある訳ではない．主な用途は乳酸菌飲料のタンパク質の分散安定剤としての応用である．酸性下では CMC はアニオンに荷電してタンパク質中のカチオンに荷電したアミノ酸と結合して，タンパク質が安

表 7-3 CMC の乳酸菌飲料への応用例[7]

〈処方〉	処方1 (殺菌タイプ) (重量部)	処方2 (生菌タイプ) (重量部)
セロゲン F-815A*[1]	0.45, 0.7	0.7, 0.9
発酵乳	3.0	8.0
砂　糖	1.5	1.5
異性化液糖	9.3	9.3
水	残り	残り
合　計	100	100

〈調製方法〉

水＋セロゲン＋砂糖
　←液糖・撹拌
　←発酵乳・撹拌
　←80～90℃殺菌(処方2では殺菌を行わない)
　←20℃冷却
　←ホモジナイザー
充　填

〈試験結果〉

処方1(殺菌タイプ乳固形分3％)

安定剤	使用量 (％)	ドリンク 粘度*[2]	平均 粒子径	沈殿量(100ml 中 ml) 40℃放置			
				7日後	14日後	1か月後	2か月後
セロゲン F-815A*[1]	0.45	2.8	0.95	1.0	2.0	3.7	6.5
	0.7	5.7	0.83	0.5	1.0	1.9	2.7
HM ペクチン	0.45	3.6	1.01	1.6	2.5	4.5	6.5
	0.7	11.4	0.66	0.7	1.4	2.4	2.8

処方2(生菌タイプ乳固形分8％)

安定剤	使用量 (％)	ドリンク 粘度*[2]	平均 粒子径	沈殿量(100ml 中 ml) 5℃冷却	
				7日後	14日後
セロゲン F-815A*[1]	0.7	5.9	1.33	0	0.5
	0.9	10.8	0.89	0	0.1
HM ペクチン	0.7	56.0	4.30	0	0.3
	0.9	110.0	8.56	0	0

〈効果〉
CMC は乳タンパク質と安定した結合体を形成して沈殿を防止する．

*[1] セロゲン F-815A は第一工業製薬㈱製 CMC．
*[2] ドリンク粘度はキャノンフェンスケ粘度計で測定，25℃，単位 cSt．平均粒子径は遠心沈降法による単位 μm．

定化する．HM ペクチンよりも粘性が低いのが特徴である(**表 7-3**[7])．パンなどの小麦製品にも良く使われている．小麦粉に対して 1％の添加は，他の多糖類(グァーガム，カラギーナン，ペクチン)よりも高い吸水性を示した．しかも乳化剤との併用で 2〜3 日間老化が延長した[22]．ヨーロッパの製パン業界では広く使用している．日本でも同じ小麦製品の麺に使用されていたが，1972 年の合成糊料の表示で，グァーガムに代わってしまった．粘性の安定性(耐熱性，耐酵素性)の高さで，ソース，漬物，佃煮などにも使われていたがキサンタンガムの出現により減少した．CMC は食品以外にも医薬，化粧品，水産物飼料，捺染などに広く使用されている．医薬品では崩壊剤として CMC-Ca が MCC と併用されている．

1.3 メチルセルロース (MC)

一般的には MC と呼ばれている．セルロースの骨格にペクチンなどに見られるメトキシル基をつけたものである．その製造方法は，セルロースを水酸化ナトリウムでアルカリセルロースにし，塩化メチルと反応させて得られる[23]．

$$Cell-OH + NaOH + CH_3Cl \rightarrow Cell-OCH_3 + NaCl + H_2O$$
$$(MC)$$

DS が約 1.4 以上で水に溶解するので，市販の MC は 1.4〜2.0 である．DS 2.0 の構造式を**図 7-10**[6]に示した．非イオン性の水溶液である MC を，さらに反応を進めたヒドロキシプロピルメチルセルロース(HPMC)，ヒドロキシエチルメチルセルロース(HEMC)などがあるが，日本では許可になっていない．

MC は他の多糖類とは異なり，水に溶解して粘性を発揮するのではなく，MC 自体が水を吸収して膨潤する．この膨潤は低温の方がしやすいので冷水で調整して常温に戻すと速く完全な粘度が得られる．

粘性は擬塑性で，粘質感が少なく，チキソトロピー性はほとんどない[23]．MC の溶液を加熱するとゲル化するが，冷却すると完全に元の粘性溶液になる．約 50〜90℃ の範囲で MC は三次元構造を形成してゲル化する．MC は温水には不溶

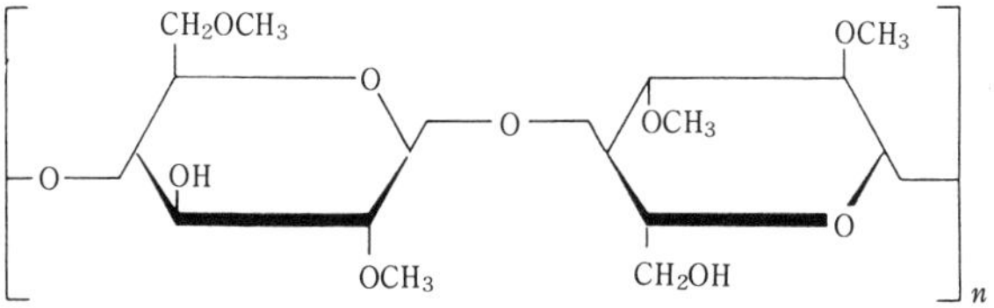

図 7-10 メチルセルロースの構造式[6] (DS 2.0)

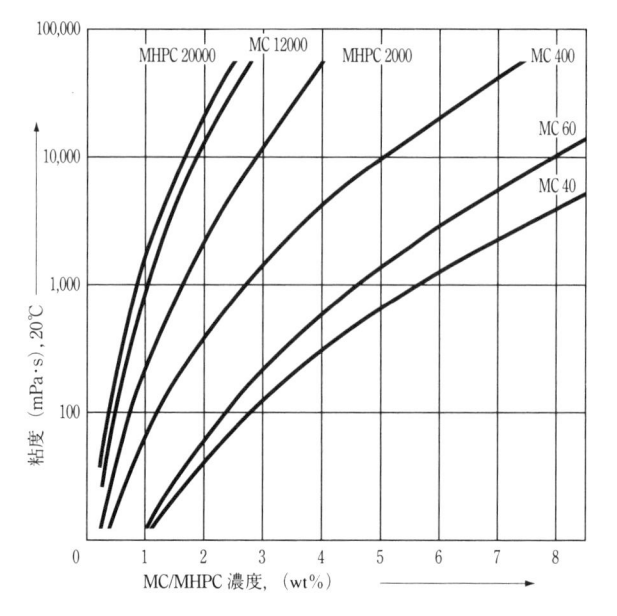

図 7-11 MC と MHPC のいろいろなタイプによる粘度の違い[6]

であるので,粗製の MC を精製するのにも温水を用いる.MC の溶液を調製するときも最小量の熱水(80〜90℃)に分散させて,冷水(0〜5℃)あるいは氷を加えて最終濃度にする.擬塑性流動体である.**図 7-11**[6]に分子量の違いによる粘度-濃度の関係を表した[23].2%溶液で5〜100,000mPa・sの製品がある(参考までに,MHPCも併記した).

溶液の粘度はゲル化温度までは温度の上昇に伴って減少する.**図 7-12**[6]にその仮定図を示した.0.5%の MC 溶液での典型的なフロキュレーション温度は50〜75℃である.フロキュレーション(flocculation)とはコロイド粒子が集まって沈殿する現象をいう.凝固とほぼ同じ意味である.この現象はポリマーと水分子の間に生じる弱い水素結合のため起きる.鎖間によって相互作用が強まるためである.

MC の粘性は pH 2〜13 の間で非常に安定している.少量の塩ではほとんど影響を受けないが,例えば2%,7,000mPa・s の MC は7%の食塩で塩析してしまう.熱に対しては比較的安定しているが,140℃以上の加熱では色が黒っぽくなり,軟らかくなる.220℃では分解が起きる.

MC はセルロースの持つ水酸基とメトキシル基の親油基を持ち,一種の乳化剤

としての性質があるので，マヨネーズ，ドレッシング，アイスクリームなどの安定剤として効果がある．熱ゲル化性の応用としてはドーナツ，揚げ物の衣に使用して水分の調整，過度の吸油を防ぐことができる．その他にミカン缶詰のヘスペリジンによる白濁防止に使用されていた．

2. 大豆水溶性多糖類[8)9)]

豆腐，大豆タンパクの製造の際に生じるオカラの利用は食品工業では，大きな課題であった．オカラの中には約30％の水溶性多糖類が含まれている．不二製油が独自の技術でこの多糖類を商品化した．分析例を**表7-4**[8)]に示した．

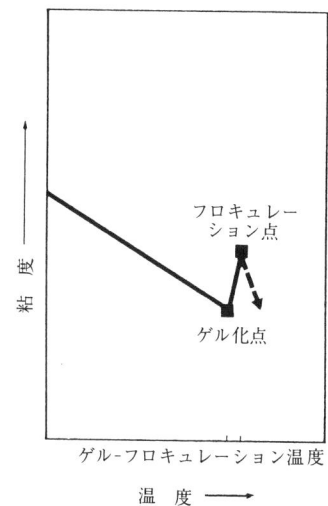

図7-12 フロキュレーションまでの温度の上昇に伴う粘度の変化[6)]

2.1 化学構造

ガラクトース，アラビノース，ガラクツロン酸，ラムノース，キシロース，フコース，グルコースなどの糖から構成され，ラムノガラクツロン酸鎖にガラクタンとアラビナンが結合した構造が推定される．**図7-13**[8)]に推定構造を示した．平均分子量は50万〜60万．

2.2 製造工程

大豆タンパク製造の際に生じる不溶性食物繊維（オカラ）から，弱酸性下で抽出，精製，殺菌して作る（**図7-14**[8)]）．

表7-4 大豆水溶性多糖類の分析例[8)]

カロリー (kcal/g)	水分 (%)	粗タンパク (%)	粗灰分 (%)	ナトリウム (%)	食物繊維 (%)	糖 組 成 (%)						
						Rha	Fuc	Ara	Xyl	Gal	Glc	GalA
0.65	5.8	9.2	8.6	1.8	66.2	5.0	3.2	22.6	3.7	46.1	1.2	18.2

Rha：ラムノース　Fuc：フコース　Ara：アラビノース　Xyl：キシロース　Gal：ガラクトース　Glc：グルコース　GalA：ガラクツロン酸

$$—(_2Rha_1)—_4GalA_1)_l—(_4GalA_1)_m—(_2Rha_1)—_4GalA_1)_n—$$
$$\begin{array}{c} | \\ Gal_6 \\ | \end{array} —(_1Ara_3)_o \qquad\qquad \begin{array}{c} | \\ Gal_4 \end{array}—(_1Gal_4)_p$$
$$\begin{array}{c} | \\ Gal_4 \end{array}—(_1Gal_4)_q$$

Rha：ラムノース　　Ara：アラビノース
Gal：ガラクトース　GalA：ガラクツロン酸

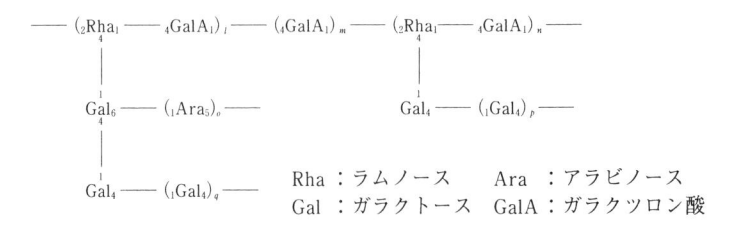

図 7-13　大豆水溶性多糖類主成分の推定構造[8]

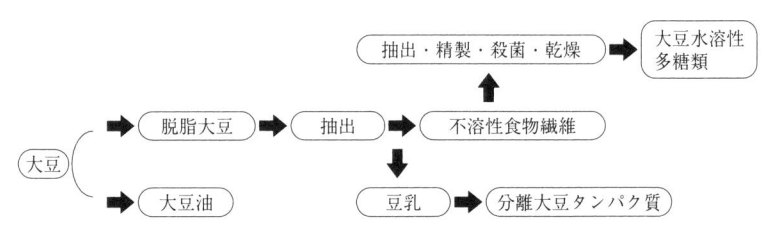

図 7-14　大豆水溶性多糖類の製造方法[8]

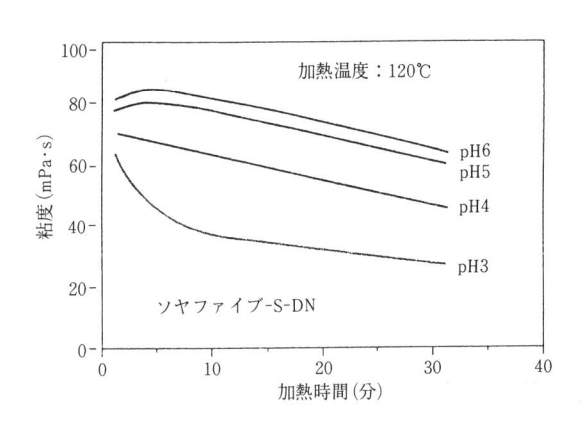

図 7-15　加熱による粘度の変化（10％水溶液）[9]

2.3 特　徴

・Prosky 法による食物繊維含量は 60％．一般の水溶性多糖類が持つ整腸効果などの生理機能を持っている．

・30％以上の高濃度で，冷水にも溶解する．粘度は比較的低く，耐熱性，耐酸性に優れている．塩類による影響はほとんど受けない（**図 7-15**[9]）．

- 優れた造膜・皮膜性を有している．強度のある無色透明の可食フィルムが得られる．ペクチンと同じようにガラクツロン酸を含んでいるので酸性乳の安定剤として効果がある．低粘度でさっぱりとした食感が得られる．
- 強い接着力を持っている．紙，木材やガラスの接着をはじめ，乾燥食品などの接着に利用できる．
- パンや焼菓子に少量添加するだけで食感がソフトになる．また，タンパク質のゲル化食品では，ゲル化を抑制する機能があり，新しい食感の食品が得られる．
- 麺，米などの料理後のくっつき防止の効果がある．

3. サイリウムシードガム

3.1 基　　原

サイリウム($psyllium$)はオオバコ科の植物($Plantago\ ovata$ Forskal)の種子の外皮から得られる多糖類でイサゴール(ispaghula)，またはプランタゴ・オバタ種皮とも呼ばれている．このオオバコはヨーロッパの地中海沿岸の国，インドなどの温帯地域などに広く自生しており古くから薬草的に利用されてきた．現在はそのほとんどがインドから供給されている．「イサゴール」はペルシャ語．「サイリウム」は米国での呼び方である．日本で呼ばれている「オオバコ」(大葉子)は「車前草」と呼ばれ「プランタゴ・アジアティカ($P.\ asiatica$)」という種類のもので厳密にはこのサイリウムとは異なり，漢方に使用されている．

フランス，スペインでは「プランタゴ・プシリウム($P.\ psyllium$)」が栽培されているが，これも異なるものである．「プランタゴ・オバタ」という名称は医薬品の下剤で許可されている．植物体は日本のオオバコよりも大きく高さ約40～50cmくらいになる．葉は細長く細毛で覆われている．1株に30～50の穂が生育し，1つの穂に100～200の種子が実る．種子は長さ2～4mmでピンクがかった灰褐色である．この種子は薄く白い半透明の膜で覆われている．これが外皮(husk)で，機械的圧力で分離される．

3.2 成　　分

サイリウムシードガムは種子の等級，加工メーカーの違いにより品質が異なる．代表的なサイリウムシードガムの分析例を**表7-5**に示す[10]．

そのほとんどは非セルロース多糖類で，キシランを主鎖として高度に枝分かれした構造を示す．側鎖はアラビノース，キシロース，ガラクツロン酸，ラムノー

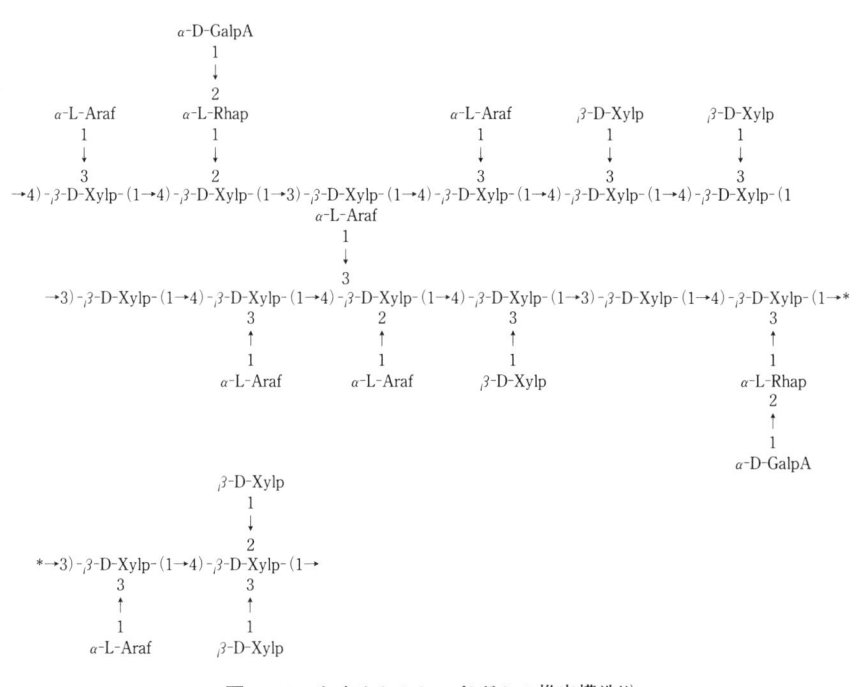

```
                          α-D-GalpA
                              1
                              ↓
                              2
     α-L-Araf       α-L-Rhap                    α-L-Araf         β-D-Xylp         β-D-Xylp
        1               1                          1                1                1
        ↓               ↓                          ↓                ↓                ↓
        3               2                          3                3                3
→4)-β-D-Xylp-(1→4)-β-D-Xylp-(1→3)-β-D-Xylp-(1→4)-β-D-Xylp-(1→4)-β-D-Xylp-(1→4)-β-D-Xylp-(1→
                                    α-L-Araf
                                       1
                                       ↓
                                       3
→3)-β-D-Xylp-(1→4)-β-D-Xylp-(1→4)-β-D-Xylp-(1→4)-β-D-Xylp-(1→3)-β-D-Xylp-(1→4)-β-D-Xylp-(1→*
                    3                2                3                              3
                    ↑                ↑                ↑                              ↑
                    1                1                1                              1
                 α-L-Araf         α-L-Araf         β-D-Xylp                       α-L-Rhap
                                                                                     2
                                                                                     ↑
                                                                                     1
                                                                                  α-D-GalpA
                       β-D-Xylp
                          1
                          ↓
                          2
     *→3)-β-D-Xylp-(1→4)-β-D-Xylp-(1→
                 3                3
                 ↑                ↑
                 1                1
              α-L-Araf         β-D-Xylp
```

図 7-16 サイリウムシードガムの推定構造[11]

スから成り立っている．糖構成は，D-キシロース 63.6%，L-アラビノース 20.4%，L-ラムノース 6.4%，D-ガラクツロン酸 9.4% である．**図 7-16** に推定構造を示した[11]．

3.3 性　　質

サイリウムシードガムの特徴は他の植物性ガム，発酵ガムとは非常に異なる特異的性質を有する．それは 1.5% 以上の高濃度で非常に弾力のあるゲルを形成することである．その食感は糊感がなく，あっさりとしている．1% 濃度でも加熱して冷却するとゲル化する．2% 濃度では溶かした状態で時間と共にゼラチン様のゲル化溶液になる．そして耐酸，耐塩，耐酵素性にも優れている．溶液は pH 2〜10 では安定した粘度を示す．それ以上では粘度が増加する（**図 7-17**）．その粘性はチキソトロピー性を有し，20〜50℃ ではあまり粘度低下が見られないのも粘性の特徴である．耐塩，経時安定性にも優れている（**図 7-18, 19**）．

3. サイリウムシードガム

表 7-5 サイリウムシードガムの一般分析[10]

水　　分	5.0%
グルコース・デンプン	4.6%
非セルロース多糖類	84.4%
セルロース	2.2%
リグニン	0.3%
タンパク質	0.8%
灰　　分	2.1%
脂　　質	0.6%

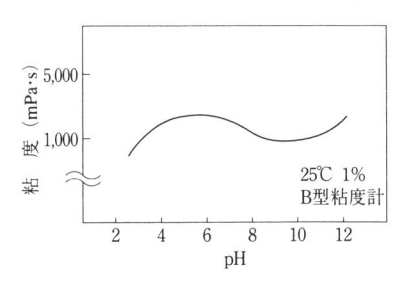

注) South-Gate 法による.

図 7-17 各 pH における水溶液の粘度[10]

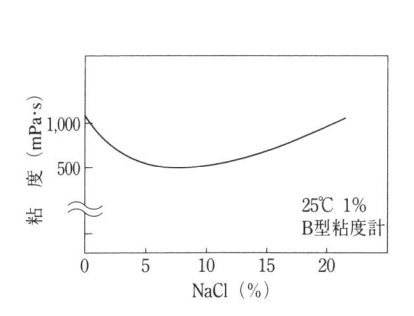

図 7-18 食塩各濃度下における水溶液の粘度[10]

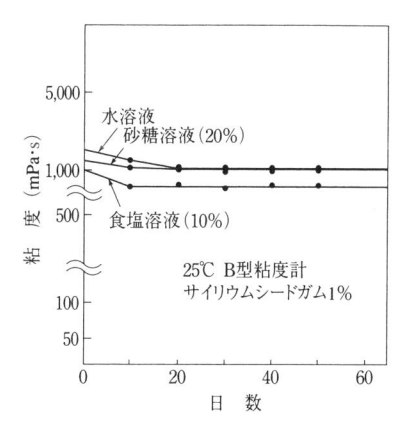

図 7-19 各溶液の経時安定性[10]

3.4　応　　用

その 80％が食物繊維として働き，約 50～100ml/g の高い保水性を示すので，お腹を満たし過食を防ぐことができるということでダイエットに利用されている．

その保水性の高いことにより，また冷水にも充分膨潤増粘するので，特に水産練り製品に品質改良剤，すり身代替品として使われている．その特長は，

- 成型性を向上させ，すわり工程でのだれを防ぐ.
- 添加量の 5～15 倍量の加水が可能である.
- 粘質感がなく，カマボコ特有のテクスチャーに近い．また植物タンパクのざらつき感が解消できる.
- 特に揚げカマボコには保水性が高く著しい効果がある.

4. グルコマンナン

グルコマンナンは食用コンニャクの主成分である．サトイモ科に属する *Amorphophallus konjac* K. Koch の塊茎(イモ)に含まれる貯蔵性多糖類である．塊茎には約 10% のグルコマンナンが含まれている．

コンニャクの塊茎を水洗後スライスして，重油による火力乾燥を行い，粉砕後デンプンを風力選別により除去したものがコンニャク粉である．これに多量の水を加えてよく練り，水酸化カルシウムを加えて凝固させ，さらに加熱処理，水さらしして石灰汁を除去すると製品になる．コンニャク粉の中には多くの不純物が含まれており，また重油による二酸化イオウが多量に含まれ，特異な刺激臭(トリメチルアミン)があり，食品としてはコンニャク製品以外は使用することは難しい．

アルコール精製法を利用してコンニャク粉とは品質に歴然とした差があるグルコマンナンが得られる．ここでは，コンニャクとしてではなくグルコマンナン(清水化学(株)製 "レオックス RC") の性質について述べる．

4.1 化学構造

グルコマンナンの基本構造は図 7-20 に示すように D-グルコースと D-マンノースがほぼ 2：3 (1：1.6) の割合で β-1,4 結合している．糖残基 19 個に 1 個の割合でアセチル化されており，糖 50〜60 個に 1 個の割合で分岐を持っている．

分子量は産地，品種により異なり約 100 万〜200 万である．一般にグルコマンナンの分子量は非常に大きく，100 万以上(重合度：約 6,200)で，分子の長さも長く，$R_G = 1,300 \text{Å}$ 程度である．

4.2 粘　　性

グルコマンナンは水に容易に膨潤する．およそ 20〜40 分で最高粘度に達する．

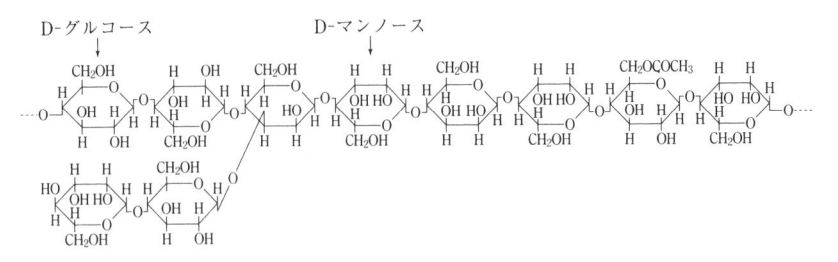

図 7-20 グルコマンナンの構造式

4. グルコマンナン

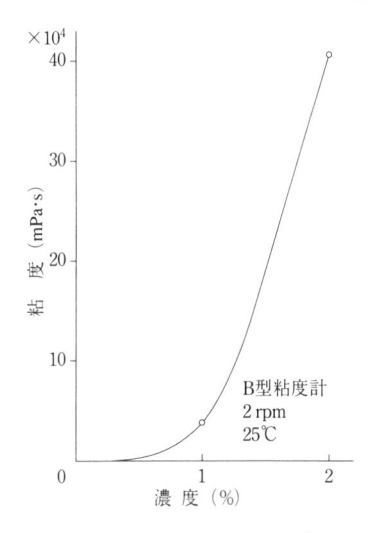

図 7-21 グルコマンナンの濃度に対する粘度曲線[12]

濃度と粘度の関係を**図 7-21**に示す．1%で 30,000〜40,000mPa·s 以上あるので他の増粘安定剤に比較して非常に高い粘性である．その粘性は食塩，pH，熱に比較的安定である(**図 7-22**)．しかしアルカリ(凝固剤)では基本的にはコンニャクであるので，熱不可逆性のゲルを形成する．これは分子内のアセチル基が加熱によって離脱し，カルシウムイオンによる架橋ができて，熱不可逆性のゲルを形成するのである．食塩，pH などの影響はほとんど受けない．

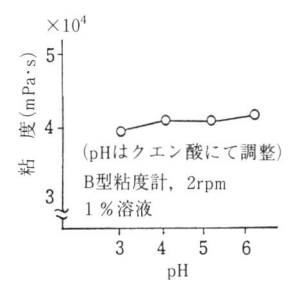

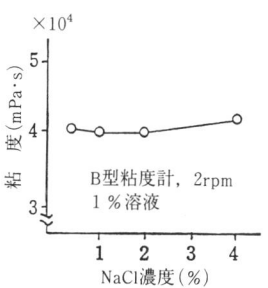

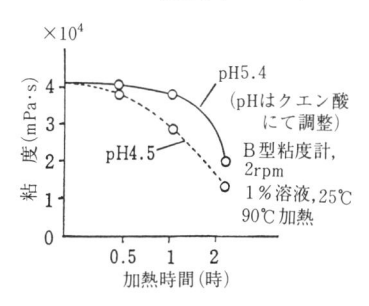

図 7-22 グルコマンナンの pH・食塩・高温加熱による影響[12]

4.3 グルコマンナンと増粘安定剤の相乗効果

キサンタンガム，カラギーナン，寒天との相乗効果を**図 7-23〜25**[12]に示した．カラギーナンとの著しい相乗効果が目立つ．グルコマンナンはカラギーナンと相互作用し，架橋領域を形成することを明らかにしている．そして高分子グルコマンナンとは弾性率の大きい混合ゲルが得られる．

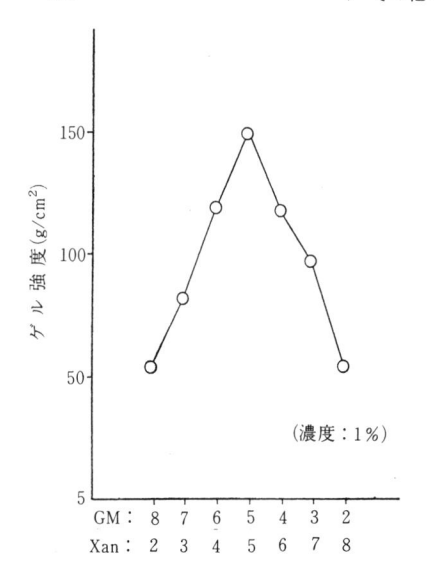

図7-23 グルコマンナン(GM)/キサンタンガム(Xan)比とゲル強度[25]

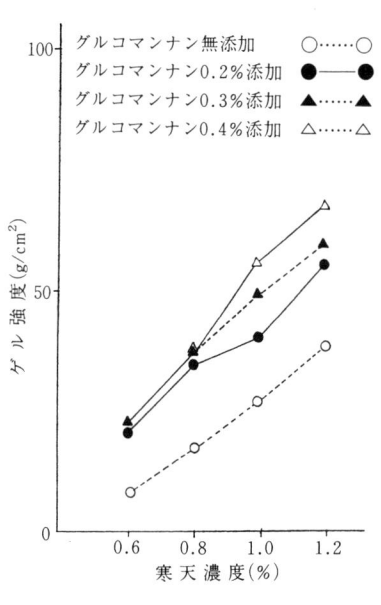

図7-25 グルコマンナン＋寒天のゲル強度[12]

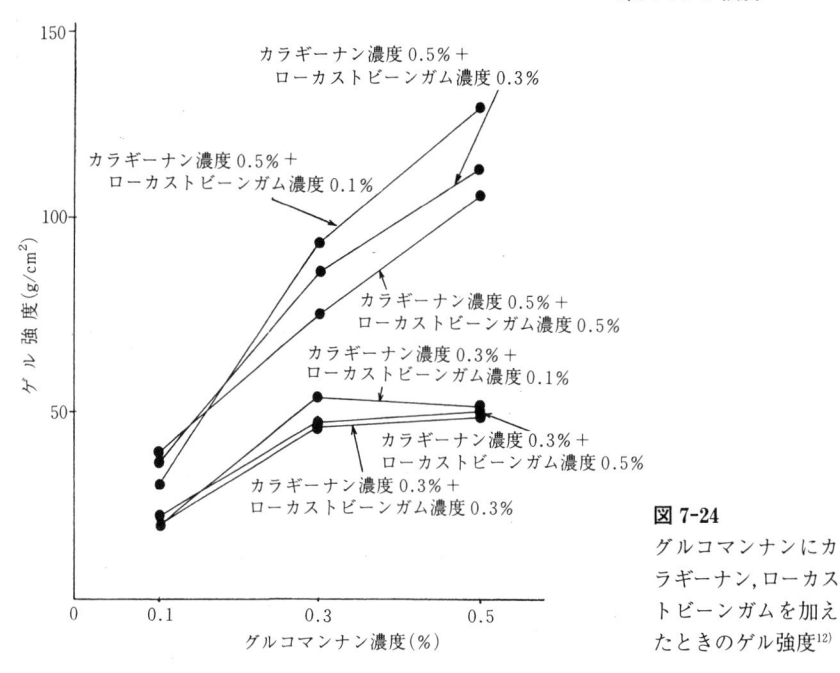

図7-24 グルコマンナンにカラギーナン，ローカストビーンガムを加えたときのゲル強度[12]

5. キチン，キトサン

5.1 基　原
　キチンはエビやカニなどの甲殻類，節足動物，軟体動物，腕足動物，コケムシ類や菌類の構造多糖類として，広く自然界に存在するアミノ多糖類である．豊富な資源であるが，ほとんどが利用されていない．インドネシアで食されている「テンペ」は，わが国の納豆と同様にダイズを原料にしている．この有用菌であるリゾプス(クモノスカビ)が産生するまっ白な菌糸がキチンである．現在のところ，動物キチンと植物キチンが全く同一であるかは明らかにされていない．その構造式を図7-27に示した．N-アセチル-D-グルコサミンがβ-1,4結合したものである．グルコサミン残基の割合(脱アセチル化度)が60％以上で，希酸可溶なものを総称してキトサンと呼んでいる．

5.2 製造方法
　一般にはエビ，カニなどの甲殻類を原料に生産されている．通常はタンパク質，脂質，色素，無機塩類などと共存しているので，酸とアルカリを繰り返し抽出する．図7-26に示すようにタンパク質の除去を行い，塩酸で殻の炭酸カルシウムを溶解して除去し，残ったものがキチンである．次に40％水酸化ナトリウムと共に加熱するとアセチル基が除かれ，キトサンとなる．これを精製すると食品用キトサンとなる[13]．キトサンの規格例を表7-6に示す[13]．

5.3 性　質
(1) 一般的性質
　キトサンは希塩酸などの無機酸や酢酸，乳酸，リンゴ酸などの有機酸に可溶である．中性からアルカリおよび有機溶媒には不溶である．溶液にすると独特のえぐ味がある．

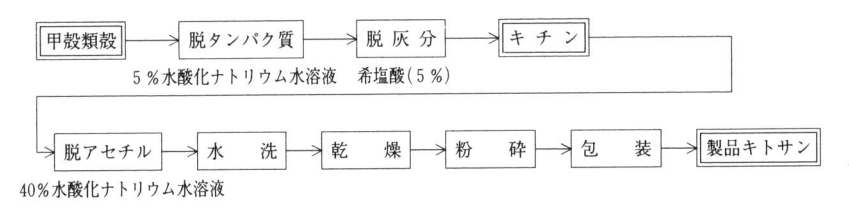

図7-26　キトサンの製造工程[13]

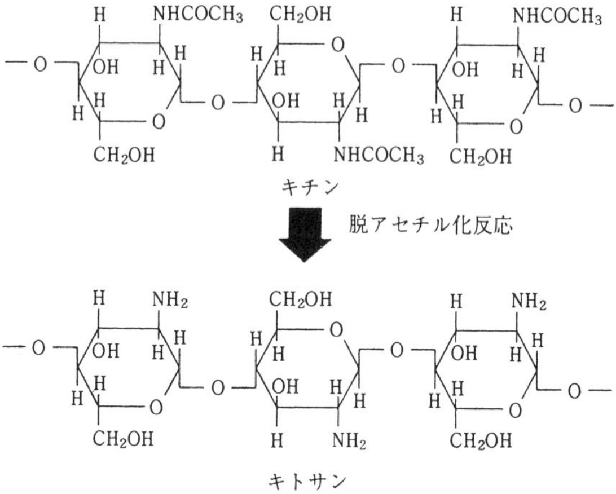

キチン

↓ 脱アセチル化反応

キトサン

図 7-27 キチン，キトサンの構造式

表 7-6 キトサン製品規格[13]

項　目	規　格　値	試　験　方　法
外　　観	白色～淡黄褐色の粉末	目視
水　　分	12％以下	食品衛生検査指針，常圧加熱乾燥法
粘　　度	100mPa·s 以上	所定量の試料を0.5％酢酸水溶液に0.5％濃度に溶解・撹拌後，B型粘度計で回転粘度を測定
強 熱 残 分	1％以下（乾物換算値）	食品衛生検査指針，直接灰化法
脱アセチル化度	85％以上	粘度測定と同様の溶液をポリビニル硫酸カリウム水溶液でコロイド滴定
ヒ　　素	As_2O_3 として1ppm 以下	第六版食品添加物公定書，ヒ素試験法第3法
重　金　属	Pb として10ppm 以下	第六版食品添加物公定書，重金属試験法第2法
ク　ロ　ム	10ppm 以下	低温灰化法により試料を灰化後，フレーム原子吸光度法を用いて定量
一 般 細 菌 数	3×10^3個/g 以下	食品衛生検査指針，標準平板菌数測定法
大 腸 菌 群	陰性	食品衛生検査指針，大腸菌群測定法

（日本化薬，加ト吉の社内規格による）

キチンは，特殊な有機溶媒には溶けるが，水，エタノールなどの一般的な有機溶媒には不溶である．

(2) 熱 安 定 性

通常の調理加熱により構造的変化は生じない．無酸素状態で250℃まで加熱しても分解は起きない．

(3) 生理作用

他の増粘安定剤と同じように食物繊維としての働きがある．またキトサンの摂取により体内コレステロールの減少，血中コレステロール値の低下が報告されている．また内田[14]はキトサン濃度と抗カビ活性の関係について調べ，*Fusarium* 属のカビは，キトサン0.1％の濃度で8日間完全に増殖を阻害することを報告している．また大腸菌に対してもキトサン0.015％以上を含むブイヨン培地では，大腸菌の増殖を阻害したと報告している．

引用文献

1) 萬年直志：フードケミカル, **3**, 129(1992)
2) 土谷博道：「最近の食品開発にみる乳化剤・安定剤の利用法」講習会資料，衛生技術会(1981)
3) 小室雄一：第4回食品ハイドロコロイドシンポジウム講演集，食品ハイドロコロイド研究会主催(1993), p. 46
4) 鎌田悦雄：別冊フードケミカル-**8**, 131(1996)
5) 野口達彌："高分子の科学"，講談社(1968) p. 44
6) D. Zecher, R. Van Coilie (Alan Imeson ed.): "Thickening and Gelling Agents for Food", Blackie Academic & Professional(1992), p. 40
7) 佐藤恵一：別冊フードケミカル-**8**, 137(1996)
8) 不二製油：ソヤファイブ-S 水溶性大豆多糖類パンフレット
9) 前田裕一：第3回食品ハイドロコロイドシンポジウム講演要旨集(1992), p. 32
10) 大北一三, 薦田照治：別冊フードケミカル-**8**, 125(1996)
11) J. F. Kennedy: *Carbohydrate Research*, **49**, 75(1979)
12) 清水寿夫：フードケミカル, **6**, 89(1994)
13) 坂本広知, 次田隆志：食品と開発, **29**(3), 22(1994)
14) 内田 泰：フードケミカル, **2**, 22(1988)
15) Moore and Russel: *J. Colloid Sci.*, **9**, 338(1954)
16) 川岸舜朗ら共著編："現代の食品化学"，三共出版(1996), p. 20
17) 鎌田悦雄：第8回食品ハイドロコロイドシンポジウム講演集, 7, 食品ハイドロコロイド研究会主催(1997)
18) 原田 浩, 島地 謙 他："木材の組織"，森北出版(1976), p. 47
19) J. F. Ang.: Water Retention Capacity and Viscosity Effect of Powdered Cellulose, *J. Food Sci.*, 56(1991)
20) 母星浩一：フードケミカル, **10**, 26(1998)
21) 難波宏彰, 佐藤伸治：フードケミカル, **10**, 30(1998)
22) 中山 透：フードケミカル, **10**, 19(1998)
23) Greminger Jr. and K. L. Krumel (R. L. Davidson, ed.): "Handbook of Water Soluble Gums and Resins", McGraw-Hill, New York(1980)
24) K. Kohyama, H. Iida and K. Nishinari: *Food Hydrocoll.*, **7**, 213(1993)

25) 森充 誠：フードケミカル, **4**, 90(1998)
26) 佐藤恵一：第4回ハイドロコロイドシンポジウム講演要旨集, 食品ハイドロコロイド研究会主催(1993), p. 36

8 混合系の食品多糖類

　食品多糖類の持つ独特のレオロジー的性質とその機能性を互いに引き出すために，食品工業では食品多糖類どうしを組み合わせて利用しているのが現状である．そして，食品の基本成分のタンパク質，デンプン，脂肪までを含めての相互作用の研究が活発に行なわれている．現在の食品製造システムの高度化や流通事情の変化，嗜好の移り変わりなどから，1つの多糖で目的とする要求を満足させることは難しく，2種またはそれ以上のハイドロコロイドを用いて解決する高度の技術が求められるようになってきた．しかし，ただ数多くのハイドロコロイドを用いれば解決するという問題ではない．個々の特異性を充分考慮しての相乗効果を考えなくてはならない．特に安定性の高い微生物産生多糖類の出現によって，この分野の研究はますます盛んになってきた．

　多くの食品多糖が開発され，またタンパク，加工デンプンなどを含めたハイドロコロイドの研究が盛んに行われている今日，この混合の効果は無限の可能性を秘めている．ここではその実例をいくつか紹介する．

1. カラギーナンの相互作用

1.1 カラギーナンとローカストビーンガムの相互作用

　1960年代から活発に使用されてきたいわゆる天然の増粘安定剤において，その相乗効果の筆頭はこの混合系であるといっても過言ではない．カラギーナンの出現によりゼリーが身近な食品にもなった．寒天，ゼラチン以外のゲル化剤として，カラギーナンは今日の食品工業に大いに貢献してきた．寒天は95℃以上でなければ溶解しないので作業性に問題がある．ゼラチンは20～35℃で溶けるのでチルドでの配送，冷蔵貯蔵が必要であり広く食品加工に使うことに問題があった．特にこれらのテクスチャーは特徴的で，微妙なテクスチャーを表現するには向いていない．カラギーナンの出現により，いろいろのテクスチャーの製品が可能になった．カリウム，カルシウムとの相乗効果はカラギーナン製剤のノウハウ的存在であった．カリウムの存在で低い濃度のカラギーナンでもゲル化が可能に

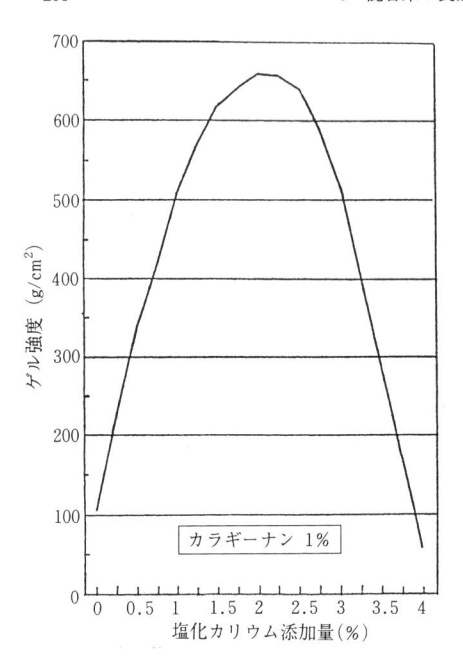

図 8-1 κ-カラギーナンの塩化カリウムの添加量によるゲル強度の変化[1]

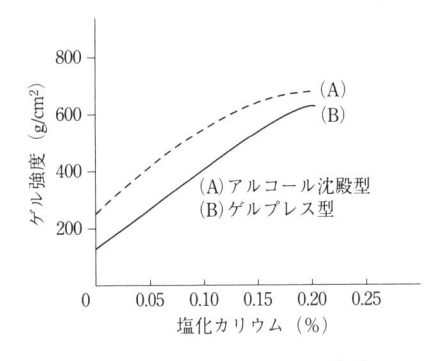

図 8-2 κ-カラギーナンに及ぼす塩化カリウムの影響(カラギーナン 1%)

なる.例えば 0.3% カラギーナンと 0.3% 塩化カリウムの併用でゲル化してしまう.もちろん 0.3% のカラギーナンのみではゲル化しない.正にカリウムの相乗効果である.このような低濃度の使用はフレーバーリリースが良くなり,コストの低減にも役立っている.一方,利用する食品関連の研究者にとっては純粋なカラギーナンを得ることができず,ブレンドによる二次的添加のカリウム塩の存在は研究の妨げにもなった(**表 8-4** 参照).

塩化カリウムも約 2% まで添加すると κ-カラギーナンは最高の強度になる(**図 8-1**[1]).**図 8-2** に製造方法による強度の違いを示した.この違いは,純度によるものと推定される.また塩化カリウムが食品添加物として許可になる以前は,リン酸カリウムを使用していた.細かいことだが塩化カリウムとリン酸カリウムでは保水性・分散性などが異なる.これらのカリウム塩はカラギーナンの項で述べたように,らせん構造内部に入り込んでいるのでゲルは強固になり,コイルの運動が少なく,ゲルが脆く,離水が生じやすくなる.この現象を防ぐ意味でもローカストビーンとの相乗効果の利用は大きい(**図 8-3**).

従来使用していた寒天,ゼラチンは古くから親しまれてきたテクスチャーなので,カラギーナンも求めるテクスチャーを「寒天様」,「ゼラチン様」と表現して,カラギーナンとの組み合わせを考えてきた.3 者のテクスチャーをジェラン

1. カラギーナンの相互作用

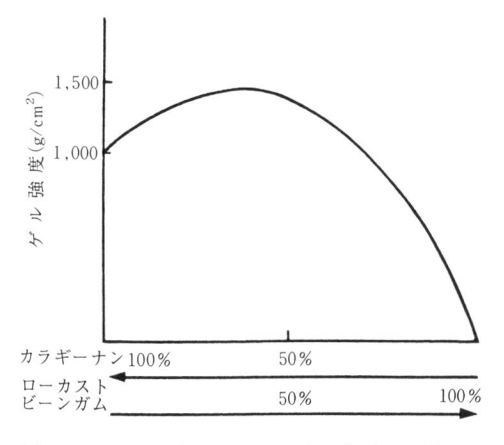

図 8-3 κ-カラギーナン/ローカストビーンガムの相乗効果

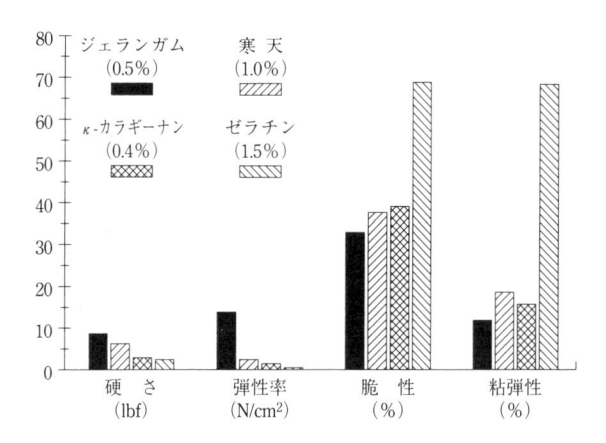

図 8-4 ジェラン，寒天，カラギーナン，ゼラチンのゲル化性の比較[4]

ガムも含めて比較すると**図 8-4**[4] になる．寒天は硬さはそこそこあるが，非常に脆いのが特徴である．一方，ゼラチンは硬さが低く，粘弾性がある．カラギーナンはその中間的といっても寒天に近い．ローカストビーンガムを用いることにより，**図 8-3** に示すように硬さの調整ができる．**表 8-1** は塩化カリウムを併用した場合を含めてゲルの特性を調べた結果である[2]．弾力性が一番高くなるのは 0.25％のローカストビーンガムを併用したときである．無添加に較べて 2 倍の弾

表 8-1 ローカストビーンガム添加によるカラギーナンゲルの性質の変化[2]

添加率 (%)			ゲルの性質				
カラギーナン	ローカストビーンガム	塩化カリウム	破断強度 (g/cm^2)	硬さ (g)	内部強度 (Ru)	付着性 (Ru)	弾力性 (%)
0.7	0	0.24	190	173	1.10	2.40	1.47
0.7	0.10	0.24	332	290	1.15	2.20	2.95
0.7	0.25	0.24	545	330	1.35	2.40	3.00
0.7	0.50	0.24	860	450	1.90	1.30	1.27
0.7	0.70	0.24	1,080	390	2.75	1.20	0.76

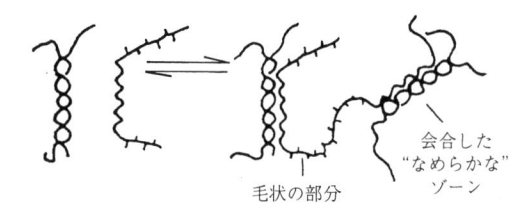

図 8-5 κ-カラギーナンとローカストビーンガムの相乗効果[26]

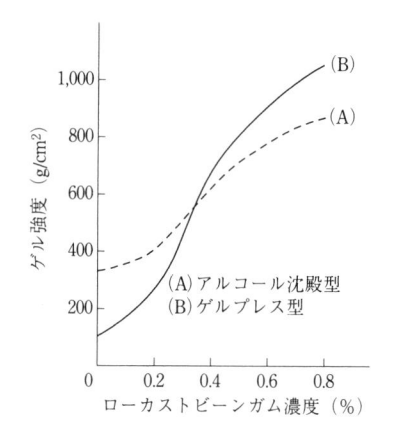

図 8-6 ゲル強度のローカストビーンガム添加による影響(カラギーナン1%)

力性がある．硬さの最高は0.5%併用した場合である．しかし粘りが高くなり糊感が出て来る．ゲル化性と保水性を目的とした割合は50：50(カラギーナン：ローカストビーンガム)までの範囲で最適な比率が得られる．この併用効果は**図 8-5**[26]に示すように，マンナン部のいわゆる「なめらかな」部分とらせん構造の部分が会合したことによるものである．なお，この相乗効果も**図 8-6**に示すように，カラギーナンの製造方法によって異なる．この相乗効果をカラギーナン/ガラクトマンナンの系で見ると，ガラクトース側鎖の少ないローカストビーンガムで高く，グァーガムでは効果が見られず，粘性が増加する．タラガムの場合ゲル化するが，その相乗効果は低い．

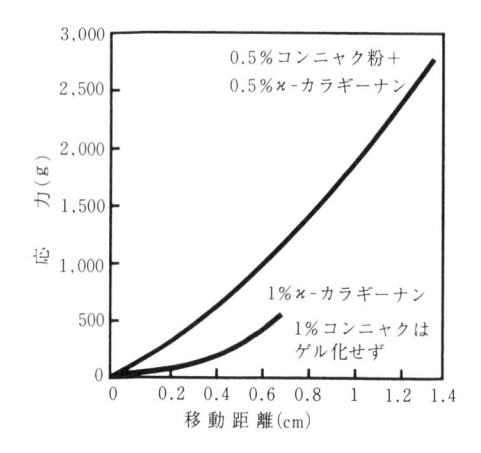

図 8-7 コンニャク粉と $\varkappa$-カラギーナンの相乗効果[3]

表 8-2 カラギーナンの物性に及ぼす他の添加剤の影響

併用添加剤	効　果
小麦粉, コーンスターチ	ゲル強度の増強.
ローカストビーンガム	増粘, ゲル強度の増加, ゲル弾性の増加, 離水防止.
グァーガム	増粘, ゲル強度の低下.
卵アルブミン, WPC*	凝集沈殿, ゲル強度の増加.
カラヤ, ガッティ, トラガントガム	粘性の多少低下.
ペクチン, アルギン酸ナトリウム	粘性の低下.
寒　天	ゲル強度の低下.
CMC	増粘, ゲル強度の低下.

* ラクトアルブミン (whey protein concentration)

1.2 カラギーナン/コンニャク

コンニャクとの相互作用はローカストビーンガムよりも強く, 少なくても 4 倍のゲル強度が得られる. 沸点以上でも安定したゲルである (**図 8-7**[3]).

1.3 その他

他の添加剤との影響について**表 8-2**にまとめた.

加工デンプンとの併用で, プリンなどの乳タンパク含有ゼリーに広く応用されている. タンパクとの反応を利用しての廃液中からのタンパクの回収もカラギーナンの特異的利用方法である.

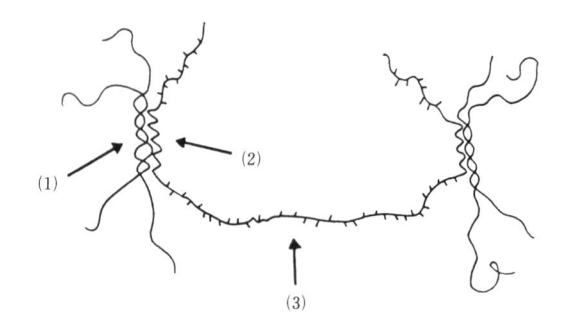

図 8-8 キサンタンガムとガラクトマンナンの相互作用[27]
(1) キサンタンガム
(2) ガラクトマンナンの"スムーズ(なめらかな)"部分
(3) 枝分れ構造の"毛のような"部分

2. キサンタンガムの相互作用

2.1 キサンタンガムとガラクトマンナンの相互作用

カラギーナンと同様にグァーガム,ローカストビーンガム,タラガム,カシアガムなどのガラクトマンナンはキサンタンガムと相乗効果を発揮する.商業的にはキサンタンガム/ローカストビーンガム,キサンタンガム/グァーガムの組み合わせが広い分野に利用されている.前者は粘弾性に富んだゲルを形成する.後者はゲルは形成しないが安定性の高い擬塑性流動の増粘効果が得られる.マンナン部分(なめらかな領域)が多いとキサンタンガムとの会合領域が広くなりゲル化する.その構造は**図 8-8**[27]のように推測されている.この相乗効果は経済性にも優れている.

(1) キサンタンガムとグァーガムの相互作用

キサンタンガム/グァーガムの組み合わせは食品工業では非常によく使われる組み合わせである.顕著な増粘効果と粘弾性が得られる.各々単品で使用するよりも増加する.**図 8-9**[4]に,併用した効果を異なるせん断速度で示した場合の粘度の変化を示す.20%キサンタンガム/80%グァーガムの配合が最も高い相乗効果が出る.そして擬塑性流動体である.この組み合わせはソース,スープ,ドレッシングには役立つ.しかし,この系は食塩の存在で粘度の低下をきたすので,**図 8-9**に示すほどの相乗効果は見られない.塩化カリウム 1%溶液で粘弾率を調べたところ,キサンタンガム以上の結果は得られなかったが,30%以上のグァーガムの混合比であれば,貯蔵剛性率に大きな違いがない(**図 8-10**[4]).

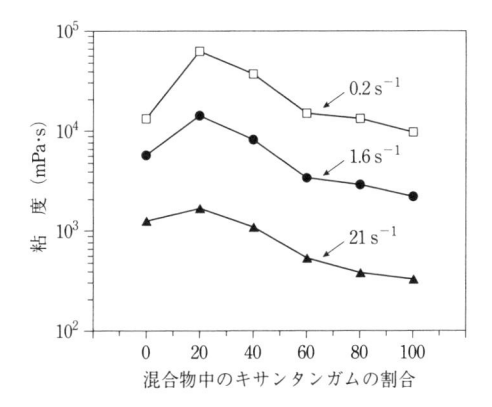

図 8-9 異なるせん断速度でのキサンタンガム／グァーガム混合物の粘度[4]（ガム添加量 1 %）

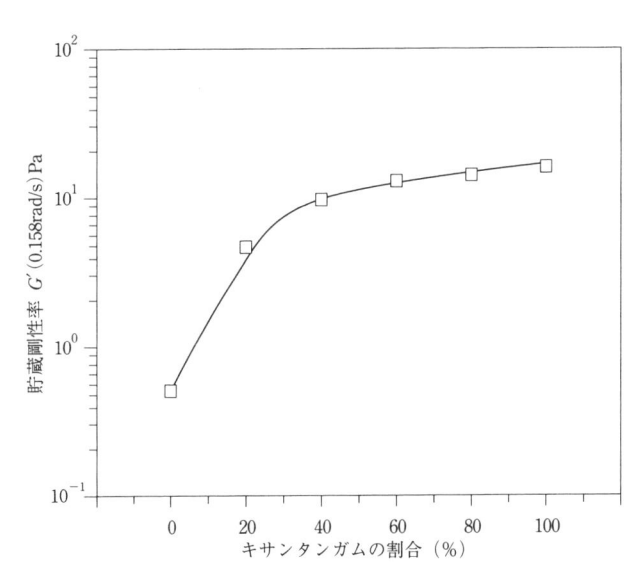

図 8-10 キサンタンガム／グァーガム混合物の貯蔵剛性率（G'）[4]（1 %ガム濃度，1 %KCl 溶液）

　市販されている組み合わせの中で，キサンタンガム／グァーガムのタイプのものは非常に多い．食品の品質保証期限，殺菌条件などを考慮すれば，経済的な効果が得られる．

キサンタンガムの場合，食塩の添加方法の違いにより，その粘度の出現の仕方が異なる．併用の場合も，それを考慮して，低酸性(＝pH 2.9)条件下での粘度の出現の仕方について測定した(**表 8-3**[5])．

しかし，この相乗効果の一番の利点はグァーガムの耐熱性の向上である．キサンタンガムは耐熱性の高いガムであり，グァーガムは熱に対して非常に弱いが，キサンタンガムと併用すると著しく効果が現れる(**図 8-11**[4])．

(2) キサンタンガム/ローカストビーンの相互作用

この系は非常に高い相乗効果が出てくる．低濃度のときは降伏値と粘度が著しく上昇する(**図 8-12**[28])．高濃度になるとゲル化現象が現れる．**図 8-13**[28]に示すように高いゲルが得られるが，このゲルは糊っぽい．このような粘弾性のある組み合わせは，タレなどには向いている．例えば焼き鳥のタレの付着性を上げたり，団子のタレなど調味液の粘度づけに，佃煮のまぶし液に用いてコンブの乾燥を防止するには適した処方である．ペットフードにも用いられている．ゼリーに応用する場合は透明性が要求されるのでローカストビーンガムは精製タイプが利用される．

2.2 キサンタンガム/グルコマンナン(コンニャクマンナン)の相互作用

この作用もローカストビーンガムと非常に似た機構である．0.2％以上の低濃度でゲル化する．最適の配合割合は 40：60〜30：70(キサンタンガム：コンニャクマンナン)である．しかしこの系は食塩の存在で効果が低下してしまう．

表 8-3 キサンタンガム／グァーガム併用の粘度比較[5] (pH 2.9)

	No.1		No.2		No.3		No.4		No.5	
キサンタンガム	100％		75％		50％		25％		—	
グァーガム	—		25％		50％		75％		100％	
1％粘度	1,920		2,000		2,280		3,860		3,490	
溶解方法	(A)	(B)	(A)	(B)	(A)	(B)	(A)	(B)	(A)	(B)
2時間後	3,080	350	3,040	640	3,200	1,480	4,100	2,320	3,200	2,880
4 〃	3,120	650	3,120	860	3,360	1,680	4,100	2,800	3,400	3,080
7 〃	—	965	—	1,080	—	1,920	—	2,960	—	3,400
24 〃	3,000	—	3,040	1,240	3,280	2,000	4,200	3,040	3,320	3,440
3日後	3,000	1,240	3,000	1,480	3,320	2,160	4,200	3,940	3,200	3,280

溶解方法 (A)供試品を冷水溶解し，2時間後に食塩5％，クエン酸1％を添加．
(B)食塩5％，クエン酸0.1％溶液に供試品を添加．

2. キサンタンガムの相互作用

熱可逆的なゲル化の様子を図 8-14[24]に示した．50℃以下では弾性的なゲルであるが55℃でゲルは崩壊する．貯蔵弾性率（G'：弾性的成分）が著しく低下し，損失弾性率（G''：粘性的成分）より低くなってしまい，ゾルに変化した．キサンタンガムとコンニャクグルコマンナンの相互作用よりも，キサンタンガムどうしの会

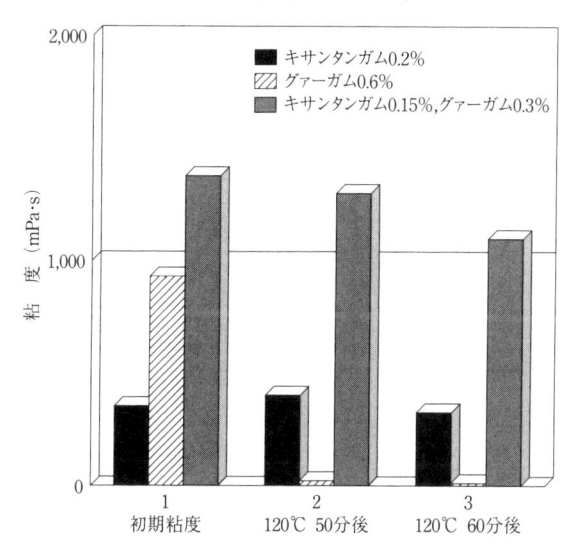

図 8-11 水道水中でのキサンタンガムとグァーガムの熱安定性[4]

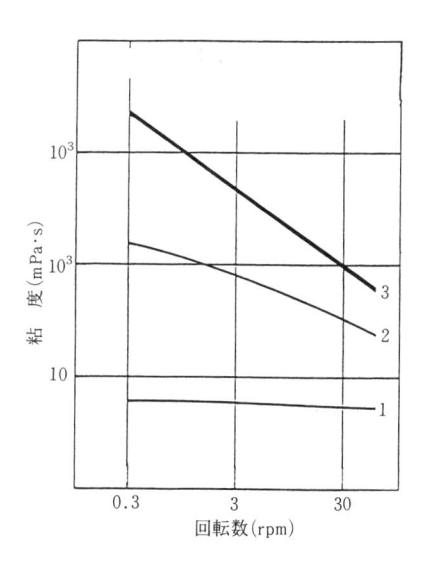

1. ローカストビーンガム
2. キサンタンガム
3. キサンタンガム/ローカストビーンガム (50/50)

図 8-12 ローカストビーンガム/キサンタンガム混合物の0.1％での粘度[28]

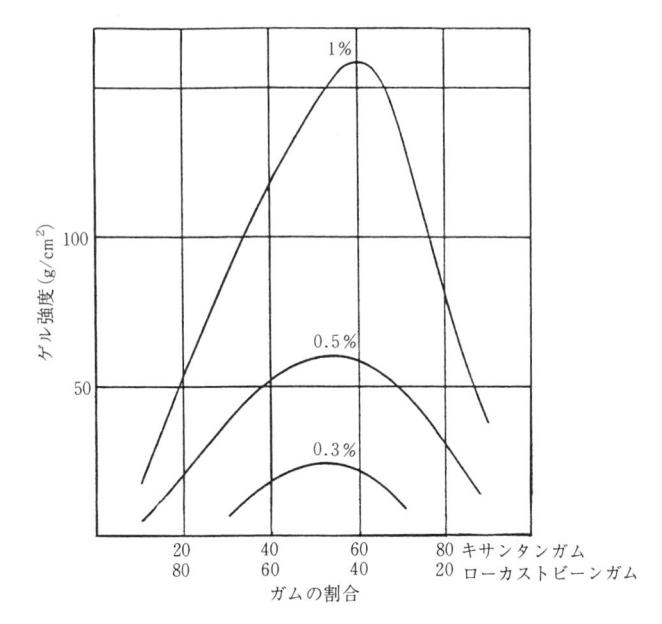

図 8-13 キサンタンガム/ローカストビーンガムゲルの効果[28]

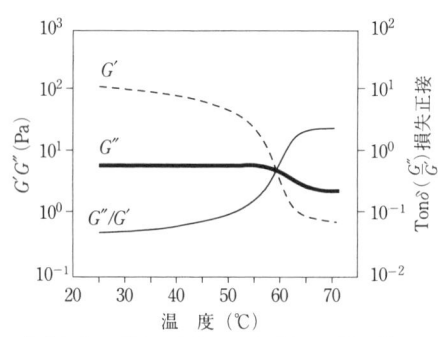

キサンタンガム：グルコマンナン = 30：70，0.5%濃度温度上昇 2.25℃/分，トルク 150μNm，周波数 1Hz

図 8-14 キサンタンガム/グルコマンナンゲルの動的粘弾性[24]

合が促進されゲル形成が阻害されたと考えられる[30)31]．そしてゲル強度は 1.0% 以上の濃度ではさほど増加しないことが**図 8-15**[24]から分かる．

2.3 キサンタンガムとデンプンの相互作用

キサンタンガムをわずか 0.1～0.2% 添加することにより，デンプンを使用した食品の安定性が増して来る．この併用でデンプンの貯蔵中の老化を防止し，デンプン粘度の安定性を保ち，離水を防ぐことができる．デンプンの糊化温度を低くするので，デンプン加工時のエネルギー投入量が少なくすみ，デンプンの一部をキサンタンガムに置きかえることによりフレーバーリリースが改善され，デンプン特有の糊状感が減る[20]．

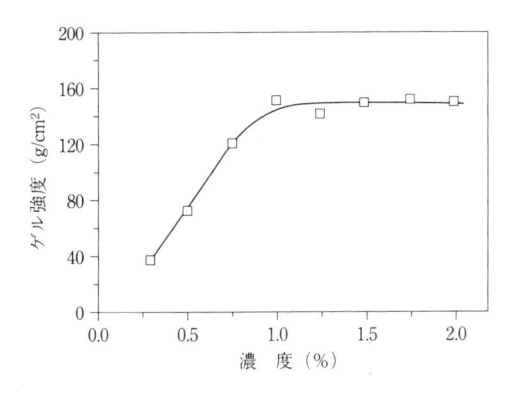

図 8-15 コンニャクマンナン/キサンタンガム(70:30)混合品のゲル強度[24]

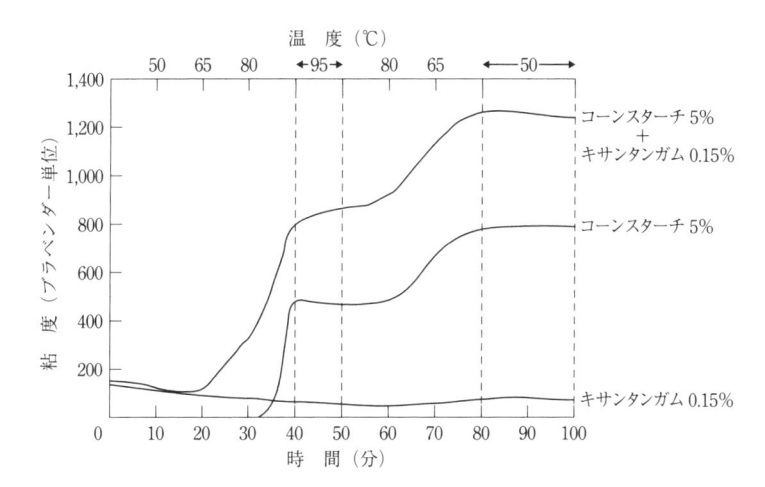

図 8-16 コーンスターチに及ぼすキサンタンガムの効果[32]

2.4 キサンタンガムとグルテン

キサンタンガムはグルテン中のフリーのグリアジンとの間で複合体を形成し，水和能が高まり，凍結解凍した場合，小麦粉のみではゲルを形成して変性するのに対して，キサンタンガムを加えることによって小麦粉の変性が防止される[20]．低い pH(3 付近)では，デンプンの粘度は不安定になるが，キサンタンガムの添加により安定性を高める．また冷凍-解凍性の安定性を高め，特に電子レンジで解凍する食品に向いている(**図 8-16**[21])．

3. ジェランガムの相互作用

3.1 増粘多糖との併用

キサンタンガム，グァーガム，ローカストビーンガム，CMCによってジェランガムのテクスチャーは顕著には変化しない．

3.2 他のゲル化剤との併用

ジェランガムに他のゲル化剤を使用してゲルのテクスチャーを改良することはあまり行われていない．もちろん添加した割合にも大きく影響される．カラギーナン，寒天などはテクスチャー的にはよく似ているのでほとんど変化がない．キサンタンガム/ローカストビーンガムを添加した場合は，その割合により弾性が強くなったり，ソフトになったりする．

3.3 デンプンとの併用

一般的には多糖の併用効果はデンプンの老化防止粘性の増加，離水防止などである．デンプンの使い過ぎはテクスチャーが重くなるので多糖類との併用は欠かせない方法である．しかし，ジェランガムの場合は図 8-17[23]に見られるように粘度の増加はなく，むしろ低下現象を起こしている．

0.1％以上の添加で硬いゲルとなり，歯切れが良い．このことはプリン，パイフィリングに添加すると，デンプンを減らすことができるので，フレーバーリ

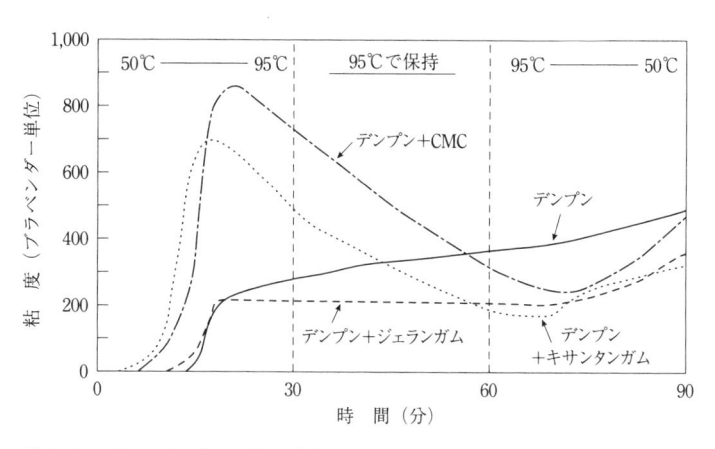

図 8-17 デンプン(4.5％)＋多糖類(0.5％)のブラベンダー・アミログラフ[23]

リースなどの改善ができる[6].

3.4 ゼラチン

少量のジェランガムの添加はゼラチンのセット温度を高める効果がある．脱脂粉乳はカルシウム量が多いためかジェランガムのゲル強度が高くなる．

4. アルギン酸塩とペクチンの混合ゲル

アルギン酸塩(特にハイGタイプ)はカルシウムの存在で硬いゲルを形成するが，低いpHでは沈殿をしてしまう．一方ペクチン(HMタイプ)は低pHでゲル化するが，低い水分活性(例えば60%砂糖)状態でないとゲル化しない．この両者を用いると水分活性，カルシウムの存在に関係なく低いpHで切れの良いゲルを形成する．混合ゲルは熱可逆性で，融点はpHの低下に伴い上昇する．この混合比は50:50が最も良い．この例の応用は低カロリー，低固形分のジャムに最適である．

処方例を次に示す[7].

アップルピューレ(600g；固形分78g)，砂糖(185g)，軟水(100g；1.50dH)．これらを短時間煮る．クエン酸溶液(2g/4ml)とソルビン酸(1g/10ml)を混ぜて添加し，火を切ってからアルギン酸塩(3g/150ml；M:G = 0.9)を加え激しく混ぜる．品温が80℃に低下したら容器に充填して冷却し，室温になるとゲル化する．熱可逆性のゲルである．アルギン酸塩を添加しないと固まらない．

---

5. 加工食品への食品多糖の応用例

増粘安定剤を食品加工に応用するとき，簡単にできる場合とその効果が充分に上がらない場合がある．どちらかといえば後者の方が非常に多い．増粘安定剤の供給者は最大の効果を出すために製剤にして出荷する場合が多い．コスト面を含めて効率は良いが，使用者が増粘安定剤に対する考え方を充分に理解できるとは限らない．全面表示である程度情報が開示されたというものの，使用者が製造時に問題が起きたときに対処できるほどの情報ではない．ここでは増粘安定剤の代表的な応用例を具体的に解析して，増粘安定剤の問題点と解決方法について考えてみたい．

5.1 ハム・ソーセージに対する効果的使用方法

肉製品に対する増粘安定剤の効果は，離水防止が主目的である．肉製品での離水は製品の腐敗を早める原因にもなる．カラギーナンに代表される保水剤は現在，有用な添加物の1つとして広く使われている．増粘安定剤は少量の添加で離水を防ぐことができる．

今日，ハム・ソーセージをはじめとする肉製品の保水剤・離水防止剤としてたくさんの添加剤が使用されている．タンパクとして，卵白，ラクトアルブミン，植物タンパク，血漿アルブミン，カゼインナトリウム，コラーゲンなど，増粘安定剤としてはカラギーナン，カードラン，キサンタンガム，ローカストビーンガムなどがよく使われている．またこれらの使用目的として，この他にテクスチャーの改良もある．これらの利用は肉に対する加水量を高めるためであるので，効率良い添加方法について考えてみたい．

これらの添加剤のコスト，機能性を度外視して，その1%添加での保水効果について調べてみた．豚モモ肉に対して30%の水，0.5%のリン酸塩，2%の食塩水，120ppm の亜硝酸ナトリウムと200ppm のアスコルビン酸ナトリウムを添加して，48時間塩漬後，80℃で1時間加熱し，その保水性を比較した．添加剤は全量の1%を添加した．その結果は**図 8-18**[7]に示したようにカラギーナンが最も効果があった．経済的・簡便性などの問題があるが，カラギーナンは肉製品には効果的な添加物であるといえよう．加水量とは元の原料肉に対して添加するピッ

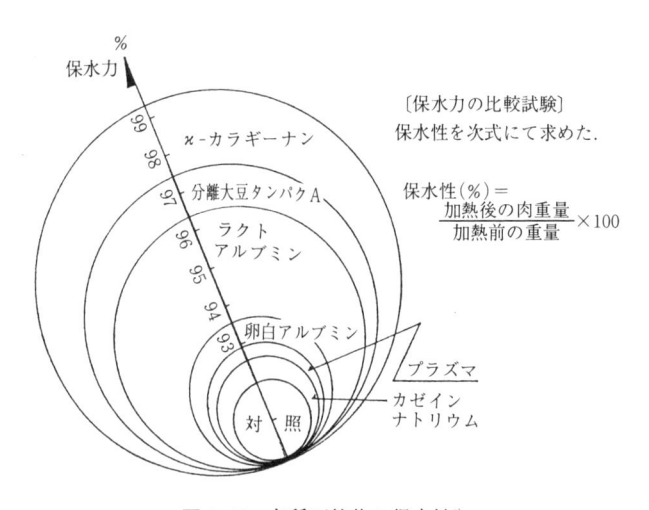

〔保水力の比較試験〕
保水性を次式にて求めた．

$$\text{保水性}(\%) = \frac{\text{加熱後の肉重量}}{\text{加熱前の重量}} \times 100$$

図 8-18 各種天然物の保水性[7]

クル液の量を表す．原料肉 100 に対して 30％のピックル液を添加したものを130％加水肉と表現する．

(1) 肉製品に添加するための条件

増粘安定剤がハム・ソーセージ，特に単身商品(ロースハム，ボンレスハム，ベーコンなど)に使われるための要件は次のとおりである．

　①ピックル液中に分散し，なるべくそれが沈降しないこと．
　②インジェクターに目詰まりが生じないこと．
　③ピックル液中の他の成分，特にタンパク質と反応を起こさない．
　④製品がネバネバしない．
　⑤高い保水力がある．

ソーセージのように粉末を添加する場合を除き，ピックル液に溶かして使用するのでここでの条件がまず大事になる．カラギーナンはもともと冷水には溶けないので，なるべく水によく分散をするタイプを選択する必要がある．要件によってはハムのテクスチャーの改善が必要である場合もある．ゲル強度を高める意味を含めて κ-タイプのカラギーナンが利用されている．同じタイプでもタンパク反応性の高いタイプと水ゲル化性のタイプのカラギーナンがある．その保水力の違いは，カラギーナンの項の**図 5-17**を参照してほしい．タンパク反応タイプのカラギーナンの方が保水力が高いが，残念なことに分散性が悪い．塩のタイプと原藻の違いによる．両者のカラギーナンを分析したところ，**表 8-4**の結果を得た．水ゲルタイプは多量のカリウムが，タンパク反応タイプはカルシウム，ナトリウムが目立つ．一般的には水ゲルタイプのカラギーナンが選択される．すなわち *Chondrus crispus, Gigartina* 由来カラギーナンよりも *Eucheuma cottonii* 由来のカラギーナンである．カリウム塩タイプは分散性にも優れゲル強度も高いので適している．一方，κ-タイプは離水も生じやすいので，ι-タイプを併用して用いるのがよい．

タンパク反応性の高いカラギーナンは肉に対する効果が高いが，その前にピックル液中の植物タンパクと結合して分散粒子が大きくなり，インジェクターの際，目詰まりの原因にもなる．この意味では反応性の少ない PNG は最適である．

表 8-4　2種の κ-カラギーナンの微量分析例(mg/g)

	P	Ca	Mg	K	Na
水ゲル化性タイプ	0.092	18.3	0.17	100	3.1
タンパク反応性タイプ	0.153	26.0	0.83	29	14.0

最近は，カラギーナンの粒度を細かくしたり，タンパクとの反応性のないカードランなどもピックル液に使われてきた．肉中で加熱して溶解することがハムへの利用要件である．たとえピックル液中でガム類が沈降してもタンパクとの反応性のない食品多糖を微粒子にして利用すれば簡単な撹拌で分散が可能である．

(2) カラギーナンの高度利用方法

カラギーナンとローカストビーンガムの相乗効果はすでに述べたが，それはゲル強度の面であったが，肉に添加してもその強度は増すが，保水性については図8-19[7)]に示すようにさほど高いものではない．多量のローカストビーンガムの併用はガム質の粘りが出てくるのみならず二次離水の原因にもなる．ローカストビーンガムは，ピックル液中のタンパク質と結びつき粘度を高めたり，ゲル状を形成するのでその使用量も少なくなってきた．むしろカリウム塩の添加の方が顕著に保水効果が出てくる．過剰の添加は好ましくないが適度の添加は経済的にも良い．リン酸塩の添加量の削減にもなる（図 8-20[7)]）．

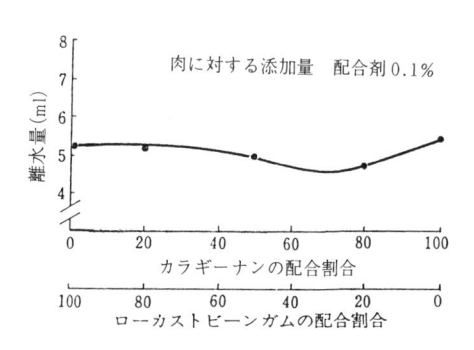

図 8-19　離水に対するカラギーナン/ローカストビーンガムの効果[7)]

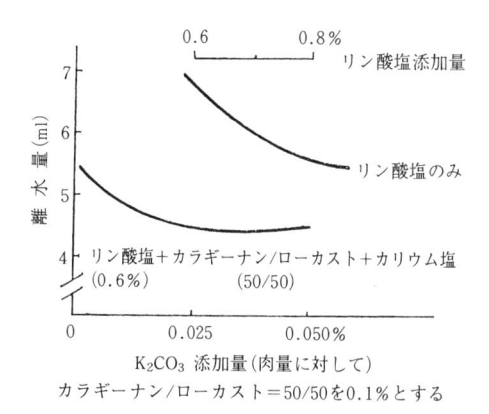

図 8-20　離水に対するカリウム塩の効果[7)]

5.2　漬物に対する効果的使用方法[8)]

新漬けたくあんや早漬けたくあんの需要が伸び，ガム類も非常に多く消費されている．米糠に代わってフスマ床が広く使われ，フスマ床に粘性を与えるためにガム類が使われているが，その要求される条件は次のとおりである．

① 漬け床の強さの向上
② 漬け床の粘りの向上
③ 漬け床のぬめりの向上
④ たくあんの光沢の向上

以上，4点を満足するものが良い．また漬け床は，一般に食塩5

~7%, 酸度(クエン酸として)0.07~0.14%(乳酸濃度では0.1~0.2%)である. また雑菌も非常に多いので, 前述の4点の他に, 耐塩性, 耐酸性, 耐酵素性がなければならない. すなわち①の条件は, ダイコンから出る多量の水分を吸収し, 吸収した水分を完全に保持し, しかも床に強度が出てこなくてはならない. ②はフスマの付着性を良くし, 調味効果を促進する粘りが必要である. ③はフスマ立ちを防ぎ, 適度のヌラヌラとなめらかな弾力を与えるもの→曳糸性の大きいもの. ④は, ダイコンの外観がなめらかで, 光・酸素をさえぎり, 製品の腐敗を防ぐことが大事である.

(1) ガム類の選択方法

① 漬物の中に入れても安定なガムであるために, 耐塩・耐酸性が優れていなければならない. この条件に最適なガムはグァーガム, ローカストビーンガム, タマリンド種子ガム, キサンタンガムである. CMCは植物性ガムよりも日持ちするが, 耐塩・耐酸性に乏しいので量的

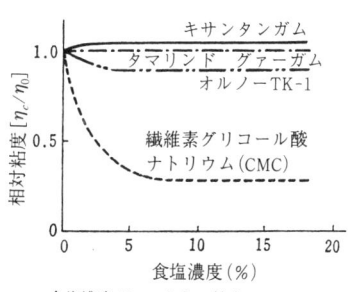

図 8-21 粘度に対する食塩の影響[8] (25°C)

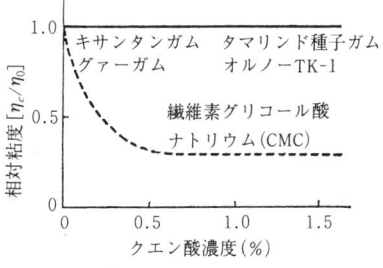

η_c 食塩濃度が c のときの粘度
η_0 〃 0 〃
増粘剤濃度はいずれも1.0%.
BL型粘度計ロータ No.3, 30rpm で測定.

図 8-23 粘度に対する回転数の影響[8] (25°C)

増粘剤濃度はいずれも1.0%, BL型粘度計ロータ No.3 で測定.

図 8-22 粘度に対する酸の影響[8] (25°C)

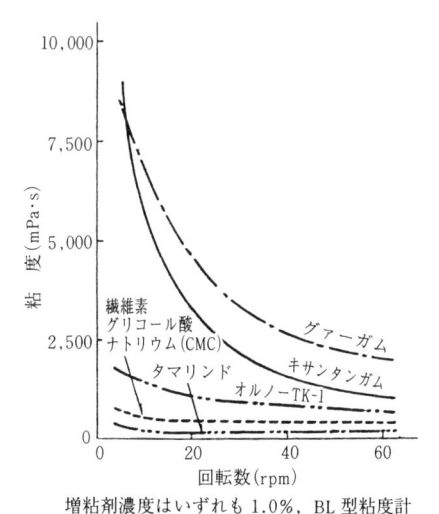

η_c クエン酸濃度が c のときの粘度
η_0 〃 0 〃
増粘剤濃度はいずれも1.0%.
BL型粘度計ロータ No.3, 30rpm で測定.

表8-5 各種ガム類の判定評価[8]

漬け床へ添加する糊料	漬け床の評価結果					
	強度	粘り	ぬめり	照り	フスマ立ち	色
グァーガム	+++	−	−	−	++	−
キサンタンガム	+	−	−	−	++	−
繊維素グリコール酸ナトリウム	−	−	−	−	−	+
グァーガム+繊維素グリコール酸ナトリウム(6:4)	+	+	+	+	−	+
オルノー・TK-1	+++	+++	+++	+++	+++	+++

注) −;不良,+;やや良好,++;良好,+++;非常に良好

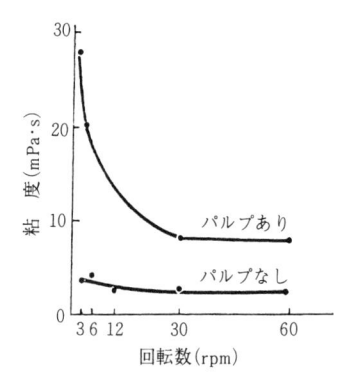

図8-24 オレンジジュースのレオロジー的性質[10]

に多く必要である(図8-21[8], 22[8]).

② ガム類の粘度が高く,ぬめりを与えるために曳糸性が大きいことが必要である.グァーガム,キサンタンガムは粘度が高いが,チキソトロピー性を有し,曳糸性が小さいのでぬめりの点では不適である(図8-23[8]).タマリンドガム,CMCなどは効果が大きいが粘度は低いので,単品では漬物用の安定剤としては満足できるものではない.このような条件を満足する製品としてキサンタンガム/グァーガムの製剤オルノーTK-1を開発した.

様々の多糖類を調味フスマ漬け床に添加して比較した(表8-5[8]).漬け床の強度,粘り,ぬめりおよびフスマ立ちは手で握って判断した.また漬け床の照りおよび色は目で判断した.

5.3 飲料への応用例

(1) オレンジジュース

オレンジジュースの口あたりを出すのに,オレンジジュースのレオロジー的性質を把握しなければならない.それは基本的にはO/Wエマルションである.図8-24[10]に示したように,オレンジジュースの流動は擬塑性流動である.組織になるパルプを除くと,ジュースは味気のないボディになり,粘度も低下し,その流動体はニュートン系に近いものである.イミテーションのジュースを作る場合,このような擬塑性流動にならねばならない.同時に,オレンジフレーバーオイル

をいかに分散し，乳化させるかが，自然のオレンジジュースと同じタイプのものを作り上げるときの目標になる．

①まず砂糖を用いることによって，ニュートン系に近いものになる．もちろん，味，香りも付けなければならない．すなわち，少量のCMCあるいはグァーガムを用いると，ニュートン流体がさらに強調される．

②次に，パルプ質の効果を出すガム質あるいはガムの混合物を検討せねばならない．その条件として擬塑性流動を示すこと，冷水にゆっくりと溶けるか，わずかに膨張するものが良い．

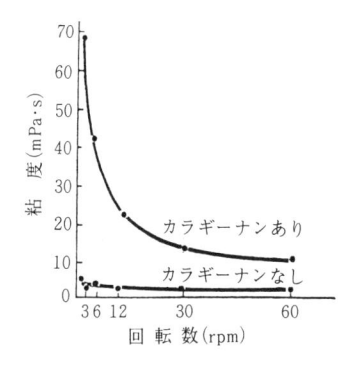

図 8-25 人工のオレンジジュースミックスのレオロジー的性質[10]

図 8-25 にカラギーナンを利用したその挙動を示した[10]．図 8-24 とほとんど同じ粘性挙動を示すことが明らかである．しかも，カラギーナンは，乳化力，分散能にも優れており，オレンジジュースミックスにはなくてはならないガムである．このように，砂糖—CMC（グァーガム）—カラギーナンの3者を組み合わせることで，要求するオレンジジュースと一致するものができる．

(2) 酸性乳飲料

乳酸菌飲料を代表とする酸性タンパク質飲料は，乳成分以外に大豆タンパク質，果汁などを含み数多くの商品形態がある．このような条件下でのタンパク質粒子などの懸濁安定を計ることが重要な課題である．

食品多糖類は乳タンパク質溶液中で粘度変化する．水溶液中の粘度に比べ，増加する場合と変わらぬ場合がある．脱脂粉乳中でローカストビーンガムは著しく上昇，CMCは低下の傾向がある．アルギン酸ナトリウム，グァーガムはあまり変化を示さない[25]．カラギーナン，ペクチンなどはタンパク質と反応して粘度増加が予想できるものとローカストビーンガムのように予想ができないものがある．

飲料などは粘性の増加が口当たりを悪くすることもある．フレッシュチーズ，クリームチーズの離水分離には粘性の上がらないグァーガムなどが使われているのもそのためである．

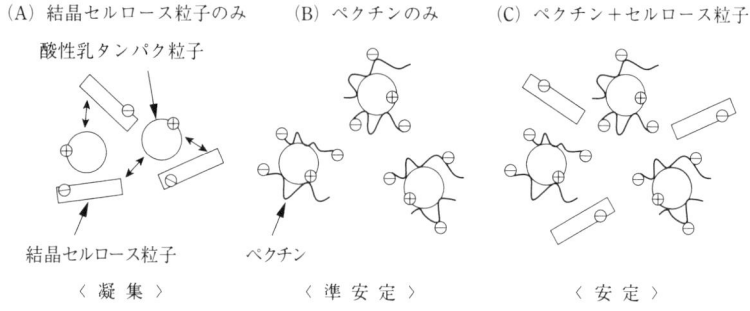

```
(A) 結晶セルロース粒子のみ    (B) ペクチンのみ    (C) ペクチン＋セルロース粒子
```

酸性乳タンパク粒子

結晶セルロース粒子　　　　　ペクチン

〈 凝　集 〉　　　　　　〈 準 安 定 〉　　　　　　〈 安　定 〉

注）「アビセル」「セオラス」分散液，ペクチン水溶液は80℃でTKホモミクサ
にて10,000rpm×10分撹拌して調整．

図 8-26　酸性乳タンパク粒子の安定化模式図[21]

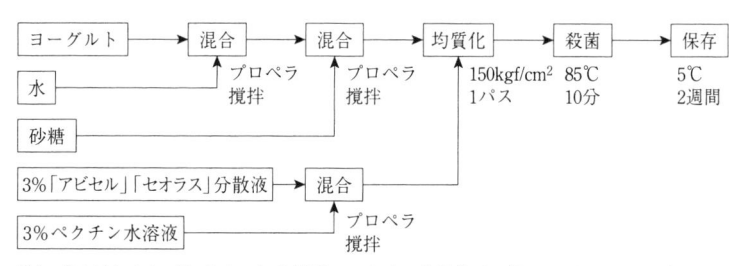

```
ヨーグルト ─→ 混合 ─→ 混合 ─→ 均質化 ─→ 殺菌 ─→ 保存
水 ────────↑    ↑       150kgf/cm²  85℃    5℃
           プロペラ プロペラ  1パス     10分   2週間
           撹拌    撹拌
砂糖 ──────────────↑
3%「アビセル」「セオラス」分散液 ─→ 混合
3%ペクチン水溶液 ──────────↑
                         プロペラ
                         撹拌
```

注）「アビセル」「セオラス」分散液，ペクチン水溶液は80℃でTKホモミミクサ
にて10,000rpm×10分撹拌して調整．

図 8-27　酸性乳飲料の調製手順[21]

表 8-6　酸性乳飲料処方（SNF3.0%）[21]

ヨーグルト(SNF9.5%)	31.6　%
砂　糖	3.0
ペクチン（ゲニュペクチン YM-115-LJ [①]）	0.3
"アビセル" "セオラス" [②](固形分換算)	0.05〜0.1
水	残り

①三晶　②"アビセル" RC-N81, "セオラス"クリーム FP-03(旭化成工業)

　酸性乳飲料にはHMペクチンが広く使用されている．最近は電気的反発の安定化よりも，カゼイン粒子とペクチンの立体反発効果が有力な説になってきた．その効果をさらに高める意味で，MCC，大豆水溶性多糖類などが併用されている．これらのもつ網目構造に粒子を取り込み安定を高めている(**図 8-26**[21])．こ

5. 加工食品への食品多糖の応用例

表 8-7 豆乳飲料の基本処方と調製方法[22]

基本処方

	重量(%)
調整豆乳	40.0
ココア粉末	1.0
砂糖	5.0
植物油脂	1.0
乳酸カルシウム	0.2
MCC（アビセル RC-N81）	0.5
水	47.7

操作

溶解 → 均質化 → 殺菌 → 均質化 → 充填

表 8-8 豆乳飲料における MCC とカラギーナンの安定性の比較（RC*-N81の添加効果）[22]

安定剤		見掛け粘度 (24時間後, 8℃, mPa·s)	ずり軟化現象指数 (76rpm／760rpm)	耐熱性 (115℃, 20分)	耐振とう性 (シェーカー, 8時間)
種類	添加量(%)				
RC系 RC-N81	0.5	10.8	1.20	○	○
対照 ι-カラギーナン	0.02	8.5	1.02	×	○

BLアダプター使用.
*「アビセル」：結晶セルロース(80), カラヤガム(10), デキストリン(10)の混合物.

れらの多糖類は低粘度であるので併用による粘度上昇が低い．網目構造中に粒子を安定化するには粒子の大きさ，乳化操作，撹拌，温度管理などの工程中の操作も重要である．

酸性乳飲料の処方例（**表 8-6**[21]）と調製手順（**図 8-27**[21]）を示した．

(3) 豆乳飲料

分子量の大きい豆乳タンパク質は，熱に対する分子の凝集も大きい．**表 8-7**[22] の基本処方に，乳酸カルシウムを用いて豆乳タンパク質どうしを結合させ，アビセル RC-N81 を用いての安定性を示した．一方 ι-カラギーナンと MCC（アビセル RC-N81）を用いてその安定性を比較した．**表 8-8** より明らかなように，MCC の方が耐熱性があり，濃厚感も少ない．

酸性大豆タンパク質飲料の処方として，大豆多糖類，MCC および HM ペクチンの3者の併用例を**表 8-9**[21] に示した．

表 8-9 酸性大豆タンパク飲料処方[21]

大豆タンパク（サンラバー200[①]）	3.80 %
還元麦芽糖水飴	5.90
グラニュー糖	3.50
1/5濃縮リンゴ果汁	2.00
50％乳酸(w/w)	1.27
ペクチン（ゲニュペクチン YM-100[②]）	0.20
大豆多糖類（SM-900[③]）	0.50
"アビセル" RC-N81[④]	0.25
香料, 着色料	0.71
水	残り

①不二製油 ②三晶 ③三栄源エフ・エフ・アイ ④旭化成工業

HAペクチン，PGAなどを単独で使用するよりも低粘度の飲料が得られる．

5.4 デザート食品

カラギーナンをはじめとする多糖類は，ゼラチンよりも融点が高いのでデザート食品には幅広く使われている．コーヒーゼリー，フルーツゼリー，プリンなどは代表的な例である．これらデザート食品は，加熱および殺菌工程が入る場合が多いので，熱に対する安定性が重要な課題である．

ゲル化剤を作り出すときは次の事項を考慮しなくてはならない．

- ゲル強度とそのテクスチャー ・離水・泣き
- ゲル化温度 ・凍結—解凍の安定性
- 溶解温度 ・耐酸性
- ゲルの透明性 ・耐熱性

ゲル強度は製品の運搬上，離水を少なくするため強いものを求めがちであるが，フレーバーの発現性が弱くなり，ゼラチン，寒天，カラギーナンなどのゲル化剤の味が出てしまい，それを消すためのフレーバー量も多くなる．一般的にゲルが弱く，離水の少ないものがテクスチャー的にも好まれる傾向にある．当然添加するフレーバー量も少なくて済む．特にコーヒーゼリーの場合はその傾向が強い．インスタントコーヒー，コーヒーエキストラクトを使用するが，カラギーナンゼリーの場合は果汁ゼリーに較べ，ゼリー強度が高くなる傾向にあるのでゲル化剤の添加量が少なくなり，離水の問題が生じてくる．κ-タイプのカラギーナンはゲル化力が強く，**図 8-28**[29]に示すように分子構造は密になって水を抱くが離水もしやすい．一方 ι-カラギーナンはゲル化力が弱いが，鎖と鎖の間の間隔が密であり，保水性が高い．特に冷凍する場合は，ι-カラギーナンを配合に入れておくとヒートショックにも強いので離水が少ない．最近は果物が入る傾向が強いので，ゲルのテクスチャーと果物のテクスチャーのバランスが重要になる．ゲル強度の高いものは，果物のテクスチャーに違和感を覚える．着色剤を使用する場合，ゼリー部への移行を考慮しなくてはならない．

市販のデザートプリンの一例を示すとその表示は次のようになる．

原材料：乳製品・カラメルシロップ・砂糖・植物性油脂・生乳・ゲル化剤(増粘多糖類)・コーンスターチ・香料・卵粉・乳化剤・酸味料・食塩・カロチン・色素・V.C

要冷蔵　賞味期限 13 日間

ι-カラギーナン　　κ-カラギーナン

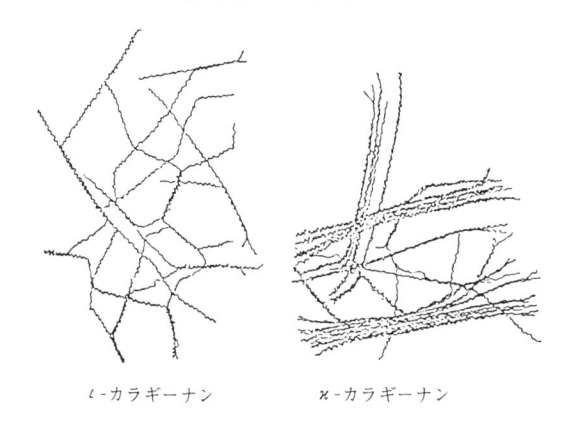

図 8-28　ι-, κ-カラギーナンの分子
状態の違い[29]

　チルドデザートとしてのプリンは乳成分として牛乳，脱脂粉乳，全脂粉乳，コンデンスミルクを，卵成分は重要であるが液卵，粉末卵などが5％程度呈味として使われる．糖としては砂糖，液糖を用いている．添加量は砂糖換算で11〜13％が適当である．これにカラギーナン，ゼラチン，寒天などのゲル化剤を加えて，加熱・殺菌し，カップに充填し冷却して固化させる．上の成分に，コク味を出し味をマイルドにするために若干の生クリームや植物性脂肪を添加する．牛乳以外の乳成分を用いる場合はミルク系フレーバーによりミルク風味の強化や補正が必要である．特に脱脂粉乳を多用した場合は，このミルク系フレーバーは大事である．市販のチルドプリンは家庭で作るプリンとは異なり，卵の量が少ないのでどちらかといえばミルクプリンである．これは，白くなりがちなのでカロチンを添加して黄色にする．不足する卵の風味を強化するためにエッグフレーバーが用いられる[9]．カラメルシロップは一般的に砂糖をカラメル化して作るが，チルド製品の場合は砂糖，カラメルカラー，凝固剤で調製する場合が多い．そのシロップにはシュガーフレーバー，カラメルフレーバーでカラメル臭を強化，特徴づけている．

　カラギーナンでインスタントプリンを作るとき，ボディ感を出すためにデンプンの添加は不可欠である．コーンスターチ，ワキシコーンスターチ，小麦デンプンはカラギーナンのゲル強度を増加する作用があるが，馬鈴薯デンプンやタピオカデンプンにはゲル強度を上げる効果はない．デンプン併用によるゲル強度の相

乗効果はκ-カラギーナンが著しく高く、次にι-タイプで、λ-タイプは大きくはない。カラギーナンの量はデンプンに対して1～10%で充分である。カラギーナンの添加量でテクスチャーの硬さを調整する。テクスチャーの調整は充填時の温度によっても異なる。ゲル化温度の60→40℃の範囲で充填を行うと軟らかくなる。それ以上高いと硬い組織が得られる。

ペクチンにはローカストビーンガムやデンプンのように直接カラギーナンの性質を高める効果はないが、ペクチンを用いることによりカラギーナンでは従来作ることが困難であった酸性乳のゲルを作ることができる。カラギーナンの優れた性質の1つとしてタンパク反応性があるが、この反応は強力であるためにpHが少しでも酸性の領域に入るとミルクカゼインとコンプレックスを作って凝乳を起こす。この欠点を補うためにカラギーナンを添加する前にミルクにペクチンを添加しておくと、カゼインとペクチンのコンプレックスが形成されて、酸性化しても凝乳することなく安定な弱酸性のミルクゲルを作ることができる。この用途に適したペクチンはHMペクチンである[2]。グァーガムは、カラギーナンとの相乗効果がないが、凝乳を防ぐには効果がある。

ミルクプリン用のゲル化剤と、フルーツゼリー用のゲル化剤の例を**表8-10, 11**[11]に示した。

フルーツゼリーは果汁、果肉、甘味料、酸、色素、フレーバーなどをゲル化剤で固めた比較的単純な系からなるものである。この系はpHが低いことと、殺菌の問題が重要になる。そのために均一な品質の製品を得ることが難しいという課題がある。

ゲル化に影響を及ぼす要因は、まずpHがある。カラギーナンを使用する時のゼリー製品のpHが4以下の時はゲル化能が低減するので、ローカストビーンガム、リン酸カリウム、乳酸カルシウムなどと併用して離水を防いだり、耐熱性を持たせたりする。この併用で、様々なテクスチャーを作り出すことができる。

次に充填する時の温度とその保持時間である。充填温度は、凝固点より高い温度で行う。糖濃度、カリウム濃度が高くなると凝固温度も高くなり、作業性が悪くなるばかりか、高い温度で保持するのでゲル化能の劣化にも通じる。最初の製品と最後の製品に著しく強度の差が生じるので、充填時間はなるべく短かく、30分以内で終わらせたい。凝固し始めた時点での振動はゲル強度が弱くなるので、製品は静置が望ましい。

最後に殺菌工程で再融解するとゲルは弱くなるので、殺菌条件の設定は大事である。予め濃度を高めたり、ジェランガム、加工デンプンなどの併用でさらに耐

表 8-10 ミルクプリン用ゲル化剤の処方例[11]

	配合1(%)	配合2(%)
タンパク反応性タイプ κ-カラギーナン	10.0	5.0
ι-カラギーナン	2.5	6.25
精製ローカストビーンガム	7.5	8.75
デンプン	50.0	50.0
デキストリン	30.0	30.0
合　計	100.0	100.0

注1) 配合1,配合2ともプリン処方に対し,2%添加を標準とする.
　2) 配合1はハードタイプ,配合2はソフトタイプのミルクプリンができる.

表 8-11 フルーツ味のゼリー用製剤の処方例[11]

	配合1(%)	配合2(%)
水ゲル化性タイプのκ-カラギーナン (アルコール沈殿型)	35	—
水ゲル化性タイプのκ-カラギーナン (ゲルプレス型)	—	20
ι-カラギーナン	5	5
精製ローカストビーンガム	10	25
リン酸一カリウム	10	10
リン酸二カリウム	8	—
乳酸カルシウム	2	—
デキストリン	30	40
合　計	100	100

注1) 配合1,配合2ともフルーツ味のゼリー処方に対し,1.0%の添加を標準とする.
　2) 配合1はハードタイプのゼリーで,配合2はソフトタイプのゼリーができる.

熱性を持たせることも有効な手段である.

5.5 ソース,タレ類

　工業的にソースを生産する場合は多量に生産し,過酷な工程を踏み,長期に保存し,消費者が満足する味にすることと,経済性などを考慮するために食品多糖類の機能を応用することが必要になる.ボディに使われる小麦粉,デンプンに対して何らかの補助をするもの,またはそれに代わるテクスチャーモディファイヤーとしての食品多糖類を選択しなくてはならない.

　タレ類を粘度別に**図 8-29**[14]に分類した.また,ソース類の定義を**表 8-12**[15]に

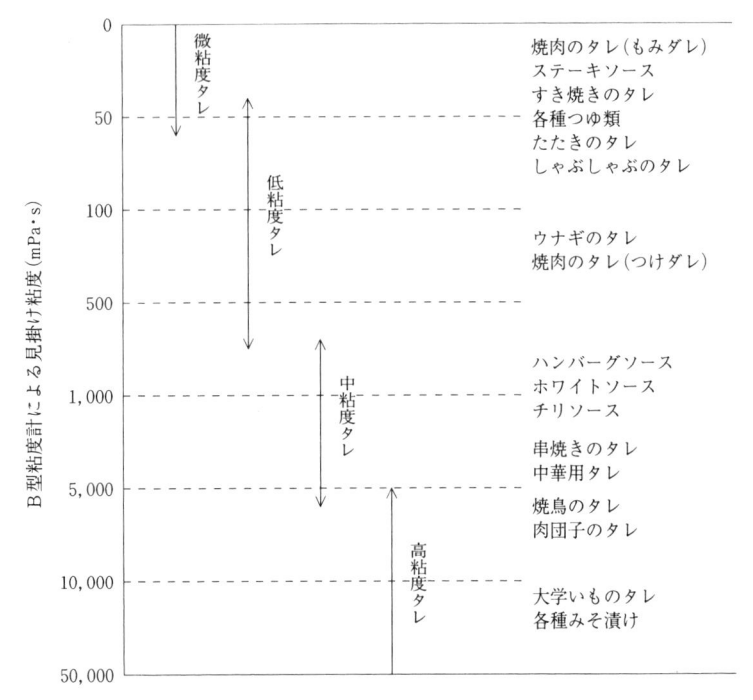

図 8-29　タレ類の粘度と種類分け[14]

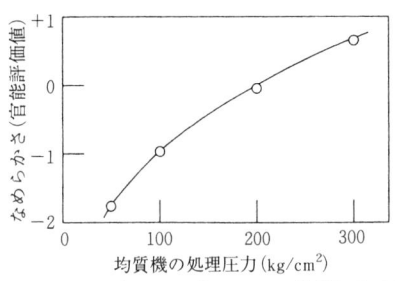

B型粘度計による見掛け粘度 (mPa·s)

- 微粘度タレ (~50)
  - 焼肉のタレ（もみダレ）
  - ステーキソース
  - すき焼きのタレ
  - 各種つゆ類
  - たたきのタレ
  - しゃぶしゃぶのタレ
- 低粘度タレ (50〜500)
  - ウナギのタレ
  - 焼肉のタレ（つけダレ）
- 中粘度タレ (500〜5,000)
  - ハンバーグソース
  - ホワイトソース
  - チリソース
  - 串焼きのタレ
  - 中華用タレ
  - 焼鳥のタレ
  - 肉団子のタレ
- 高粘度タレ (5,000〜)
  - 大学いものタレ
  - 各種みそ漬け

ホワイトソース中のデンプンゲルは，均質処理圧力が高くなると微細に分散され，なめらかさが増す．

図 8-30　ホワイトソースのなめらかさと均質処理圧力との関係[17]

5. 加工食品への食品多糖の応用例

表 8-12 ウスターソース類の定義(JAS)[15]

用　語	定　義
ウスターソース類	野菜もしくは果実の搾汁,煮出汁,ピューレもしくはこれらを濃縮したものに糖類,食酢,食塩及び香辛料を加えて調製したもの.またはこれにカラメル,酸味料,アミノ酸液,糊料などを加えて調製したものであって,茶色または茶黒色をした液体調味料をいう.
ウスターソース	ウスターソース類のうち,野菜または果実の不溶性固形分をほとんど含まず,かつ,粘度が100mPa・s未満のものをいう.
中濃ソース	ウスターソース類のうち,野菜または果実の不溶性固形分を含み,かつ,粘度が100mPa・s以上1,500mPa・s未満のものをいう.
濃厚ソース	ウスターソース類のうち,野菜または果実の不溶性固形分を多く含み,かつ粘度が1,500mPa・s以上のものをいう.

表 8-13 タレの状態,特徴,機能と増粘剤[16]

	状　態	流動形式	降伏値	要求される機能	増　粘　剤
微粘度タレ		ニュートン性	なし	浸透性	原料の異性化糖,水あめなど
低粘度タレ	希薄なサスペンション	擬塑性	なし	浸透性,懸濁安定性,伸展性	多糖類
中粘度タレ	サスペンション	擬塑性,もしくは非ビンガム性	なし,もしくはあり(小)	ボディ感,保水性,離水防止性	天然デンプン,天然デンプンと多糖類
高粘度タレ	濃厚なサスペンション	非ビンガム性	あり(大)	付着性,たれ落ち防止	化工デンプン
みそ漬け	濃厚なサスペンション	(粘弾性)			みそ

示した.それらの特徴と求められている機能について**表 8-13**[16]にまとめた.

(1) 小麦粉,デンプン類との効果

ホワイトソース,スープなどの基本になっている材料がデンプン,小麦粉などの穀類であるが,これらは凍結,冷蔵などで長期保存するとゲル化が生じ,その結果,離水,硬化などのデンプンの宿命である老化現象が生じる.デンプンを化学的,物理的に処理しその特性を改良した加工デンプン,α化デンプンが近年使われているが粘性,溶解温度などに変化が出てくるために,必ずしも満足できるものではない.組織の改良と高い安定性を求めるには,食品多糖の併用が不可欠である.**図 8-16,17**に粘性の安定化におけるキサンタンガムの相乗効果を示した.Ferroら[18]は,10%のコーンスターチ,小麦粉ペーストに対して0.3%のキ

サンタンガムを添加して冷凍速度，貯蔵温度でのレオロジー的変化，離水量，氷結晶の状態について試験をした．また示差走査熱量測定(DSC)を用いて老化を調べた．その結果，凍結中のデンプンの老化，スポンジ化，粘度低下，解凍時の離水量に対してキサンタンガムの添加は著しい効果があった．グァーガム，CMCにも同様の効果がある．

凍結における食品多糖類の効果として菊池ら[17]は，ホワイトソース中のデンプンは凍結中に老化のためにゲル化が促進し，解凍後なめらかさが低下するが，アルギン酸ナトリウムを用いて凍結—解凍するホワイトソースの改良を行った．前もってアルギン酸ナトリウムを添加し，圧力 200kg/cm^2 での均質機で処理をすると，再凍結しても新鮮なホワイトソースが得られた(**図 8-30**[17])．

このように，食品多糖類は少量の添加で増粘効果があり，デンプンとの相乗効果がある．また，デンプンの量を少なくすることができるので，チキソトロピーなどの流動性が出て製造時の熱の浸透が速くなり，運搬，殺菌などを容易にする．

(2) 食塩，増粘安定剤どうしの相乗効果

食品多糖類を使用するとき，その粘度の出現は溶解方法によって異なる．食品多糖類は親水性のために，温水から溶解すると粉が急に水を吸うので，表面がゲル化を起こし，ダマの状態が生じる．そのため多くの増粘安定剤は冷水から行わないと溶解は難しくなる．また冷水溶解の増粘安定剤，例えばグァーガム，キサンタンガムなどは熱をかけなくても溶解し粘度が出てくるが，膨潤に時間がかかり，温度にもよるが1～2時間を要する．本来の粘性が生じないままに充填などを行うと思わぬ事故にも通じることがあるので最高粘度をチェックする必要がある．ここでは食品に不可欠な原料である食塩の添加方法による粘度の出現の違いについてソースの製造を念頭において述べる．

溶解方法は，(A)増粘安定剤を冷水溶解し，2時間後に食塩5%，クエン酸0.1%を添加する．(B)食塩5%，クエン酸0.1%を添加した溶液に増粘安定剤を所定量添加し溶解する．**表 8-14**[19]に示すように粘度の出現の違いが分かる(ただし，ここで使用したキサンタンガムの粘度は若干高い)．増粘安定剤で耐塩性があると表現されているのは，基本的にガムを溶かした状態で塩を添加した場合のことが多いので注意したい．

次に現状の製造工程に近い状態での試験を行った．添加方法は前述の(B)方式に近い条件である．結果を**表 8-15**[19]にまとめた．デンプンやグァーガムは長い間には沈殿が生じてしまう．しかし精製したローカストビーンガムは安定してい

表 8-14　添加方法によるキサンタンガムの粘度の違い[19]

濃度(%)	溶解方法	冷水溶解2時間後 mPa・s	経時変化 食品5%，クエン酸1%(mPa・s)				pH
			3時間後	5時間後	24時間後	72時間後	
0.5	(A)	820	960	840	840	830	2.9
	(B)		58	94	120	148	
0.7	(A)	960	1,720	1,760	1,760	1,760	2.9
	(B)		—	—	—	—	
1.0	(A)	1,480	3,000	3,040	3,020	3,020	3.0
	(B)		650	850	1,000	1,200	
1.5	(A)	2,600	5,600	5,700	5,800	5,800	3.1
	(B)		2,800	3,500	3,800	4,000	

溶解方法　(A)増粘安定剤を冷水溶解し，2時間後に食塩5%，クエン酸0.1%を添加する．
(B)食塩5%，クエン酸0.1%を添加した溶液に増粘安定剤を所定量添加し，安定する．

表 8-15　各種増粘安定剤の安定性（モデル系）[19]

増粘安定剤	添加量(%)	調製直後(mPa・s)	1か月後(mPa・s)	オリの状態
加工デンプン	2.6	124	425	±
精製ローカストビーンガム	0.3	21	33	—
デンプン＋グァーガム	2.6	863	中止	++
ι-カラギーナン	0.3	92	105	—
λ-カラギーナン	0.3	12	11	—

— オリが認められない，± 僅かにある，++ 多量．

　るので，グァーガムも精製すれば沈殿が生じないと推察できる．増粘安定剤は，沈殿が生じるものは比較的短時間で生じるので，ろ過してからその増粘安定剤の溶液を使用するのも良い方法である．またカラギーナンのようにゲル化剤として考えていると，増粘剤としての機能を見失う結果になる．ι-カラギーナンは，試験結果からも明らかなように，安定した増粘安定剤であり，カラギーナンが酸，塩に弱いという性質を逆に利用した方法でもある．また，ここでは示してはいないが，カラギーナンは高熱時に粘性が低くなるので，ポンプ輸送が楽である．しかも使用するデンプン量も低減できるので，味，テクスチャー面の改良にもなる．

　粘度づけの要素はボディ感をもたらすことであるので，粘度の出現は非常に重要である．また貯蔵，製造により粘度低下，ときには粘度の上昇などの現象が起きる．高粘度タレになると，食品に対する付着の問題が出てくる．流れ落ちない

ようにするには，加工デンプン，ゼラチンの特性を生かすことが必要である．最近は電子レンジでの解凍に対するタレの特性を求められたり，固まっている状態で電子レンジで温めるとゾル化し，冷めても固まらない状態のゲル化剤などと様々な機能性が求められてきている．食品多糖類，ゼラチンなどの組み合わせも，今後の研究課題となるであろう．

引用文献

1) 越智敬志：食品工業, **7**(30), 18(1991)
2) 林　良純：日本香料新聞，4月21日(1977)
3) W. R. Thomas (A. Imeson ed.): "Thickening and Gelling Agents for Food", Blackie Academic & Professional, London(1994), p. 35
4) G. R. Sanderson (P. Harris ed.): "Food Gels", Elservier Applied Science(1990), p. 216
5) 佐野征男：食品のコロイド化学（食品加工における物性と増粘安定剤）講演会資料，産業技術研究会(1984)
6) W. Gibson (A. Imeson ed.): "Thickening and Gelling Agents for Food", Blackie Academic & Professional, London(1994), p. 227
7) 佐野征男：*New Food Industry,* **20**(10)，42(1978)
8) 紺野，木村：*New Food Industry,* **19**(10)，8(1981)
9) 川村　洋：*New Food Industry,* **23**(2)，18(1981)
10) M. Glicksman (organized by IRANEX S. A. & University Institute of Technology Marseilles-Saint-Jérôme-France): Gums and Hydrosoluble Natural Vegetable Colloids, Third European Symposium(1972), pp. 122-123
11) 黄海三雄：ジャパンフードサイエンス，**29**(5), 58(1990)
12) 渡辺昭嘉雄：*New Food Industry,* **23**(2), 1(1981)
13) B. Uracher, B. Dalbe (A. Imeson ed.): "Thickening and Gelling Agents for Food", Blackie Academic & Professional, London(1994), pp. 202-226
14) オルガノ(株)食品事業部：製品資料「たれと糊料について」(1990)
15) 太田静行："ソース造りの基礎とレシピー"，幸書房(1995), p. 78
16) 朝田　仁，中澤勇二：*New Food Industry,* **35**(8), 17(1993)
17) 菊池栄一，井筒　雅：日食工誌，**28**, 569(1981)
18) C. Ferrero (K. Nishinari, E. Doi eds.): "Food Hydrocolloids", plenum, New York(1993), p. 461
19) 佐野征男(太田静行　編)："ソース造りの基礎とレシピー"，幸書房(1995), p. 59
20) 大橋司郎："「最近の食品新製品開発にみる乳化剤・安定剤の利用法」講習会"，衛生技術会(1981)
21) 柳沼義仁：フードケミカル，**10**, 22(1998)
22) 土谷博道："「最近の食品新製品開発にみる乳化剤・安定剤の利用法」講習会"，衛生技術会(1981)
23) G. R. Sanderson, U. L. Bell, D. R. Clark and D. Ortega (G. O. Phillips, D. J. Wedlock and P. A. Williams, eds.): "Gums and Stablizers for the Food Industry" Vol. 4, IRL

引用文献

Press at Oxford University Press, Oxford (1987), pp. 301-308
24) Dalbe, B. (G. O. Phillips, D. J. Wedlock and P. A. Williams eds.) : "Gums and stabilisers for the Food Industry", Vol. 6, IRL Press at Oxford University Press, Oxford (1992), pp. 201-208
25) Rothwell, J. : XVII International Dairy Congress Vol E/F, 387 (1966)
26) Rees, D. A.: *Bioch. J.*, **126**, 257-273 (1972)
27) Dea, I. C.M., Mckinnon, A. A. and Rees. D. A.: *J. Mol. Biol.*, **68**, 153-172 (1972)
28) B. Urlacher and B. Dalbe (A. Imeson ed.) : "Thickening and Gelling Agents for Food", Blackie Academic and Professional, London, 202-226 (1994)
29) C. Quillet (organized by IRANEX S. A. and University Institute of Technology Marseilles-Saint-Jérôme-France) : Gums and Hydrosoluble Natural Vegetable Colloids, Third European Symposium (1972), p. 164
30) P. Annable, P. A. Williams and K. Nishinari : Macromolecules, **27**, 4204 (1994)
31) P. A. Williams, P. Annable, G. O. Phillips and K. Nishinari (K. Nishinari and E. Doi eds.) : "Food Hydrocolloids ; Structure, Properties and Functions", Plenum Press, New York (1994), p. 435
32) D. Howling : *Food Chem.*, **6**, 51 (1980)

索　　引

【ア】

アイスクリーム　50, 153
アカシアの花モデル→ワルトブラッサムモデル
アガロース　116
アガロペクチン　116
アスコフィラム　128, 139
汗　121
N-アセチルグルコースアミン　15
圧搾脱水法　114, 118
アビセル　183, 185
アミド化ペクチン　62
アミロース　5
アミロペクチン　5
アラビアガム　23, 77
　　──の食品への応用　83
　　──溶液のpHによる影響　80
　　──溶液のレオロジー的特性　80
アラビノガラクタン　81, 92
アラビノガラクタン-タンパク質複合体　81
アルカリ処理　114, 122
アルギン酸塩　217
アルギン酸ナトリウムの粘度　130
アルギン酸ナトリウム溶液のカルシウム　133
アルギン酸プロピレングリコールエス　22, 126
アルギン酸類　125
　　──の食品への応用　138
アルコール沈殿法　98
アルコールゼリー　56

閾値　20, 37
イサゴール　195
イズキ豆腐　7
インストロン　40

インディアンガム→ガッティガム

ヴィリー　7
ウルチ米　5

エーテル化度　187
AG→アラビノガラクタン
AGP→アラビノガラクタン-タンパク質複合体
曳糸性　33, 221
液体食品の粘度　27
えごてん　7
SS→可溶性固形物
エステル化度　60
エッグボックス　133, 134
HEMC→ヒドロキシエチルメチルセルロース
HPMC→ヒドロキシプロピルメチルセルロース
HPグレード　78
エマルション　23, 28
MC→メチルセルロース
MCC→微結晶セルロース
Mブロック　126, 127
エリミネーション機構　64
LMペクチン　58

愛玉子（オーギョーチ）　8, 41
黄変　48
応力緩和曲線　33
応力緩和現象　33
オオバコ　195
おきうと　7
オクラ　4
オゴノリ科　113

【カ】

カードメーター　41

カードラン　168
　　——の化学構造　168
　　——の実用的調製方法　174
　　——の食品への応用　173
加圧脱水法　97,98
海藻セルロース　11
可食フィルム　178
カゼイン　69
硬さ　31,40
ガッティガム　90
加熱処理後の粘度残存率　55
カプセル化　83
窯落ち　173
ガム性　39
可溶性固形物　66
カラギーナン　95,205,209
　　各成分の溶解性　102
　　グルテン類との反応性　110
　　イオタ（ι）——　99
　　カッパー（κ）——　99
　　クサイ（ξ）——　100
　　シータ（θ）——　100
　　ニュー（ν）——　99
　　パイ（π）——　99
　　ミュー（μ）——　99
　　ラムダ（λ）——　99
　　——のゲル化　107
　　——の原料　98
　　——の食品への応用　113
　　——のタンパク反応　110
　　——のらせん構造　108
ガラクタン　4
ガラクトース　45,54
ガラクトマンナン　43,45,210
　　粘度の比較　47
　　濃度による粘度変　47
　　pHによる粘度変化　48
　　保水力テスト　49
ガラクツロン酸　60
カラビオース　99
カラヤガム　23,87
　　電解質の影響　90
　　pHの影響　89

　　——の品質　88
カルシウム　65,67,68
カルボキシメチルセルロースナトリウム　186
カルボキシル多糖類　14
カロース　94
カロブビーン→ローカストビーン
還元粘度　19
カンタンイタビ→愛玉子
寒天　7,113
　　ウルトラ——　123
　　角——　118
　　工業——　117
　　高融点——　123
　　細——　118
　　即溶性——　118,123
　　超高粘性——　123
　　天然——　117
　　フレーク——　118
　　——のアルカリ処理　115
　　——の基本構造　117
　　——の凝固点と融解点　121
　　——の食品への応用　123,124
　　——の成分　116
　　——のゼリー強度　120
　　——の濃度と相対粘度　119
　　——の離水　122
寒天様　206
緩和要素　33

キサンタンガム　23,141,210,212
　　温度−粘度関係　148
　　——水溶液の粘度　146,147
　　——の食品への応用　153
　　——の熱的構造変化　144
　　——の濃度と粘度　145
キシラン　15
キシロース　54
キシログルカン　54
　　——の構造　54
擬塑性流動　28
既存添加物　11
キチン　201

索　引

キトサン　201
球状構造　19
凝集性　39, 40
極限粘度数　19
魚皮　6
キリンサイ　98
キレート剤　157
　　金属――　131
コンニャク　3

グァー　43
グァーガム　47, 210
葛（くず）　4
口あたり　35
屈曲状態　20
組み合わせによるゲルの特性　42
クリープ曲線　33
グリロイド　54, 58
クルードカラギーナン→粗カラギーナ
グルコース　54
グルコシド結合　65
グルコマンナン　3, 198, 212
　　――の濃度と粘度　199
　　――のpH・食塩・加熱によ　199
グルテン類　110
グルロン酸　126
クレスチン　8

KCグレード　78
結晶セルロース　180
毛のような部分　210
ケフィール　7
ケフィア→ケフィール
ゲル化する食品多糖類　22
ゲル化能　20
ゲル状食品のテクスチャー　38
ゲルプレス法→加圧脱水法
健康食品　74

コーティング　167
コーヒーゼリー　226
コーンスターチ　52
コアセルベート　83

甲殻類　14
剛性　18
合成糊料　11
剛性率　31, 122
構造粘性　28, 37
構造粘性→弱いゲル
構造破壊　28
紅藻類・多糖類の主な原料　96
剛直構造　144, 145
剛直性　24
降伏値　29, 150
高メトキシルペクチン→HMペクチン
固有粘度　19
korudofan→アラビアガム
コロイダルグレード　183
混合ゲル　217
コンドロイチン硫酸　6
コンニャク　209
コンブ　6
コンプライアンス　31
コンホメーション　14

【サ】

サイリウムシードガム　196
　pHの影響　197
　　――の一般分析　197
サスペンション　74
サトイモ　4
ざらつき感　183
酸性乳飲料　72, 223
CMCのpHの影響　189
CMC/Na→カルボキシメチルセルロースナトリウム
CMCの濃度と粘度　189
C型構造　105
θ状態　19
Gブロック　126, 127
時間－ひずみ曲線　32
指定添加物　11
至適流動性指数　35
脂肪代替　73
ジャイアントケルプ　128
ジャム　70

種子多糖類　14
ジュランガム　154, 216
　——とカルシウム　160
　——の構造　155
　——の構造とゲル化　160
　——の食品への応用　166
　——のpHの影響　161
　——溶液の温度による粘度変化　158
ジュンサイ　5
ショートボディ　34
食塩濃度とキサンタンガムの粘度　150
食品多糖の溶解　17
食品の粘度　36
食品ハイドロコロイド　21
植物性多糖類の耐熱性　49
食物繊維　52
ショ糖　37
人工イクラ　136

水溶性食物繊維　75
水和性　15
スギノリ　98
ストラクタン→アラビノガラクタン
スプリット　46
スプリング→弾性体
スライダー　32
ずり応力　25
ずり速度　25
ずり変形　25
ずり流動化　35
スローセット　71

精製グァーガム　46
精製ローカストビーンガム　46, 232
セオラス　183, 185
セミアセタール構造　105
ゼラチン様　163, 206
ゼリー強度　41, 120
ゼリーグレード　62
セルロース　180
　粘度に及ぼす温度の影響　185
セロゲン　189, 190
セロビオース　182

繊維束　181
繊維多糖類　14
旋光度　144
せん断速度　25
占有面積　19

ソース類　51, 228
相互作用　205, 210, 212
相対粘度　19
増粘安定剤　16, 37, 132
　——の安定性　233
粗カラギーナン　97
測定機器　38
速度勾配　25
咀嚼性　40
塑性　29
塑性流動　29
塑弾性体　32
ソヤファイブ　194
損失弾性率　213

【タ】

ダイエタリーファイバー　84
大豆水溶性多糖類　193
加熱による粘度の変化　194
大豆水溶性多糖類の分析例　193
ダイラタンシー現象　29
ダイラタント　29
　——流動　28
脱アセチル化　88, 154, 156
ダッシュポット→粘性体
脱メチル化　61
脱離機構→エリミネーション機構
ダブルヘリックス　49
卵箱モデル→エッグボックス
タマリンド　53
タマリンド種子ガム　53
　アルコール濃度とゲル強度　56
　ゲル強度の違い　57
　pHの影響　57
　——食品への応用　57, 58
　——のゲル化の条件　55
タラ　43

タラガム 47
タラガント酸 84
タレ 228
弾性 31
弾性体 32
弾性率における三倍則 31
タンパク質 14
弾力 1,40
弾力性 39

チキソトロピー 30
畜肉タンパク 110
貯蔵弾性率 213

佃煮 51
漬物 153,220
漬物類 51
ツノマタ 98,101

DS→エーテル化度
DP→平均重合度
DS→硫酸基密度
DE→エステル化度
TCグレード 78
低メトキシルペクチン→LMペクチン
テクスチェロメーター 39
テクスチャー 10,34
　——特性値 40
　——の改善 162
テクスチャープロフィール 39
テクスチャーモディファイヤー 11
デザート食品 38,226
テングサ 113
電子レンジ処理 149
テンペ 201

凍結－解凍に対する安定性 150
動的粘性率 38
豆乳飲料 225
トチヤカ 101
トラガンティン 84
トラガントガム 23,84
　pHによる影響 86

トラガントガムグレードとその粘度 86
トリガー 136
トリメチルアミン 3
ドレッシング 153

【ナ】

泣き 51,52,121
ナタデココ 7
納豆 2
生タイプゆで中華麺 173
なめらかな構造 49
なめらかな部位 45,210

二重らせん→ダブルヘリックス
ニュートン流体 25
ニュートン流動 25
乳化安定性 21
乳化香料 81,83
乳タンパク質 110
乳タンパクの安定化 67

糠床 51
ぬらぬら 35

ネイティブ型 154
ネイティブジュランガム 163
ねじれ 106
粘り 31
粘性 1,24,39
粘性体 32
粘性率 25
粘性流動 25
粘弾性 1,32
粘稠性 20
粘度 25
　——とテクスチャー 35
　——の比較 20,158

濃度と粘度 21
ノドサム 139
伸び弾性率 31
糊落ち 131

【ハ】

ハイMタイプ　128, 133
ハイGタイプ　128, 133, 217
ハイセットゲル　169
培地成分　156
胚乳　46
剝離防止　52
Pascal second　27
バソリン→トラガント酸
発酵乳　7
hashab→アラビアガム
HMペクチン　58
ハム・ソーセージ　218
パルプ質　223

PNG→粗ラギーナン
ヒートショック　50
PVI　132
微結晶セルロース　182
微小繊維状セルロース　180
ヒステリシスループ→履歴曲線
ピックル液　219
ヒドロキシエチルメチルセルロース　191
ヒドロキシプロピルメチルセルロース　191
非ニュートン流動　27
比粘度　19
ヒバニアン　96
ピュアモルト　58
ピラノース　105
ピルビン酸　143
ビンガム塑性　30
ビンガム流動　29

ファーセルラン　112
フィブリル→繊維束
フェヌグリーク　44
フォークト体　32
フコイダン　125
ふさ状ミセル構造　181
フスマ立ち　222

付着性　39
フックの法則　31
不溶性食物繊維　75
ブラウン運動　184
プランタゴ・オバタ種皮　195
プリン　209
プルラン　175
フレーク　86
フレーバーリリース　159, 161, 206, 214
プレゼリー化　70
フロキュレーション　192
プロトペクチン　61
粉末セルロース　180

β脱離　65, 131
平均重合度　187
ペクチナーゼ　65
ペクチニン酸　59
ペクチン　59, 217
　　——の化学構造　60
　　——のゲル化　66
　　——の食品への応用　69
　　——の粘度の比較　64
　　——の標準化　61
　　——のメトキシル基含有量　61
　　——分解物　75
ペクチン酸　59
変形のしやすさ　31

ポアソン比　31
ホイップクリーム　153
保水性　48
ポルフィラン　96
ポリアクリル酸ナトリウム　13
ホワイトソース　232

【マ】

マイクロゲル　58, 165
マグニチュード推定法　37
マグネシウム　65
マックスウェル体　33
マルトトリオース　175
マンナン　3

マンヌロン酸　126
マンノース　45

味覚強度　37
　　──と粘性
見掛けの応力―ひずみ曲線　41
見掛けの粘度　28
ミニット　58
ミルクプリン　228

ムタン　15
ムチン　2

メスキート　44
メチルセルロース　190
麺体の割れ防止　51
麺類　51

もち米　5
餅様　163
脆さ　39

【ヤ】

ヤマノイモ　3
ヤング率　31

USA─SAG　62

ヨーグルトきのこ　7
容積制限効果　68
弱いゲル　38
弱いネットワーク　146

【ラ】

ラーチガム→アラビノガラクタン
らせん構造　107
ラピッドセット　71

ラミナラン　94
ラムノース　60
ランダムコイル　118
力学的模型　32
離漿→離水
離水　121
立体配座→コンホメーション
立体反発効果　224
リボン　85
　　──型　126
硫酸基密度　123
硫酸多糖類　14, 94
流動挙動の分類　26
流動性ゲル　165
流動性指数　27, 28
流動のレオロジー的分類　31
履歴曲線　30
リン酸多糖類　14

レオグラフ　40
レオペクシー　30
レオメーター　40
レオロジー　24
レオロメーター　40
レッソニア　128
レンチェッカー　40
レンチナン　8

ローカストビーン　44
ローカストビーンガム　47, 205, 212
ローセットゲル　169
ロングボディ　34

【ワ】

ワイセンベルク効果　34, 188
ワルトブラッサムモデル　81

【著者紹介】

國﨑直道（くにさき　なおみち）

- 1965 年　北海道大学大学院修士課程修了
- 1965 年　女子栄養大学　助手
- 1977 年　女子栄養大学　助教授
- 1980 年　水産学博士（北海道大学）
- 1989 年　女子栄養大学　教授

〈著　書〉「この病気にこの魚」（法研）
　　　　　「イカの栄養・機能成分」（共著，成山堂書店）
　　　　　「新　食品・加工概論」（監修，同文書院）
　　　　　教科書，事(辞)典，報文など多数．

佐野征男（さの　ゆきお）

- 1969 年　北海道大学水産学部水産化学科卒業
- 1969～1992 年　オルガノ株式会社　勤務
　　　　　食品添加物全般，食品多糖類などの応用開発に従事
- 1992～1994 年　アグロ・カネショウ株式会社　勤務
　　　　　農業，食品添加物の応用開発に従事
- 1995～2002 年　重松貿易株式会社　勤務
　　　　　デザート開発，乳酸類の用途開発に従事
- 2002～2006 年　丸善薬品産業株式会社
　　　　　デザート，ハイドロコロイドの応用開発に従事
- 2007 年　小堺化学工業株式会社　取締役営業部長
- 2010 年　同社　常務取締役
　　　　　現在に至る．

〈著　書〉「食肉加工の実際」（分担執筆，食品資材研究会）
　　　　　「ソース造りの基礎とレシピー」（分担執筆，幸書房）
　　　　　報文，講演など多数．

食品多糖類—乳化・増粘・ゲル化の知識

2001 年 11 月 25 日	初版第 1 刷	発行
2005 年 8 月 30 日	初版第 2 刷	発行
2010 年 4 月 30 日	初版第 3 刷	発行
2015 年 9 月 30 日	初版第 4 刷	発行
2024 年 9 月 30 日	初版第 5 刷	発行

著 者 　國﨑直道
　　　　佐野征男
発行者 　田中直樹
発行所 　株式会社 幸 書 房
〒101-0051　東京都千代田区神田神保町2-7
phone 03-3512-0165　fax 03-3512-0166
URL：http://www.saiwaishobo.co.jp

Printed in Japan
2001 ©

印刷／製本：平文社

無断転載を禁ずる．

ISBN 978-4-7821-0194-0 C 3058